救急医療から地域へとつなげる
自殺未遂者支援のエッセンス

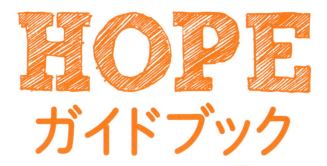

HOPE
ガイドブック

Hospital
Oriented Suicide
Prevention after
Emergency Care

チーム医療で
強力な
自殺再企図予防を
実現する

監修：日本自殺予防学会
編集：国立研究開発法人日本医療研究開発機構
　　　障害者対策総合研究開発事業（精神障害分野）
　　　「精神疾患に起因した自殺の予防法に関する研究」研究班

へるす出版

巻 頭 に 寄 せ て

有賀　徹
独立行政法人労働者健康安全機構

　救急医療を担う施設には，初期，二次，三次の救急医療の各々があって，初期救急医療施設は医師会による夜間・休日診療所などで，後二者は急な入院医療の提供が可能な病院である。そして，緊急度や重症度からみて高度の救急医療の提供が必要である場合，すなわち三次救急医療に対応する施設として救命救急センターが昭和50年代以降に全国に配備されてきた歴史がある。自殺を企図して薬物を大量に摂取し意識水準の低下があったり，高所からの飛び降りや電車への飛び込みなど，いわゆる高エネルギー外傷を負ったりすれば，救命救急センターに搬送されることとなる。筆者もこのような精神医学的な背景による重篤な患者を少なからず治療してきたが，救命救急センターのある総合病院であっても必ずしも精神科医を擁してはおらず，いわんや患者搬入の時点で精神科医による診療が叶う施設などほとんどなかったと記憶している。それでも，そのような昭和50年代の記憶を辿ると，救命救急センターに搬入され，救命された自殺企図者は，通常の医療であれば自殺を遂げることができていた患者であり，精神医学的には極めてクリティカルな病態であって精神医学の観点では大変重要である旨を熱く語る精神科専門医もいた。しかしその一方で，命を救っても再企図によって再び救命救急センターに運ばれてくる患者も少なからずいて，時にむなしさを感じたことも思い出す。

　さて上記のように，救急医は救急医なりに，また精神科医もそれなりに自らの分野において粛々と任務を果たしていたところ，自殺の予防そのものには再企図を防ぐことが重要であるというコンテキストの下に，救命救急センターに搬入された自殺企図患者について再企図を防ぐための諸作業を試みるにあたり，横浜市大などの精神科専門医ら

から筆者ら救急医へ協力を求める要請があった。諸作業は多岐にわたっていたが，その第一ステージは救命救急センターであったので，ここに救急医学と精神医学との大規模な組織的なコラボレーションの下に臨床研究が開始された。それは長い年月を経てACTION-Jとして結実し，その方法論などは本書に詳しいが，引き続き，再企図を予防するためになされるチーム医療そのものが診療報酬の対象として収載されるに及び，標準的な精神科診療の均霑化された実践に至る道筋ができた。このことは，かかる病態に悩む患者らにとっても大いに喜ばしいことであり，ここまで牽引されてきた多くの関係各位に深甚なる謝意と敬意を表したい。

加えて，救急患者の対応において精神科医の診療を直ぐには得られない局面においても，その後に診療に当たる精神科医からみて妥当な水準での初期対応ができるように，本臨床研究に与った救急医らによって，言わば初療の標準化への試みも開始された。すなわち冒頭にも述べたように，救命救急センターには精神医学的な背景をもつ患者の搬入は少なくない。また，それほどの緊急性がなさそうな，例えば腹痛などがあったとしても，地域の精神科単科病院では診療が難しい環境にあることから，患者はしばしば地域の二次救急医療機関を受診する。従って，二次救急医療機関を含めて，救急診療に当たる医師，看護師らが，精神医学的な背景をもつ患者が受診した折に，当座やるべきこと，やってはいけないことなど"標準化された作法"を指南されていれば，それは初療に当たる医療者にとって大きな安心ともなる。このことの意義は極めて大きく，「第3章Ⅶ2. 日本臨床救急医学会の取り組み」(p.185)にて紹介されている。

しばしば精神科に対して身体科という語彙があり，これは相互の距離感を示唆しているようでもある。しかし，本書の上梓に至るまでの関係者の努力は相互の距離を縮め，自殺再企図率の低減のみならず，社会のセーフティネットたる救急医療の質向上にも寄与した。このように関係する患者や医療者にとって大きな福音となったことについても読者諸氏には是非知っておいていただきたい。

監修にあたって

張　賢徳
日本自殺予防学会理事長／帝京大学溝口病院精神科教授

　日本自殺予防学会（Japanese Association for Suicide Prevention；JASP）は国際自殺予防学会（International Association for Suicide Prevention；IASP）の公式連携機関であり，1970年の発足以来，いのちの電話と協働しながら自殺予防に取り組んできた学際的な学会である。

　自殺に至るプロセスはさまざまな要因が絡み合って進行していくので（**図1**），1つのサポートだけでは自殺予防は完結しない。サポートの効率を考えると，プロセスの出口付近の経路が狭くなっている所へのフォーカス，つまり，ハイリスク者の同定とケアが最重要であることがわかる。自殺未遂歴がもっとも強い自殺の危険因子であることから，自殺未遂者はもっとも注意の払われるべきハイリスク者といえる。実は，IASPは自殺未遂者支援に熱心に取り組んでいた精神科医Erwin Ringel教授が1960年に立ち上げた学会である[1]。あれから半世

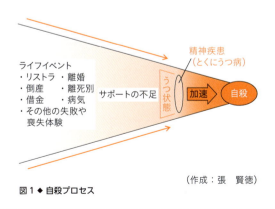

図1 ◆ 自殺プロセス　　　　　　　　　　　　　　　（作成：張　賢徳）

紀以上経ってしまったが，ようやく本邦でも自殺未遂者支援が診療報酬化されたことは感慨深い。その背景にある，河西千秋先生と山田光彦先生を始め ACTION-J 関係者の方々の多大なるご努力に深く感謝申し上げたい。ACTION-J のメンバーの多くが JASP の会員でもあり，この『HOPE ガイドブック』の作成にもご尽力いただいた。JASP を代表して深謝申し上げるとともに，本書が広く読まれることを祈念してやまない。

2018 年 4 月吉日

[文　献]
1) 張　賢徳：自殺予防の最近の潮流．精神医学，59 (8)：749-757, 2017.

執筆者一覧

(五十音順)

新井　哲明	筑波大学医学医療系臨床医学域精神医学
荒木　龍起	熊本市消防局北消防署
池下　克実	いちメンタルクリニック日本橋
池田俊一郎	関西医科大学総合医療センター救急医学科・精神神経科
石井　貴男	札幌医科大学医学部神経精神医学講座
稲垣　正俊	岡山大学病院精神科神経科
井上　佳祐	横浜市立大学附属市民総合医療センター精神医療センター
岩木　敦子	札幌医科大学附属病院神経精神科
衞藤　暢明	福岡大学医学部精神医学教室
遠藤　仁	岩手医科大学神経精神科学講座／災害・地域精神医学講座
大髙　靖史	日本医科大学付属病院精神神経科
大塚耕太郎	岩手医科大学神経精神科学講座
岡村　和哉	奈良県立医科大学精神医学講座
織田　裕行	関西医科大学総合医療センター精神神経科
上條　吉人	埼玉医科大学病院救急センター・中毒センター
川島　友子	国立精神・神経医療研究センター精神保健研究所精神薬理研究部
川島　義高	国立精神・神経医療研究センター精神保健研究所精神薬理研究部
河西　千秋	札幌医科大学医学部神経精神医学講座
河野佐代子	慶應義塾大学病院看護部
川原　庸子	慶應義塾大学医学部精神・神経科学教室／玉名病院
岸本　年史	奈良県立医科大学精神医学講座
近藤　昭恵	岩手医科大学附属病院病院事務部医療福祉相談室
三條　克巳	岩手医科大学附属病院神経精神科学講座
下田　重朗	医療法人厚生会福井厚生病院

白石　将毅	札幌医科大学医学部神経精神医学講座	
白鳥　裕貴	筑波大学医学医療系臨床医学域精神医学	
末永　卓也	産業医科大学病院患者サポートセンター地域連携・退院支援室	
杉本　達哉	静岡県立静岡がんセンター腫瘍精神科	
杉本　麻衣	奈良県立医科大学附属病院精神医療センター	
高橋　　晶	筑波大学医学医療系臨床医学域災害・地域精神医学	
高橋　弘江	岩手医科大学附属病院／岩手県高度救命救急センター	
太刀川弘和	筑波大学医学医療系臨床医学域精神医学	
中村　　純	社会医療法人北九州病院・北九州古賀病院	
中村　　光	岩手医科大学附属病院神経精神科学講座	
丹羽　　篤	近畿大学医学部附属病院精神神経科	
根本　清貴	筑波大学医学医療系臨床医学域精神医学	
橋本　　聡	国立病院機構熊本医療センター精神科	
濱野　　学	国立病院機構熊本医療センター精神科	
原田　康平	福岡大学医学部精神医学教室	
日野　耕介	横浜市立大学附属市民総合医療センター精神医療センター	
平野みぎわ	湘南東部総合病院医療社会サービス部	
藤澤　大介	慶應義塾大学病院精神・神経科／医療安全管理部／緩和ケアセンター	
古野　　拓	済生会横浜市南部病院精神科	
松尾真裕子	福岡大学病院精神神経科	
三宅　康史	帝京大学医学部救急医学講座／帝京大学医学部附属病院高度救命救急センター	
山田素朋子	横浜市立大学医学部附属市民総合医療センター	
山田妃沙子	関西医科大学総合医療センター精神神経科・救急医学科	
山田　光彦	国立精神・神経医療研究センター精神保健研究所精神薬理研究部	
米本　直裕	京都大学大学院医学研究科社会健康医学系専攻医療統計学分野	
和田　照平	近畿大学医学部附属病院患者支援センター・精神神経科	

CONTENTS

はじめに ……………………………………………………… 1

第 1 章 救急医療を起点とした自殺未遂者支援のエビデンスとその施策化

- Ⅰ 日本の自殺および自殺未遂の実態 ………………………… 4
- Ⅱ 救急医療を起点とした自殺未遂者支援のエビデンス ……… 13
- Ⅲ ACTION-J；ケース・マネージメント介入は自殺未遂者の自殺再企図を抑止する ……………………… 22
- Ⅳ エビデンスに基づいた自殺未遂者支援の施策化 ………… 31

第 2 章 自殺未遂者支援のためのケース・マネージメント

- Ⅰ ケース・マネージメントの実際 …………………………… 44
- Ⅱ ケース・マネージメントに必要な心理教育 ……………… 51
- Ⅲ ケース・マネージメントの実施に際して必要な準備 …… 59
- Ⅳ ケース・マネージメントの具体例 ………………………… 64
- Ⅴ インシデント総論 …………………………………………… 88
- Ⅵ インシデント対応の実際 …………………………………… 90

第3章 自殺未遂者支援のために必要な知識

- Ⅰ 救急搬送から初療まで；救命救急センターで何が行われるか ･･････････ 106
- Ⅱ 自殺行動の心理プロセス ･･････････ 116
- Ⅲ コミュニケーションスキル；自殺念慮を聴く ･･････････ 120
- Ⅳ 自殺未遂の背景にあるもの；リスク因子と防御因子 ･･････････ 126
- Ⅴ チーム医療とセルフケア ･･････････ 169
- Ⅵ 自死遺族が必要とする支援 ･･････････ 177
- Ⅶ 学会の紹介と関連する取り組み ･･････････ 183

第4章 救急医療から地域へ；必要とされる社会資源と公的制度

- Ⅰ 社会資源とは ･･････････ 192
- Ⅱ 保健・医療 ･･････････ 195
- Ⅲ 医療費の負担軽減 ･･････････ 200
- Ⅳ 法的問題・多重債務 ･･････････ 206
- Ⅴ 障害者 ･･････････ 212
- Ⅵ 子育て ･･････････ 218
- Ⅶ 高齢者 ･･････････ 226
- Ⅷ 女　性 ･･････････ 232
- Ⅸ 性の多様性 ･･････････ 237
- Ⅹ 住まい ･･････････ 242
- Ⅺ 経済的な支援 ･･････････ 244
- Ⅻ 就労，復職，離職，失業 ･･････････ 248

あとがき ･･････････ 256

column

1. 精神科リエゾンチーム加算;その制度の役割 ············ 40
2. 精神科リエゾンチーム看護師として活動するには? ········· 42
3. 一酸化炭素の使用による自殺企図後の注意点 ············ 57
4. 自殺の意図の確認がなぜ必要か;低い援助希求を克服する ··· 58
5. 関西地域での多施設合同カンファレンス ·············· 63
6. 院内自殺を防ぐ;入院患者の自殺事故調査 ············· 102
7. 精神科医の顔ももつ救急医の思い ·················· 110
8. 通報からかかわる救急隊員の思い ·················· 111
9. 自殺企図を繰り返す患者への思い ·················· 113
10. 搬送直後の動揺した家族へのかかわり方 ············· 114
11. がん・緩和ケアと自殺予防 ······················ 161
12. 向精神薬の処方制限 ·························· 163
13. 精神科退院後の自殺 ·························· 164
14. 依存症患者の自殺未遂に際して必要な対応 ············ 166
15. 熊本地震における院内ストレスケアチームの活動 ········ 174
16. 大規模災害時に必要な精神保健活動 ················ 175
17. 自殺既遂後の対応;葬儀費用,お墓,お骨の処理,事故物件の処理 ···· 181
18. 自殺予防に関する国際学会 ······················ 189
19. 「いのちの電話」の活動 ························ 198
20. 児童の自殺未遂に際して ······················· 224
21. 認知症高齢者の自殺 ·························· 230
22. 妊産婦・産褥期の自殺 ························· 235
23. 性的指向・性自認と自殺 ······················· 240

はじめに

　本書は，近年，自殺予防対策の一環としてわが国の臨床現場で臨床家と研究者により精力的に進められてきた，自殺予防対策の一環としての「自殺未遂者ケア」の成果の粋を集めたものである。本書の執筆者は多職種から構成されているが，そのすべてが，実際に診療の第一線で自殺未遂者に直接かかわってきた最前線の臨床家とそれを間近で支援してきた研究者，対人支援職者などである。かつその大半は，後述する ACTION-J 研究に参加しており，今なおエビデンスに基づく自殺未遂者ケアのさらなる開発と普及に邁進している。

　自殺未遂者ケアの難易度は，数々の対人支援の領域の中でももっとも難度の高いものの一つである。その支援の究極の目標は，「自殺未遂者の自殺再企図を食い止め，自殺死亡を食い止めること」である。しかし，対象者の特性は多様であり，また支援のプロセスにも複数の段階が想定されるため，どのようにすれば確実に自殺再企図を防ぐことできるのかということになると，その方略は長く未確立のままであった。対人支援従事者であれば誰しも，自殺企図まで試みた自殺未遂者を目の前にすれば，「何とかしてあげたい」と考えるだろうし，手を差し伸べようとするだろう。自殺未遂者のために精一杯のことをしてきたという読者もあるだろう。しかし，その支援者の行為が，本当にその当事者を自殺再企図から遠ざけられたのかということになると，誰しも自信をもって YES とは言えなかったのではないかと筆者は想像する。「一所懸命にかかわれば何とかなる」「未遂者のためによい汗をかこう」と思う人もあるかもしれないが，当然のことながらもっとも厳しい状況に置かれているのは自殺未遂者自身である。支援者が「一所懸命」に何かをしたり，「よい汗をかいた」からといって，それが未遂者の自殺再企図防止に直接結びつくことがなければ，それはただの自己満足にしかならない。ここに自殺予防の難しさの一端がある。

　そのような状況下，わが国発の「自殺企図の再発防止に対する複合的ケース・マネジメントの効果；多施設共同による無作為化比較研究（ACTION-J）」が，世界的に初めて，自殺未遂者の自殺再企図防止のエビデンスを世界に発信し，閉塞感のあった自殺未遂者ケアの領域に突破口を開いた（詳細は第 1 章Ⅲ（p.22）を参照）。その成果は，厚生労働省研究事業へと昇華し，さらに 2016 年度には診療報酬制度の新規項目（救急患者精神科継続支援料）として収載された。これは，ACTION-J 研究の成果がわが国の標準的治療として採用されたことを意味する。

本書は，自殺関連行動の疫学から始まり，未遂者ケア研究の俯瞰，ACTION-J研究の解説へと進み，ACTION-J研究がその有効性を明らかにした未遂者に対するケース・マネージメント介入（支援の実践）の詳細について余すところなく紹介している。そして，その実践において必要となる精神保健の基礎的知識や未遂者とのコミュニケーション法，社会資源の活用法，実践に伴うさまざまなインシデントへの対応についても丁寧に解説している。さらに本書は，ケース・マネージメント介入を行う実務者で構成する多職種医療チームのチームビルドのポイントや，医療者のセルフケアにまで言及している。

　効果的な未遂者ケアのエッセンスを軸に，これに多くの関連事項を網羅的に掲載している本書は，まさに自殺未遂者ケアに関する専門書として，ひいては実践的自殺予防対策書として決定版といえるだろう。しかし，専門書とはいっても決して難解なものではなく，現場の実務者によって書かれているだけあって，非常に現場的で，明確で，そしてわかりやすいというところも本書の特徴となっている。

　本書を読み進めていくことで正しい理解のもとに自殺未遂者ケアが実践されることを願う。また，ACTION-J研究によって生み出されたケース・マネージメントモデルが普及することで，確実に一人ひとり，自殺未遂者の再企図が防止されていくことを切望している。

（河西　千秋）

第 1 章

救急医療を起点とした自殺未遂者支援のエビデンスとその施策化

Ⅰ 日本の自殺および自殺未遂の実態

1 自殺にかかわる言葉の定義

自殺にかかわる言葉の定義にはさまざまなものがあるが，「自らが死を念頭に行う行動」を「自殺企図」，その結果として死に至ったものを「自殺」，あるいは「自殺既遂」，命が助かったものを「自殺未遂」という[1]。

2 自殺者の数を把握する

1）日本の自殺者数の把握

日本の自殺者の全体像を把握する調査には，厚生労働省の「人口動態統計」と警察庁の「自殺統計」がある。ただし，この2つには，以下の3つの違いがあり，数字が異なるので注意が必要である[2]。

（1）調査対象者の違い

厚生労働省の人口動態統計は，日本における日本人を調査対象者としており，警察庁の自殺統計は，日本における外国人も含む総人口が調査対象者である。

（2）発生場所の違い

厚生労働省の人口動態統計は，住民票のある住所地を基に死亡日時で登録している。警察庁の自殺統計は，発見地を基に死体が発見（正確には認知）された日時で登録している。

（3）調査手続きの違い

厚生労働省の人口動態統計は，死亡診断書の作成者から自殺である報告があった場合のみ，自殺として登録され，それ以外は自殺には計上されない。報告がないものは，自殺以外として登録される。警察庁の自殺統計は，捜査を行い，自殺であると判明した場合に，自殺統計原票が作成され，登録される。

2）自殺者数と自殺死亡率

自殺者数の増減は，実態を把握する一つの指標であるが，対象となる人口構造の変化や偏りを反映していない。日本は高齢化が急速に進んでおり，自殺者数で実態を解釈するには適切ではない場合もある。自殺死亡率は人口構成を，自殺年齢調整死亡率は年齢の影響を調整した指標である。自殺死亡率は，人口10万人当たりの数字を示すのが一般的である。

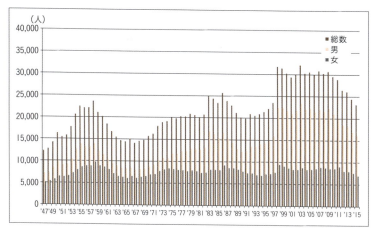

資料：平成29年版自殺対策白書

図1-Ⅰ-1 ◆ 厚生労働省「人口動態統計」での自殺者数の年次推移（全体，性別）

3　日本の自殺の推移と特徴

1）厚生労働省の人口動態統計に基づく自殺者数，自殺死亡率の推移

　第二次世界大戦後の自殺者数の年次推移は，増加と減少を繰り返している（**図1-Ⅰ-1**）[2]。1954〜60年では自殺者は増加を続け，1958年の2万3,641人に最初のピークを示した。その後，1960年代後半の高度成長期には1万4,000人程度まで減少したが，さらにその後は増加に転じ，1970年代後半は2万人前後で推移していた。1983年には前年の2万668人より4,317人（20.9％）増加して，2万4,985人となり，その後，1986年に2万5,667人と2回目のピークを示した。1991年には1万9,875人まで減少したものの，1998年には前年の2万3,494人より8,261人（35.2％）増加して3万1,755人となった。それ以降は3万人前後の状態が続いていたが，2010年以降減少を続けており，2015年は2万3,152人であった。

　自殺死亡率でみても，自殺者数と同様の推移であった（**図1-Ⅰ-2**）。自殺死亡率は，1955年にかけて増加し，1950年代後半が高い水準にあったが，その後減少した。1983年に増加し，1986年まで高い水準にあった。1998年には前年の26.0％から36.5％に増加し，2003年に38.0％とピークであった。その後，減少している。

　年齢の影響を考慮した自殺年齢調整死亡率でみるとその推移は異なっている

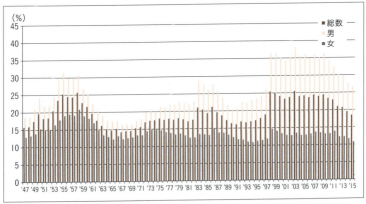

資料:平成29年版自殺対策白書

図1-Ⅰ-2 ◆ 厚生労働省「人口動態統計」での自殺死亡率の年次推移(全体,性別)

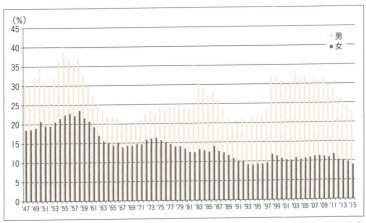

資料:平成29年版自殺対策白書

図1-Ⅰ-3 ◆ 厚生労働省「人口動態統計」での自殺年齢調整死亡率の年次推移(性別)

(**図1-Ⅰ-3**)。男性でもっとも高いのは1956年の36.8%であり,女性では,1958年の23.5%である。1998年では男性で32.1%,女性で11.8%であり,2014年では男性で24.2%,女性で9.7%であった。なお,自殺年齢調整死亡率は,1985年人口構成が人口集団の基準年としているが,このころを境に自殺死亡率と自殺年齢調整死亡率とが逆転し,自殺死亡率よりも自殺年齢調整死亡率のほうが低くなっている。これは,高齢化による人口構成の変化に伴う影響である

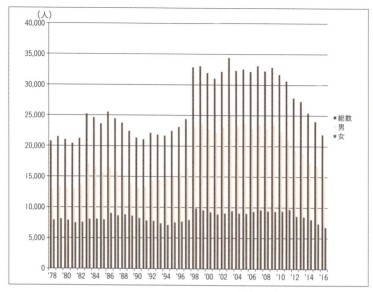

資料：平成 29 年版自殺対策白書

図 1-Ⅰ-4 ◆ 警察庁「自殺統計」での自殺者数の年次推移（全体，性別）

と考えられる。

2）警察庁の自殺統計に基づく自殺者数，自殺死亡率の推移

　警察庁の自殺統計は，1978 年以降の統計である。自殺者数は 1983 年および 1986 年に 2 万 5,000 人を超えたことがあるものの概ね 2 万人前後で推移していた。1991 年には 2 万 1,084 人まで減少し，その後また 2 万人前半で推移していた。しかし，1998 年に前年の 2 万 4,391 人より 8,472 人（34.7％）増加し，3 万 2,863 人となった。2003 年には 3 万 4,427 人とピークを示した。2004 年には減少し，2009 年までにほぼ横ばいで推移した。その後 2010 年以降はまた減少を続けて，2012 年には 3 万人を下回った。2016 年では 2 万 1,897 人であり，前年に比べ 2,182 人（8.9％）減少した。性別では，男性が 1 万 5,121 人で全体の 69.1％を占めていた（**図 1-Ⅰ-4**）。

　自殺死亡率について，1983 年の 21.1％がピークとなった後，1991 年は 17.0％まで減少した。その後，1997～98 年に 26.0％と増加し，その後 2003 年の 27.0％をピークとして 2011 年まで 25.0％前後の高い水準が続いていた。2012 年以降は減少し，2016 年は 17.3％であった（**図 1-Ⅰ-5**）。

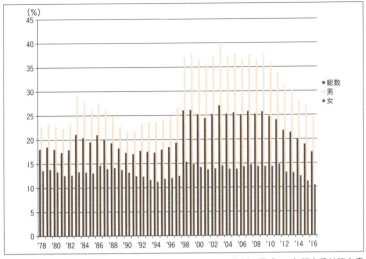

資料：平成 29 年版自殺対策白書

図 1-Ⅰ-5 ◆ 警察庁「自殺統計」での自殺死亡率の年次推移（全体，性別）

3）自殺者数の年次推移増減の理由

　戦後の自殺者数には 3 つのピークがある。1958 年のピークについては，自殺者数がもっとも多かったのは 15〜24 歳，次いで 25〜34 歳の年齢層であった。理由として，第二次世界大戦後の社会の価値観の変化と急激な経済状況の悪化があげられ，1983 年の急増，1986 年の 2 回目のピークについては，中高年男性の自殺が多く，同時期の経済的な不況が原因と考えられる。2003 年の急増については，バブル崩壊の影響が要因であるとの説がある。ただ，その後も変わらず高水準で推移したことについては解釈が難しい。このような自殺の増減への社会的・経済的要因の影響にはいまだ諸説があり，はっきりとはしていない。

4）近年の自殺者数の特徴

　2016 年の警察庁の自殺統計から，近年の自殺者の特徴を示す[2]。月別の 1 日平均自殺者数をみると，自殺統計によれば，3 月がもっとも多くなっており，12 月がもっとも少なくなっている。都道府県別の自殺死亡率でみると，前年に比べ，ほとんどの都道府県で減少していたが，7 県で増加していた。男女別の自殺者数の状況をみると，自殺者全体の男女別構成比は男性がほぼ 7 割（69.1％）であった。年齢階級別の状況は，40 代がもっとも多い。40〜60 代の男性で全体の約 5

割近くを占めている。
(1) 職業別
　職業別の状況は無職者がもっとも多い。無職者の内訳では，年金・雇用保険等生活者がもっとも多く，その他の無職者，主婦，失業者の順であった。年齢別でみると，40～60代の自殺者数が多くなっているが，自営業・家族従業者では50代と60代，被雇用者・勤め人では30～50代，無職者では60代と70代が多かった。職業によって自殺者数の多い年代が異なる。
(2) 原因・動機別
　原因・動機別の状況では，家庭問題は男性では40代，女性では，40代と60代が多かった。健康問題については，男女ともに60代と70代が多かった。経済・生活問題では，男性のほうが著しく多く，なかでも40代と50代で多かった。勤務問題では，30代と50代で多く，とくに男性は30～50代が，女性は20代と30代が多かった。男女問題は20代と30代で多かった。職業別の状況をみると，自営業・家族従業者は経済・生活問題と健康問題が多く，被雇用者・勤め人は健康問題と勤務問題が多かった。学生・生徒等は学校問題と健康問題が多く，無職者は健康問題と家庭問題が多かった。
(3) 手段別
　手段別については，男女とも首つりがもっとも多かった。
　男性では，首つりに次いで，19歳以下では飛び降り，飛び込みの順で多かった。20～50代では練炭等，飛び降りの順で多かった。60代では飛び降り，練炭等，70代では飛び降り，入水，80歳以上では飛び降り，服毒の順であった。
　女性については，首つりに次いで，70代以下では飛び降りが，80歳以上では入水が多かった。
(4) 場所別
　場所別の状況については，年齢階級別にみると，男女ともすべての年齢階層において自宅がもっとも多いが，自宅に次いで，男性では，19歳以下で高層ビル，20～50代まででは乗物，60～70代は海（湖）・河川，80歳以上は福祉施設であった。女性は，自宅に次いで，20～60代までは高層ビル，70歳以上は海（湖）・河川であった。
(5) 曜日・時間別
　曜日・時間別の状況では，発見曜日別1日平均自殺者数について，月曜日がもっとも多く，次いで男性では火曜日，女性では木曜日が多かった。また，男性，女性ともに祝日・年末年始がもっとも少なかった。次に，発見時間帯別自殺者数の割合をみると，男性は10～12時，女性は16～18時が多くなっていた。

(6) 外国人

　外国人の自殺の状況について、厚生労働省の人口動態統計によれば、2015 年での国内の外国人の自殺者数は 227 人であり、国籍の内訳では、韓国・朝鮮が 133 人で 58.6％を占めていた。

4　自殺未遂について

　自殺未遂者はその後再び自殺企図を繰り返し、さらには自殺を完遂してしまうリスクが非常に高い。救急医療機関には多くの重症な自殺未遂者が搬送される。自殺者数、自殺死亡率は女性に比べ男性が高いが、自殺未遂者では女性が高いといわれている。手段については、自殺者では致死性が高い手段が多いが、自殺未遂者では異なっている。自殺者については、死因に関する統計からその数字が調べられるが、自殺未遂者の数は、重症でない場合は医療機関に受診しない場合があることから、その把握は難しく、その全貌を明らかにする統計資料がない。日本での自殺未遂の実態を理解できる 3 つの資料について、以下に述べる。

1）消防庁の救急・救助の現況

　消防庁の救急・救助の現況では、自損行為による救急自動車の出動件数および搬送人員は共に増加にあったが、近年では継続して減少している。2015 年における自損行為の状況では、救急自動車の出動件数は 5 万 6,891 件で、前年に比べ 3,254 件（5.4％）減少している。搬送人員も 3 万 8,425 人と同様に減少している。また、搬送人員総数に占める自損行為の搬送人員の割合は、ほぼ横ばいで推移しており、2015 年は 0.7％であった[2]。ただし、消防庁による報告は、自損の確認手段や定義があいまいであること、軽症で救急車を用いずに直接受診した場合は含まれないことから、実際の件数よりも低く見積もられている可能性があることを注意すべきであろう。

2）警察庁の自殺統計の自殺者の自殺未遂歴

　自殺者における自殺未遂歴の有無について、2016 年の警察庁の自殺統計によればすべての年齢階層で、自殺未遂歴が「あり」の者の割合は、女性が多くなっている。とくに、女性の 20 代および 40 代において、40％以上の者で自殺未遂歴が「あり」であった。また、男女別にみると、自殺未遂歴が「あり」の者の割合について男女とも 30 代が多かった[2]。ただし、この数字は「自殺者のうちの過去の自殺未遂の状況」であって、自殺未遂の実態を示すには、対象者や調査法に偏りがある数字であることは考慮すべきである。

表1-Ⅰ-1 ● 自殺未遂者の精神疾患有病割合の推計（ICD）

	有病割合 （95%信頼区間）
精神作用物質使用による精神・行動障害	4%（3-4）
統合失調症	13%（12-14）
気分障害	30%（27-32）
神経症性障害，ストレス関連障害	27%（24-31）
パーソナリティ障害	13%（11-16）

川島義高，他：救急機関における自殺未遂者ケアの現状と今後の課題．総合病院精神医学，29: 262-270, 2017 より引用・改変

3）メタアナリシスによる救急医療機関を受診した自殺未遂者の推計

　救急医療機関を受診した自殺未遂者の推計と精神疾患有病割合と自殺企図手段について，川島らは，これまでにわが国で実施された救急医療機関を受診した自殺未遂者を対象にした研究を系統的レビューにより網羅的に探索し，メタアナリシスによりその推定値を算出した[3]。救急受診者における自殺未遂者の割合は，医療機関によってかなりのばらつきはあるものの，全体で4.7%（95%信頼区間：4.0-5.6）であることが明らかとなった。また，救急受診者の救急医療機関受診後に院内で死亡した自殺未遂者の割合は0.7%（95%信頼区間：0.5-0.8）であった。

　さらに川島らは，ICD（International Classification of Diseases）あるいはDSM（Diagnostic and Statistical Manual of Mental Disorders）に基づいた診断のデータを抽出し，該当する研究のデータを統合し，自殺未遂者における精神疾患ごとの有病割合の推定値を算出した（**表1-Ⅰ-1**）。F1（精神作用物質使用による精神および行動の障害）の割合は4%（95%信頼区間：3-4），F2（統合失調症）の割合は13%（95%信頼区間：12-14），F3（気分障害）の割合が30%（95%信頼区間：27-32），F4（神経症性障害，ストレス関連障害および身体表現性障害）の割合は27%（95%信頼区間：24-31），F6（パーソナリティ障害）の割合は13%（95%信頼区間：11-16）であった。また，DSMを診断基準に用いた場合では，物質関連障害の割合は14%（95%信頼区間：6-26），統合失調症の割合は19%（95%信頼区間：15-22），気分障害が35%（95%信頼区間：24-46）であった。適応障害の割合は28%（95%信頼区間：17-40），パー

表 1-Ⅰ-2 ● 自殺未遂者の精神疾患有病割合の推計（DSM）

	有病割合 （95%信頼区間）
物質関連障害	14%（ 6-26）
統合失調症	19%（15-22）
気分障害	35%（24-46）
適応障害	28%（17-40）
パーソナリティ障害	41%（24-60）

川島義高，他：救急機関における自殺未遂者ケアの現状と今後の課題．総合病院精神医学，29：262-270，2017 より引用・改変

表 1-Ⅰ-3 ● 自殺未遂者の手段割合の推計

	有病割合 （95%信頼区間）
薬物/毒物服用	52%（48-55）
切 創	18%（16-19）
飛び降り	12%（10-14）
縊 首	7%（ 6- 9）
熱 傷	4%（ 3- 5）

川島義高，他：救急機関における自殺未遂者ケアの現状と今後の課題．総合病院精神医学，29：262-270，2017 より引用・改変

ソナリティ障害は 41%（95%信頼区間：24-60）であった（**表 1-Ⅰ-2**）。これらの結果から，日本の救急医療機関を受診した自殺未遂者においてもっとも割合の高い精神疾患は気分障害であることが示されている。なお，これまでに海外で実施された研究においても，救急医療機関を受診した自殺未遂者においてもっとも有病割合の高い精神疾患は気分障害であったと報告されている。

また川島らの報告によると，自殺企図の手段としては，薬物/毒物服用がもっとも多く，52%（95%信頼区間：48-55）であった（**表 1-Ⅰ-3**）。次いで，切創，飛び降り，縊首，熱傷の順に多かった。諸外国でもこれまでに，米国，英国，スウェーデン，中国，韓国の研究においても薬物/毒物服用の割合がもっとも高いことが示されており，世界で同様の傾向であると考えられる。

本調査は，メタアナリシスという統計的手法を用いて，すでに出版されている論文データから推計した値であり，その結果は，今までの知見，他の国々の報告と比べて解釈できるものではあるが，あくまで限られたデータからの推計である点は考慮すべきである。

（米本　直裕）

文　献

1) 河西千秋：自殺予防学．新潮社，2009．
2) 厚生労働省：平成 29 年版自殺対策白書　2017．
3) 川島義高，他：救急機関における自殺未遂者ケアの現状と今後の課題．総合病院精神医学，29：262-270，2017．

II 救急医療を起点とした自殺未遂者支援のエビデンス

1 はじめに

　救急医療場面において自殺未遂者の割合が高いことから[1]，救急医療を起点とした自殺未遂者支援，自殺の再企図防止介入の重要性がうかがえる。また，救急医療に結びついた人々は，自殺リスクが高いにもかかわらず何らかの対人支援をまったく利用していない・結びついていない人と比較して，その後の継続的な介入の実施可能性が高くなり得ることからも，この場面を起点とした介入の重要性がさらに高まる。

　実際に，上記の観点から，救急医療を起点とした自殺未遂者支援，自殺の再企図防止介入がわが国でも実施されており，海外からも報告されている。とくに，わが国の例では「ACTION-J 研究」として他項で詳述されている (p.22 参照)。

2 救急医療場面を起点とした自殺未遂者支援（これまでの知見）

　救急医療を起点とした自殺未遂者支援，自殺の再企図防止介入の効果について，これまでに報告されてきたランダム化比較試験の系統的レビュー・メタ解析研究がある[2]。その研究では，①対象者が自殺企図してから 1 カ月以内で，その自殺行動のために救急医療を受診し，②自殺の再企図防止を目的とした介入が救急医療施設もしくはその後方施設に入院している間に開始されている，③そして，介入の効果がランダム化比較試験にて検証されている，試験を収集した。入院を要するほどの自殺行動を対象とした研究のため，身体損傷の程度の軽い自傷や，入院が必要と判断されなかった研究は組み込まれていない。そのため，自殺念慮の強い自殺企図をターゲットとした知見である。

　適格基準に従い，複数のデータベースから 5,390 件の候補論文を収集したが，その後，除外基準（例えば，すべての対象者が自殺企図後ではない研究，身体的な治療介入を目的とした介入，救急医療施設もしくはその後方施設に入院している間に介入が開始されていない研究など）に従い除外した結果，28 報告，24 試験が残った。

　24 試験の介入の内容は，「積極的なコンタクトとその後のフォローアップ介入」が 11，「精神療法」が 9，「薬物療法」が 1，「その他の介入」が 3 に分類された。そのうち，「積極的なコンタクトとその後のフォローアップ介入」として分

類された介入についてはさらに,「積極的なケア介入とアウトリーチ」「短期介入とその後のコンタクト」「手紙またはポストカード」「電話」「手紙,ポストカード,電話の組み合わせ」に分類された。

1) 積極的なコンタクトとその後のフォローアップ介入

(1) 積極的なケア介入とアウトリーチ

「積極的なケア介入とアウトリーチ」として分類された研究のうち,Morthorstら[3]の介入は,救急医療場面でコンタクトした後の6カ月間に8～20回のアウトリーチを看護師が行うというものであった。これは,もともとノルウェーで行われていた介入を基に開発された。

Van Heeringenら[4]は,ケース・マネージメントと,ケアへのアドヒアランスを高めることを目的とした看護師による2回の自宅訪問を組み合わせた介入の効果を検討した。これも,それ以前に開発されていたケアの継続性を高める介入をモデルとした。

Van der Sandeら[5]は,入院中から患者との関係性を構築しておき,その後,地域の精神科看護師らが現在の危機を克服し,今後起きる問題に対する対象能力の向上を目指す「問題解決アプローチ」を行った。

(2) 短期介入とその後のコンタクト

「短期介入とその後のコンタクト」として分類された研究のなかには,WHOが実施したSUPRE-MISSと呼ばれる研究[6,7]があり,精神科患者を対象とした長期の継続したコンタクト介入や高齢者に対する電話によるコンタクト介入研究で行われた方法を基にしている。

(3) 手紙またはポストカード

「手紙またはポストカード」として分類されたCarterらの介入[8]では,一連の8通の手紙を過量服薬の患者に送付した。これも,精神科退院後の患者に手紙を送ることでその後の自殺死亡を検討した研究を基に介入が組み立てられている。類似の研究がHassanian-Moghaddamら[9]やBeautraisら[10]によっても行われている。

(4) 電 話

「電話」として分類されたCederekeらの研究[11]は,救急医療施設退院後の患者に1カ月後と3カ月後の2回,電話をかけるという介入で,精神科退院後の患者にコンタクトをとり,その後の自殺死亡を検討した研究の介入モデルに基づき行われた。

(5) 手紙，ポストカード，電話の組み合わせ

上記の「手紙またはポストカード」や「電話」介入を組み合わせた介入効果も検証された。Kapur ら[12]は，支援先の電話番号を書いたリーフレットの送付と 2 回の電話を退院後 2 週間以内に行い，その後 12 カ月の間に 6 回の電話を組み合わせた介入の効果を検証している。しかしこの研究では，その後の自殺行動が増えたとする結果となっている。

以上のように，「積極的なコンタクトとその後のフォローアップ」として分類した 11 研究でもその介入の詳細はさまざまであり，どのような介入が実際には効果があるかといった疑問は残る。一方で，積極的に入院中からコンタクトを行い，その後にもフォローアップを継続するという大枠については，その後の自殺の再企図を防止する可能性があることが強く示唆される。

2）その他の介入方法

精神療法として分類される研究も 7 研究あるが，その介入方法も，さらには対象者もさまざまであり，一概に効果を検証することが難しい。問題解決アプローチ，精神力動的対人関係療法，認知分析療法，洞察療法，行動療法，認知行動療法によるアドヒアランスの向上など，さまざまな手法が用いられており，療法による効果の有無についての比較は困難である。これらをまとめてメタ解析することには制約を伴うが，行った結果も有意な効果を認めてはいない。

薬物療法については，フルフェナジンの効果について検討した研究の 1 報があるだけで，効果も認めていないという結果であった。

3　その後に報告された研究

次節で詳述されているわが国の知見である ACTION-J 研究は上記のメタ解析後に発表された。この ACTION-J 研究は「積極的なコンタクトとその後のフォローアップ介入」のなかの「積極的なケア介入とアウトリーチ」に分類される。それに加えて，2015 年に Hatcher ら[13]が，2 週間のフォローアップ，4 週間にわたる 4～6 回の問題解決療法セッションとその後の 8 回の手紙の効果の検討を試みているが，これも「積極的なケア介入とアウトリーチ」に分類される。さらに，Mousavi ら[14]が 2014 年に，入院中・直後のコンタクトとその後の 7 回の電話連絡介入の結果を報告した。しかしこの研究では対象者が 69 名対 70 名の比較と少数のため，明確な結論が得られていない。

最近報告された研究結果を加味すると，救急医療場面を起点とした自殺の再企

図防止介入のうち,「積極的なコンタクトとその後フォローアップ介入」として分類される介入を行うと少なくとも6カ月,12カ月間の自殺の再企図を減らす効果が得られるであろうことが考察される。

4 ED-SAFE

米国では,年間自殺死亡者数が4万人を超え,全死亡の1.2%で10位以内の死亡原因となっており,自殺企図に至っては年間10万人を超える。多くの自殺行動リスクのある患者が救急医療機関を受診しており,救急医療を受診する4%以上が精神疾患に起因し,43万人が自傷のために受診している[15]。そこで,The Emergency Department Safety Assessment and Follow-up Evaluation (ED-SAFE) 研究が開始され,前方視的に多施設で自傷・自殺企図患者を特定し,効果的な介入方法を評価する試みが開始されている。この研究では,救急医療場面において臨床家が自傷患者をスクリーニングするためのプロトコルを開発することがその一つの目的として掲げられている。2017年にMillerら[15]により,この取り組みの一つが報告された。その論文では,救急医療場面を起点とした介入でその後の自殺行動を減らすことができるかどうかについての検証を目的としており,米国内の8つの救急医療施設において自殺企図もしくは自殺念慮のある患者を,①通常治療(2010年8月～2011年12月),②全例の自殺リスクのスクリーニングの実施(2011年11月～2012年12月),および③全例のスクリーニングと介入(2012年7月～2013年11月)の期間ごとに比較した(準実験デザイン)。介入は,救急医による自殺リスクの二次スクリーニング,退院後のプランの提案・調整,自殺リスクの軽減に焦点を当てた退院後の電話フォローアップからなる。結果,1,376名が参加し,参加後,288名に少なくとも1度の自殺企図があり,合計548回の自殺企図が見られた。①通常治療の期間と②全例スクリーニングの期間とでは自殺企図の発生割合に差を認めなかった(23% vs. 22%)が,①通常治療期間と③スクリーニングと介入を行った期間との間では自殺企図の発生割合に差があり(23% vs. 18%),③スクリーニングと介入を行った期間のほうが自殺企図の発生割合が少なかった。

この報告は,ランダム化比較試験ではないため,その解釈に注意を要するが,米国での救急医療場面を起点とした自殺未遂者の再企図防止のための新たな取り組みとして注目される。

5　コクランレビュー

　Howton らが 2015 年[16]に，小児思春期における「自傷」への介入効果，2016 年[17,18]に成人における「自傷」への介入効果についての系統的レビューとメタ解析を発表した。ここで，注意しなければならない点は，これらの解析に投入された各論文は救急医療場面を起点とした介入でないことと，もう一つ大きな点は主要なアウトカムが自殺死亡や自殺企図ではなく「自傷」の有無やその回数である点である。このメタ解析では「自傷」に次いで，症状としては「抑うつ」「自殺念慮」となっている。そのため，ACTION-J 研究などの研究と同列に比較することは当然できない。

　小児・思春期における「自傷」への効果の検証では 11 試験が見つかり，その対象者の 80％以上が女性で，すべての介入が心理社会的な介入であり薬物療法の試験は 1 件もなかった。しかも，研究の質については，ほとんどの質が低いと評価された。集団精神療法の効果は認めず，治療的アセスメント，メンタライゼーション，弁証法的行動療法については今後検討する価値があるかもしれない，という結論となっている。

　成人の「自傷」への介入効果の検証では，55 試験が見つかり，18 試験が認知行動療法（認知行動，問題解決およびその両方）を基盤とした精神療法であった。9 試験が自傷やパーソナリティ障害に対する複数回の介入であり，感情調整集団療法を基盤とした精神療法，メンタライゼーション，弁証法的行動療法を用いていた。その他 4 試験がケース・マネージメント，11 試験が手紙や電話などの介入であった。それ以外の介入の多くは少数例の質の低い研究であった。

　認知行動療法を基盤とした精神療法は通常治療と比較して治療終結時点では自傷を繰り返す人が少なかったが，自傷の頻度には差が見られないという結果であった。自傷やパーソナリティ障害に対する複数回の介入は通常治療と比較して再度の自傷を減らし，弁証法的行動療法は自傷の頻度も減らした。

　上記のように，「自傷」に対する介入方法についての検討がなされているが，残念ながら自殺死亡や自殺の再企図についての結論は得られていない。

6　他の系統的レビュー

　救急医療場面を起点とした介入に焦点を当てたものではないが，Ougrin ら[19]が 2015 年に，思春期の自殺企図および自傷を対象とした介入の系統的レビュー・メタ解析の結果を発表している。19 のランダム化比較試験が得られ，心理社会的な介入のみで薬物療法についての試験はなかった。心理社会的な介入

によりその後の自殺企図および自傷は有意に減っており（10カ月間で21人治療して1名の効果が認められる程度），とくに弁証法的行動療法，認知行動療法，メンタライゼーションを基盤とした治療で効果が認められている。一方で，自殺企図と自傷を分けてそれぞれの効果をみてみると，自殺企図では統計学的に有意な差は認められず，自傷のみでも有意ではないという結果であった。

これとは別に，また救急医療場面を起点とした介入に焦点を当てたものではないが，手紙，電話，はがきを用いた短期のコンタクトの効果を検証したMilnerら[20]の系統的レビュー・メタ解析研究がある。詳細は割愛するが，自殺企図/自傷を含めた場合には11研究からオッズ比は0.87（95％信頼区間0.74-1.04）と効果を認めず，自傷の頻度をアウトカムとした場合には有意な減少（3研究，オッズ比0.66，95％信頼区間0.54-0.80）があるとする結果であった。

Meerwijkらの系統的レビュー・メタ解析研究[21]も，救急医療場面を起点とした介入に焦点を当てたものではないが，自殺念慮や自殺行動を「直接」のターゲットとして行った心理社会的・行動的介入は介入（平均11.3カ月）直後にもその後のフォローアップ期間（平均13.6カ月）にも自殺・自殺企図に対して効果を認める一方で，自殺行動に関連する症状（希望のなさ，抑うつ，不安，生活の質など）をターゲットとした「間接的」介入は，直後には効果を認めず，フォローアップ期間の効果のみ認めたとする結果を報告している。

コクランレビューを含め，これらの系統的レビュー・メタ解析研究は，救急医療場面を起点とした介入に焦点を当てていなため，救急医療場面を起点とした介入とは効果が異なる可能性がある。また，同様に，これらのメタ解析のなかには自殺死亡や自殺企図ではなく自傷の有無，さらには自傷の頻度をそもそものアウトカムとしたものもあるため，自殺企図や自殺死亡を減らすことを目的とする場合には，これらの結果はさらに注意して解釈する必要がある。

7 CDCガイダンス

米国疾病予防管理センター（Centers for Disease Control and Prevention：CDC）が2017年に発表した最新の自殺予防ガイダンス[22]では，「リスクの高い人々を同定し支援する（identify and support people at risk）」が推奨されており，再企図の予防として救急医療場面を起点とした自殺の再企図防止のための介入について言及している。

このCDCのガイダンスに限らず，WHOをはじめとするさまざまな自殺予防ガイドライン・ガイダンスにおいて自殺未遂者の再企図を防止することの重要性が言及されており，その一つに救急医療場面を起点とした介入が推奨されている。

8 救急医療場面を起点とした自殺未遂者支援（わが国の知見）

　上記の知見やとくにわが国の知見である ACTION-J 研究の結果をもって，救命救急入院料の精神疾患診断治療初回加算に加えて救急患者精神科継続支援料が診療報酬として認められた。また，2017年7月25日に閣議決定された自殺総合対策大綱にも「自殺未遂者の再度の自殺企図を防ぐ」として「救急施設に搬送された自殺未遂者への複合的ケースマネジメントの効果検証，医療機関と地方公共団体の連携による自殺未遂者支援の取組検証など，各地で展開された様々な試行的取組の成果の蓄積等を踏まえて，自殺未遂者の再度の自殺企図を防ぐための対策を強化する」と記述され，取り組まれている。

9 まとめ

　本節では，救急医療を起点とした自殺未遂者の支援についてのこれまでのエビデンスについて概略し，それらのエビデンスを基に，各国のガイドライン・ガイダンス，わが国の自殺予防政策としての医療政策の取り組みにどのように反映されたかについて記述した。

　救急医療場面を起点とした自殺未遂者の自殺再企図を防止するための介入はその効果が科学的に証明されているものもあり，わが国の自殺企図，自殺死亡を減らすためには積極的に導入・均霑化を進める必要がある。しかし，これら介入の質の維持も今後問われていくため，各医療者が適切に介入を実施できるようにするための体制整備が必要である。行政においては円滑な実施を支援していく必要があろう。

（稲垣　正俊）

文　献

1) Kawashima Y, et al：Prevalence of suicide attempters in emergency departments in Japan：a systematic review and meta-analysis. J Affect Disord 163：33-39, 2014.
2) Inagaki M, et al：Interventions to prevent repeat suicidal behavior in patients admitted to an emergency department for a suicide attempt：a meta-analysis. J Affect Disord 175：66-78, 2015.
3) Morthorst B, et al：Effect of assertive outreach after suicide attempt in the AID (assertive intervention for deliberate self harm) trial：Randomised controlled trial. BMJ 345：e4972, 2012.

4) Van Heeringen C, et al : The management of non-compliance with referral to out-patient after-care among attempted suicide patients : A controlled intervention study. Psychol Med 25 (5) : 963-970, 1995.
5) van der Sande R : Intensive in-patient and community intervention versus routine care after attempted suicide. A randomised controlled intervention study. Br J Psychiatry 171 : 35-41, 1997.
6) Bertolote JM, et al : Repetition of suicide attempts : Data from emergency care settings in five culturally different low- and middle-income countries participating in the WHO SUPRE-MISS Study. Crisis 31 (4) : 194-201, 2010.
7) Fleischmann A, et al : Effectiveness of brief intervention and contact for suicide attempters : A randomized controlled trial in five countries. Bull World Health Organ 86 : 703-709, 2008.
8) Carter GL, et al : Postcards from the EDge project : Randomised controlled trial of an intervention using postcards to reduce repetition of hospital treated deliberate self poisoning. BMJ 331 : 805, 2005.
9) Hassanian-Moghaddam H, et al : Postcards in Persia : Randomised controlled trial to reduce suicidal behaviours 12 months after hospital-treated self-poisoning. Br J Psychiatry 198 : 309-316, 2011.
10) Beautrais AL, et al : Postcard intervention for repeat self-harm : Randomised controlled trial. Br J Psychiatry 197 : 55-60, 2010.
11) Cedereke M, et al : Telephone contact with patients in the year after a suicide attempt : Does it affect treatment attendance and outcome? : A randomised controlled study. Eur Psychiatry 17 : 82-91, 2002.
12) Kapur N, et al : Messages from Manchester : pilot randomised controlled trial following self-harm. Br J Psychiatry 203 : 73-74, 2013.
13) Hatcher S, et al : The ACCESS study : Zelen randomised controlled trial of a package of care for people presenting to hospital after self-harm. Br J Psychiatry 206 : 229-236, 2015.
14) Mousavi SG, et al : The efficacy of telephonic follow up in prevention of suicidal reattempt in patients with suicide attempt history. Adv Biomed Res 3 : 198, 2014.

15) Miller IW, et al : Suicide prevention in an emergency department population : The ED-SAFE Study. JAMA Psychiatry 74 : 563-570, 2017.
16) Hawton K, et al : Interventions for self-harm in children and adolescents. Cochrane Database Syst Rev CD012013, 2015.
17) Hawton K, et al : Psychosocial interventions following self-harm in adults : a systematic review and meta-analysis. Lancet Psychiatry 3 : 740-750, 2016.
18) Hawton K, et al : Psychosocial interventions for self-harm in adults. Cochrane Database Syst Rev CD012189, 2016.
19) Ougrin D, et al : Therapeutic interventions for suicide attempts and self-harm in adolescents : systematic review and meta-analysis. J Am Acad Child Adolesc Psychiatry 54 : 97-107 e102, 2015.
20) Milner AJ, et al : Letters, green cards, telephone calls and postcards : systematic and meta-analytic review of brief contact interventions for reducing self-harm, suicide attempts and suicide. Br J Psychiatry 206 (3) : 184-190, 2015.
21) Meerwijk EL, et al : Direct versus indirect psychosocial and behavioural interventions to prevent suicide and suicide attempts : a systematic review and meta-analysis. Lancet Psychiatry 3 (6) : 544-554, 2016.
22) Stone D, et al : Preventing Suicide : A Technical Package of Policy, Programs, and Practices. In. Division of Violence Prevention National Center for Injury Prevention and Control, Centers for Disease Control and Prevention, Atlanta, 2017.

III ACTION-J；ケース・マネージメント介入は自殺未遂者の自殺再企図を抑止する

1 自殺未遂者に対するケース・マネージメント

　自殺未遂は，自殺の最大のリスク因子である。つまり，自殺未遂者は，その後，自殺企図を繰り返し，最終的に自殺死亡に至る危険性がきわめて高い[1]。そのため，自殺未遂者の自殺再企図を防ぐことは，自殺予防対策において主要課題とされてきた。

　一般（身体）救急医療部門と精神科を有する総合病院では，頻回に自殺未遂患者や自傷行為患者が搬送されてくる。救急医療部門が一次か，二次か，あるいは三次かによって患者の特性や重症度は異なるし，患者がすべて精神科にコンサルテーションされるか否かもさまざまであろう。すべての自損行為患者を精神科にコンサルテーションすることをルール化している救急医療部門もあれば，休日・祝日に精神科医が当直していない場合，例えば大量服薬患者が覚醒したらコンサルテーションをするよりも前に退院させてしまう救急医療部門もあるであろう。

　コンサルテーションを受けた精神科側の対応としては，多くの場合，患者と面接をし，かかりつけの精神科があれば情報提供を依頼し，その内容を確認したうえでそこにつなげ直したり，あるいはかかりつけ医がいない場合には，暫定的な精神科診断を行い，自院精神科への通院を勧めるであろう。または，精神症状が顕著である場合には，自院の精神科病棟に入院させたり，ほかの精神科病院に転院させたりもするであろう。精神科医が対応したならば，そこでは，「自殺念慮」や「自殺の切迫性（自殺の計画があるか否かなど）」を確認するであろう。ただし，従来のわが国の精神科医療においては，どうすればその自殺未遂患者の自殺再企図を抑止できるのかということについて，医療モデルを構築し，その自殺再企図抑止効果を検証する（研究）ことは，1990年代まではほとんどなされていなかった。

　そのようななか，2000年より岩手医科大学が，そして2002年より横浜市立大学が，相次いで自殺未遂者に対して，ある程度構造化された枠組みのなかでのケース・マネージメント介入を開始した（図1-Ⅲ-1）。ケース・マネージメント・モデルは，文字どおり，患者（ケース）個々の社会的背景，医学的背景に配慮し，個別性の高い支援を行うことで，その患者が享受すべき医療・福祉を提供し，もって患者の社会機能の回復を図るためのマネージメントを医療専門職が行うモデルである。そして，そのマネージメントの本態は，多職種連携（チーム医療）

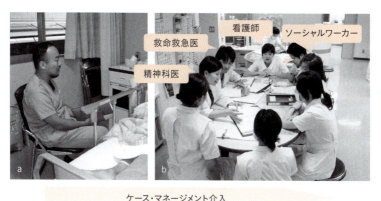

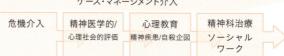

図 1-Ⅲ-1 ◆ 救命救急センターにおける自殺未遂者へのケース・マネージメント介入
a：精神科医が自殺未遂患者と面接をしている様子，b：多職種によるケース・カンファレンスの様子

による多面的・包括的な活動であり，単なるパターナリスティックな医療を行うのではなく，患者のセルフケア能力を高めるためのマネージメントもこのなかには含まれている。

　当時，筆者は横浜市立大学で自殺予防研究グループを主宰しており，グループでこのモデルを構築，実践するとともに，その介入効果についての予備的研究も実施した。例えば，救命救急センターに搬送される自殺未遂者に対して全例介入を行いつつ詳細な連続患者調査を行ったところ，**図 1-Ⅲ-2** に示すとおり少なくとも 80％以上の患者に DSM-Ⅳ-TR における Ⅰ 軸診断が存在することが明らかとなり[2]，精神科医による初期介入が必要であることが理解された。また同時に，精神疾患の治療導入と自殺企図の動機に関するソーシャルワークの重要性も改めて理解されるところとなった。筆者らは，ケース・マネージメント介入を実施した患者の予後調査を行ったが，その結果，自殺再企図の頻度は，過去の観察研究における頻度に比して，抑止されていることが示唆された[3]。

2　自殺対策のための戦略研究と ACTION-J の成立

　厚生労働省は，日本人の健康問題のなかでも喫緊の課題に対し，その解決のた

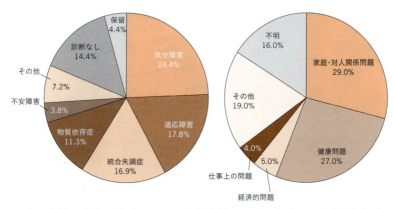

Yamada T, et al：Psychiatric assessment of suicide attempters in Japan；A pilot study at a critical emergency unit in an urban area. BMC Psychiatry, 7：64, 2007. をもとに作成

図 1-Ⅲ-2 ◆ 重症自殺未遂者 564 人の罹患精神疾患分類と動機

めの方向性を打ち出すために，2005 年に大規模な研究事業を立ち上げた。その研究事業枠組みは，戦略研究と名づけられた[4]。戦略研究は，従来の厚生労働科学研究費補助金事業とは一線を画し，研究者に対して，研究対象となる健康課題について，科学的根拠をもってその治療・介入法を開発することを課した。厚生労働省はその準備段階で，あらかじめ特別研究班を招集した。特別研究班は，健康課題ごとのそれぞれの研究について具体的な目標と研究の大枠の研究デザインを定め，そのうえで研究者・研究施設を公募し研究を実施させることとした。そして，戦略研究初年度のテーマは，「糖尿病」と「自殺問題」とされた。こうして，「自殺対策のための戦略研究」が開始されることとなったが，自殺対策においては，二つのサブテーマが設けられた。一つは，「複合的自殺対策プログラムの自殺企図予防効果に関する地域介入（NOCOMIT-J）」[5]で，もう一つが，「自殺企図の再発防止に対する複合的ケース・マネージメントの効果；多施設共同による無作為化比較研究（ACTION-J）」であった。

　特別研究班は，ACTION-J に対して，ランダム化比較試験により，自殺未遂者の自殺再企図を抑止するエビデンスを創出することを求めた。2005 年 8 月に研究実施施設の公募が開始され，応募施設に対するヒアリングを経て，17 施設群，21 病院が ACTION-J に参加することとなり，研究班事務局は横浜市立大学医学部精神医学講座に置かれることとなった（平安良雄研究リーダー，河西千秋研究班事務局長）。

　筆者は，ACTION-J の実際の研究計画書案執筆を担当することとなったが，エ

表 1-Ⅲ-1 ● 研究対象者登録基準

> 救急医療部門に搬送され，入院した自殺未遂が疑われる患者のうち，
> 1）20歳以上
> 2）DSM-IV-TR・Ⅰ軸に該当する精神疾患を有する
> 3）2回以上の判定により当該の自損行為が自殺企図と確認された
> 4）研究内容を理解し，同意取得が可能
> 5）入院中に登録実施に必要な面接と心理教育が可能
> 6）評価面接，ケース・マネージメントのための定期的な来院が可能で，実施施設から定期的に連絡をとることができる

ビデンスを確立するためには多くの自殺未遂者を対象に研究を行う必要があり，自殺未遂者が数多く搬送される救命救急センターを拠点として実施する研究計画を立案した。その過程で，医療機関に救急搬送された自殺未遂者に対する介入法については，何らエビデンスのある手法が世界的に存在しなかったことから，岩手医科大学と横浜市立大学で実施されていた前述のケース・マネージメント介入を介入手法として用いたランダム化比較試験を実施することを計画した。すでに述べたように，筆者らは，その有効性を示唆する予備的データを横浜市立大学における介入研究から得ており，筆者はこのケース・マネージメント介入に十分なポテンシャルがあると考えていた。その後，生物統計専門家などさまざまな研究者が作業に加わり，研究計画書が確定された。

3　ACTION-Jの研究概要

ACTION-Jの実施施設要件は，「精神科と救命救急センターが密接に連携しながら診療にあたる施設」とし，研究対象者は，2006年7月1日〜2009年12月31日の期間に，それらの医療機関の救急医療部門に入院した自殺未遂者とした。対象者の登録基準を**表1-Ⅲ-1**に示した。

介入手法はケース・マネージメント，主要評価項目は自殺再企図（初回）とし，ランダム化比較試験によりケース・マネージメント介入の有効性を検証することとした。ACTION-Jで実施されたケース・マネージメントの詳細を**表1-Ⅲ-2**に示した。

介入内容を要約すると，自殺未遂者に対して救急搬送直後から心理的危機介入を行い，精確な精神医学的評価と心理社会的評価を実施し，その後に心理教育を含むこれらのケース・マネージメント介入を行うというものであった。通常，ランダム化比較試験を行う場合には，試験介入群と対照群とでアウトカムを比較するが，ACTION-Jにおいては，対照群をただ一般的な診療に委ねる，あるいは自殺の予防的措置を何も行わないということは研究倫理にもとるのではないかと研

表 1-Ⅲ-2 ● ACTION-J で実施された試験介入プログラム

1) 危機介入*
2) 心理教育*
3) 家族などに対する心理教育
4) 定期面接（自殺念慮の確認，精神科受療状況の確認，心理社会的問題に関する情報収集）と個別性に配慮した社会的支援の導入*
5) 精神科受診の勧奨*
6) 精神科と身体科との連携の促進*
7) 精神科受診中断者への受診勧奨
8) 専用 WEB（心理教育と情報提供）供覧

*通常介入群（対照群）にも実施；定期面接については通常介入群は入院中のみ実施

究者らが考察し，その結果，対照群にも救命救急センター入院中に心理的危機介入を行い，心理教育を含むケース・マネージメント介入を行うこととした。また，退院後にケース・マネージメント介入は実施しなかったものの，アウトカムやイベント判定のために来院するたびに，対照群に対して自殺予防に資する情報提供を行った。このように，対照群にも介入を行ったことから，ACTION-J 研究は，対照群を「通常介入群」と名づけた。なお，この研究倫理の妥当性については，研究班の外部に置かれた研究倫理委員会が審査，承認し，さらに研究参加施設に設置された各研究倫理委員会による承認を受けている。

医療現場における研究実務は足掛け 6 年に及んだ。この間，400 人近い医療者と研究者が研究に参加した。ACTION-J は，自殺未遂者への自殺企図直後の接触や研究同意の取得，そして介入を行うという，非常に繊細な研究であるため，研究班事務局は，研究の円滑な進捗と，医療現場の実務者のモチベーションの維持，そして多くの実務者と研究者たちの一体感の醸成にとくに心を砕いた。具体的な措置としては，研究班内にイベント判定委員会と，介入プログラム委員会を設置した。イベント判定委員会は，登録患者の経過中に生じたさまざま事象について，それが有害事象か否かなどの審査を行う会議体である。介入プログラム委員会は，介入プログラム全体の管理を行う会議体であるが，これは，さらに「ウェブ班」「介入の質向上班」，そして「教育研修班」に分かれた。「ウェブ班」は，表 1-Ⅲ-2 の 8) に示したウェブサイトを運営した。「介入の質向上班」は，定期的に各施設のケース・マネージメントの実施内容をアセスメントしたり，介入の主たる部分を担当するケース・マネージャーからの相談対応にあたった。そして「教育研修班」は，ケース・マネージャーの合同学習会（隔月開催）を企画・運営した（**図 1-Ⅲ-3**）。また，研究班内で，それぞれの参加施設が順番に担当するかたちでオンラインのニュース・レターも発行した（**図 1-Ⅲ-4**）。

研究実務者自身がこれらの活動を担い，研究班の運営に積極的に参加すること

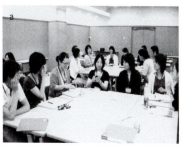
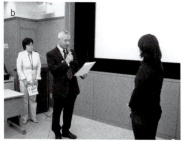

図1-Ⅲ-3 ◆ ケース・マネージャーの合同研修会
a：介入プログラム委員会が企画・運営したケース・マネージャーを対象とした研修会（隔月開催），b：ケース・マネージャーに対して，研修会参加回数に応じて表彰している様子

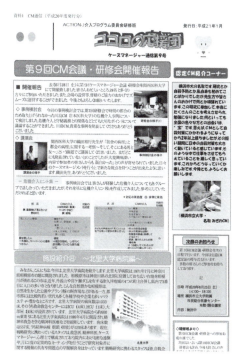

図1-Ⅲ-4 ◆ 参加施設相互に発行されたニュース・レター
横浜市立大学担当回のものを提示

表1-Ⅲ-3 ● 研究対象登録者の属性

	試験介入群,n=460	通常介入群,n=454
男性/女性	197 (42.8%)/263 (57.2%)	203 (44.7%)/251 (55.3%)
平均年齢	42.9歳;65歳以上は9.1%	41.7歳;65歳以上は9.7%
自殺企図歴あり	231 (50.2%)	219 (48.2%)
1カ月以内の精神科受診あり	180 (39.1%)	195 (42.3%)
1カ月以内のその他の受診あり	169 (36.7%)	183 (40.3%)
主要精神疾患		
気分障害	215 (46.7%)	211 (46.5%)
適応障害	100 (21.7%)	91 (20.0%)
統合失調症等	93 (20.2%)	86 (18.9%)
物質依存症	19 (4.1%)	26 (5.7%)
その他	33 (8.0%)	40 (8.8%)

によりモチベーションが維持され,相互交流を重ねるごとに一体感が深化した。

4 ACTION-Jの成果とその意義

研究成果は,まず,この研究に914名の自殺未遂患者が参加登録し,460名が試験介入群に,454名が通常介入群(いわゆる対照群)に割り付けされた(**表1-Ⅲ-3**)。前述したように,通常介入群にもかなり強い介入を行ったが,それでもなお,試験介入群では自殺再企図の発生割合が低く,通常介入群における再企図発生割合を1とした場合の試験介入群における再企図発生割合の比(リスク比)は割り付け後1カ月の時点で0.19 (95%信頼区間:0.06-0.64, $p=0.0075$),3カ月の時点で0.22 (0.10-0.50, $p=0.003$),6カ月の時点で0.50 (0.32-0.80, $p=0.003$),12カ月の時点で0.72 (0.50-1.04, $p=0.079$) そして18カ月の時点で0.79 (0.57-1.08, $p=0.141$) となり,とくに6カ月の時点まで有意な低下が認められた(**図1-Ⅲ-5**)。

サブグループ解析を行った結果,「女性」「40歳未満」,そして「過去の自殺企図の既往をもつ対象者」の群で,有意に再企図の発生割合が低かった。研究成果は,有力な精神医学専門誌であるLancet Psychiatry誌に掲載された[6]。

ACTION-Jは,5年という全研究期間においては,初回の自殺再企図発生について試験介入群と通常介入群との間に有意差を示すことはできなかったが,ad hoc解析により,一定期間内では,上記に示したような強い介入効果があることが示された。「多施設共同大規模ランダム化比較試験」は,高い科学的根拠を導き出すための研究デザインであり,それをきちんと正しく履行し,科学的信頼性を

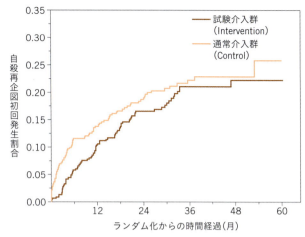

図1-Ⅲ-5 ◆ 主要評価項目に関する生存曲線

クリアしたうえでこのような自殺未遂者の自殺再企図防止方略を検証してみせた研究は、世界で初めてのものとなった。そのためACTION-Jの研究成果は広く注目を集めた。筆者は、繰り返し国際学会での教育講演やシンポジウム講演、あるいは研究機関でのセミナーを行っている。また、ACTION-Jは文献引用される機会も多い。

ACTION-Jの研究計画書案を執筆した筆者の当初のアイデアとしては、良質な精神保健福祉モデルを救命救急センターに持ち込めば、必ず自殺未遂者の再企図を防止できるはずというところにあった。したがって、ACTION-Jは、良質な精神医療がいかに効力を発揮し得るかということを証明したことになる。ACTION-Jの成果は、その後、診療報酬化へとつながったが[7]、研究開発に中心的に携わったものとしては、医療現場の問題意識から医療モデルを構築し、それがgood practiceとされ、予備的研究から多施設共同大規模ランダム化比較試験へと発展し、さらにこれが厚生労働省による事業化から診療報酬化へ、つまり標準的な国民医療制度へとつながったことは、臨床家冥利に尽きるし、研究者としても得がたい経験であった。しかし、その有効性が証明されたとしても、その普及はまだこれからの課題であり、自損行為の当事者の苦労も、現場の医療者の困難感も一掃されたわけではない。

ACTION-Jは、自殺未遂者ケアに一筋の光明をもたらしたが、ここまでたどり着くのには相応の研究費とマンパワーを要し、関係者各人の奮闘や周囲の多くの

人々の協力があり,そして長い時を費している。社会的難課題の解決にはそれだけのエネルギーが必要だということになるわけであるが,二次救急医療における自損行為患者対応の現場はまだまったく混沌としており,そこには科学的根拠に基づく方略はまだ存在しない。これを何とか解決に導こうとするならば,どのような体制で何をすればよいのだろうか。その答えは,ACTION-J の歩みのなかにはっきり示されていると筆者は考える。

(河西　千秋)

文　献

1) World Health Organization：Preventing Suicide：A global imperative. 2014.
2) Yamada T, et al：Psychiatric assessment of suicide attempters in Japan；A pilot study at a critical emergency unit in an urban area. BMC Psychiatry, 7：64, 2007.
3) Nakagawa M, et al：A follow-up study of suicide attempters who were given crisis intervention during hospital stay. Psychiatry Clin Neurosci, 63：122-123, 2009.
4) 厚生労働省：戦略研究について.
   http://www.mhlw.go.jp/stf/seisakunitsuite/bunya/hokabunya/kenkyujigyou/senryaku_kenkyu.html,　2017 年 10 月 20 日閲覧
5) 厚生労働省：「自殺対策のための戦略研究」全体像
   http://www.mhlw.go.jp/file/05-Shingikai-10601000-Daijinkanboukouseikagakuka-Kouseikagakuka/0000032676.pdf.　2017年10月20日閲覧
6) Kawanishi C, et al：Assertive case management versus enhanced usual care for people with mental health problems who had attempted suicide and were admitted to hospital emergency department in Japan (ACTION-J)：a multicentre, randomised controlled trial. Lancet Psychiatry, 1：193-201, 2014.
7) 河西千秋：科学的根拠を踏まえた新しい自殺未遂者ケアのアプローチ．こころの健康，31：22-25，2017

IV エビデンスに基づいた自殺未遂者支援の施策化

本節では，救急医療を起点とした自殺未遂者支援が，ACTION-J の活動と成果のエビデンスに合わせてどのように施策化されてきたか概観するとともに，医療機関で診療報酬を得て自殺未遂者支援を行ううえで必要な体制と整備事項について説明する。

1 自殺未遂者支援の位置づけ

自殺未遂は自殺既遂の最大のリスク因子であるため，いうまでもなく自殺未遂者の支援は，自殺予防における最重要対策である。そこで，わが国の自殺対策関連法規においても，早くから自殺未遂者支援がその条文に位置づけられてきた（図1-IV-1）。

自殺対策基本法[1]では，第20条（自殺未遂者等の支援）において「国及び地方公共団体は，自殺未遂者が再び自殺を図ることのないよう，自殺未遂者等への適切な支援を行うために必要な施策を講ずるものとする」と謳っている。またその前提として，第18条（医療提供体制の整備）において，救急医療と精神医療，地域社会資源が連携した医療体制の整備について規定している。

また，自殺対策基本法の下，具体的に自殺対策の方針を定めた自殺総合対策大綱では，当初「精神科救急体制の充実を図るとともに，必要に応じ，救命救急センターにおいても精神科医による診療が可能となるよう救急医療体制の整備を図る。また，自殺未遂者に対する的確な支援を行うため，自殺未遂者の治療と管理に関するガイドラインを作成する」という表現で自殺未遂者支援において救急医療施設における精神科医による診療体制などの充実を示していた。2012年の見直しでは，直接自殺未遂者の再企図予防の項を設け，「精神科救急医療体制の充実を図るとともに，救命救急センター等に精神保健医療従事者等を配置するなどして，治療を受けた自殺未遂者の精神科医療ケアの必要性を評価し，必要に応じて精神科医による診療や精神保健医療従事者によるケアが受けられる救急医療体制の整備を図る」とより実践的な内容に文言が修正された。

2017年に大幅に改正された自殺総合対策大綱[2]においては，ACTION-J の成果を踏まえ，同項において「救急施設に搬送された自殺未遂者への複合的ケースマネジメントの効果検証，医療機関と地方公共団体の連携による自殺未遂者支援の取組検証など，各地で展開された様々な試行的取組の成果の蓄積等を踏まえ

> **自殺対策基本法(平成 18 年 6 月公布,平成 28 年 4 月一部改正)**
>
> 第 18 条(医療提供体制の整備)
> 　国及び地方公共団体は(中略),身体の傷害又は疾病についての診療の初期の段階における当該診療を行う医師と精神科医との適切な連携の確保,救急医療を行う医師と精神科医との適切な連携の確保,精神科医とその地域において自殺対策に係る活動を行うその他の心理,保健福祉等に関する専門家,民間の団体等の関係者との円滑な連携の確保等必要な施策を講ずるものとする。
> 第 20 条(自殺未遂者等の支援)
> 　国及び地方公共団体は,自殺未遂者が再び自殺を図ることのないよう,自殺未遂者等への適切な支援を行うために必要な施策を講ずるものとする。
>
> **自殺総合対策大綱(平成 19 年 6 月閣議決定,平成 29 年改正)**
>
> 第 4　自殺総合対策における当面の重点施策
> 8．自殺未遂者の再度の自殺企図を防ぐ
> 　救急施設に搬送された自殺未遂者への複合的ケースマネジメントの効果検証,医療機関と地方公共団体の連携による自殺未遂者支援の取組検証など,各地で展開された様々な試行的取組の成果の蓄積等を踏まえて,自殺未遂者の再度の自殺企図を防ぐための対策を強化する。また,自殺未遂者を見守る家族等の身近な支援者への支援を充実する。
> 　(1) 地域の自殺未遂者等支援の拠点機能を担う医療機関の整備
> 　自殺未遂者の再企図を防ぐためには,救急医療部門に搬送された自殺未遂者に退院後も含めて継続的に適切に介入するほか,対応困難例の事例検討や地域の医療従事者への研修等を通じて,地域の自殺未遂者支援の対応力を高める拠点となる医療機関が必要であり,これらの取組に対する支援を強化するとともに,モデル的取組の横展開を図る。
> 　(2) 救急医療施設における精神科医による診療体制等の充実
> 　精神科救急医療体制の充実を図るとともに,救命救急センター等に精神保健福祉士等の精神保健医療従事者等を配置するなどして,治療を受けた自殺未遂者の精神科医療ケアの必要性を評価し,必要に応じて精神科医による診療や精神保健医療従事者によるケアが受けられる救急医療体制の整備を図る。
> 　また,自殺未遂者に対する的確な支援を行うため,自殺未遂者の治療とケアに関するガイドラインについて,救急医療関係者等への研修等を通じて普及を図る。

図 1-Ⅳ-1 ◆ わが国の自殺対策法規における未遂者支援関連条文(抜粋)

て,自殺未遂者の再度の自殺企図を防ぐための対策を強化する」と謳っている。具体的には,①地域の自殺未遂者等支援の拠点機能を担う医療機関の整備,②救急医療施設における精神科医による診療体制等の充実の 2 点が規定され,ケース・マネージメント手法と拠点病院の構築までが施策に組み入れられた。

2　診療報酬評価における対応

　医療機関で未遂者支援を実施するうえで,診療報酬は重要な経済的基盤となる。2012 年度の診療報酬改定で,まず救命救急入院料の算定加算(**図 1-Ⅳ-2**)の評価が新設された。注釈として救命救急施設において,自殺企図で診療に至った患者を院内の精神保健指定医が診療した場合は,最初の診療時に 3,000 点を加算

> 3,000 点
>
> 注
> 2　当該保険医療機関において，自殺企図等による重篤な患者であって精神疾患を有するもの又はその家族等からの情報等に基づいて，当該保険医療機関の精神保健指定医又は精神科の医師が，当該患者の精神疾患にかかわる診断治療等を行った場合は，当該精神保健指定医等による最初の診療時に限り，3,000 点を所定点数に加算する。なお，精神疾患診療体制加算は同時に算定できない。
>
> 通知
> (4)「注2」に掲げる加算については，自殺企図及び自傷又はそれが疑われる行為により医師が救命救急入院が必要であると認めた重篤な患者であって，統合失調症，躁うつ病，神経症，中毒性精神障害（アルコール依存症等をいう。），心因反応，児童・思春期精神疾患，パーソナリティ障害又は精神症状を伴う脳器質性障害等（以下この節において「精神疾患」という。）を有する患者又はその家族等に対して，精神保健福祉法第18条第1項に規定する精神保健指定医（以下この節において「精神保健指定医」という。）又は当該保険医療機関の精神科の常勤医師が，患者又は家族等からの情報を得て，精神疾患に対する診断治療等を行った場合に，救命救急入院料の算定期間における当該精神保健指定医又は当該精神科の常勤医師の最初の診察時に算定する。この場合の精神保健指定医は当該保険医療機関を主たる勤務先とする精神保健指定医以外の者であっても算定できる。

図 1-Ⅳ-2 ◆ A300 救命救急入院料加算（1日につき）

することが追記された。救命救急センターに自殺未遂者が入院して精神科医が診察した場合，報酬が加算されることになったのである。その後，同加算は精神保健指定医でなくとも精神科医の診察であれば可能なように修正され，現在に至る。

同年の改定では，精神科リエゾンチーム加算も新設された。これは，一般病棟における精神科医療のニーズの高まりを踏まえ，一般病棟に入院する患者に対し，精神科医，専門性を有する看護師，薬剤師，作業療法士，精神保健福祉士，臨床心理技術者などが多職種で連携した場合の評価を加算として週1回300点を算定できるものである。その算定要件と施設基準は**図 1-Ⅳ-3, 4**のとおりである。

以上の経過を経て，2016年度の診療報酬改定[3)]では，ついにACTION-J研究によりその効果が確かめられたケース・マネージメント介入についての診療報酬評価「救急患者精神科継続支援料」が新設された。同評価は，入院中の患者について435点，入院中の患者以外について計6回まで135点が請求できる。算定要件，施設基準をそれぞれ**図 1-Ⅳ-5, 6**に示す。本診療報酬は，保険医療機関において，精神疾患を有する患者で自殺企図などにより入院した者に対し，生活上の課題または精神疾患の治療継続上の課題を確認し，助言または指導を行った場合に算定するものである。入院中の患者については，入院した日から起算して6カ月以内の期間に月1回に限り算定する。入院中の患者以外の患者については，

300点

注
　別に厚生労働大臣が定める施設基準に適合しているものとして地方厚生局長等に届け出た保険医療機関において，抑うつ若しくはせん妄を有する患者，精神疾患を有する患者又は自殺企図により入院した患者に対して，当該保険医療機関の精神科の医師，看護師，精神保健福祉士等が共同して，当該患者の精神症状の評価等の必要な診療を行った場合に，当該患者（第1節の入院基本料（特別入院基本料等を除く。）又は第3節の特定入院料のうち，精神科リエゾンチーム加算を算定できるものを現に算定している患者に限る。）について，所定点数に加算する。ただし，区分番号A247に掲げる認知症ケア加算1は別に算定できない。

通知
(1) 精神科リエゾンチーム加算は，一般病棟におけるせん妄や抑うつといった精神科医療のニーズの高まりを踏まえ，一般病棟に入院する患者の精神状態を把握し，精神科専門医療が必要な者を早期に発見し，可能な限り早期に精神科専門医療を提供することにより，症状の緩和や早期退院を推進することを目的として，精神科医，専門性の高い看護師，薬剤師，作業療法士，精神保健福祉士，臨床心理技術者等多職種からなるチーム（以下「精神科リエゾンチーム」という。）が診療することを評価したものである。
(2) 精神科リエゾンチーム加算の算定対象となる患者は，せん妄や抑うつを有する患者，精神疾患を有する患者，自殺企図で入院した患者であり，当該患者に対して精神科医療に係る専門的知識を有した精神科リエゾンチームによる診療が行われた場合に週1回に限り算定する。
(3) 1週間当たりの算定患者数は，1チームにつき概ね30人以内とする。
(4) 精神科リエゾンチームは以下の診療を行うこと。
　　ア　精神科リエゾンチームは初回の診療に当たり，当該患者の診療を担当する保険医，看護師等と共同で別紙様式29の2又はこれに準じた診療実施計画書を作成し，その内容を患者等に説明した上で診療録に添付する。
　　イ　精神症状の評価や診療方針の決定等に係るカンファレンス及び回診が週1回程度実施されており，必要に応じて当該患者の診療を担当する医師，看護師等が参加し，別紙様式29又はこれに準じた治療評価書を作成し，その内容を患者等に説明した上で診療録に添付する。
　　ウ　治療終了時又は退院・転院時に，治療結果の評価を行い，それを踏まえてチームで終了時指導又は退院時等指導を行い，その内容を別紙様式29又はこれに準じた治療評価書を作成し，その内容を患者等に説明した上で診療録に添付する。
　　エ　退院・転院後も継続した精神科医療が必要な場合，退院・転院後も継続できるような調整を行うこと。紹介先保険医療機関等に対して，診療情報提供書を作成した場合は，当該計画書及び評価書を添付する。
(5) 精神科リエゾンチーム加算を算定した患者に精神科専門療法を行った場合には別に算定できる。
(6) 精神科リエゾンチームは，現に当該加算の算定対象となっていない患者の診療を担当する医師，看護師等からの相談に速やかに応じ，必要に応じて精神状態の評価等を行うこと。

図1-Ⅳ-3 ◆ A230-4 精神科リエゾンチーム加算（週1回）

1 精神科リエゾンチーム加算の施設基準
(1) 当該保険医療機関内に,以下の3名以上から構成される精神医療に係る専門的知識を有した多職種からなるチーム(以下「精神科リエゾンチーム」という。)が設置されていること。
　ア　5年以上の勤務経験を有する専任の精神科の医師(他の保険医療機関を主たる勤務先とする精神科の医師が対診等により精神科リエゾンチームに参画してもよい。)
　イ　精神科等の経験を3年以上有する,所定の研修を修了した専任の常勤の看護師。ただし,平成29年4月1日以降は,精神科等の経験は入院患者の看護の経験1年以上を含むものに限る。
　ウ　精神科病院又は一般病院での精神医療に3年以上の経験を有する専従の常勤薬剤師,常勤作業療法士,常勤精神保健福祉士又は常勤臨床心理技術者のうち,いずれか1人。ただし,当該精神科リエゾンチームが診察する患者数が週に15人以内である場合は,精神科病院又は一般病院での精神医療に3年以上の経験を有する専任の常勤薬剤師,常勤作業療法士,常勤精神保健福祉士又は常勤臨床心理技術者のうち,いずれか1人で差し支えない。この場合であっても,週16時間以上精神科リエゾンチームの診療に従事する必要があること。
(2) (1)のイに掲げる看護師は,精神看護関連領域に係る適切な研修を修了した者であること。
なお,ここでいう研修とは,次の事項に該当する研修のことをいう。
　ア　国及び医療関係団体等が主催する研修であること(6月以上かつ600時間以上の研修期間であって,修了証が交付されるもの)。
　イ　精神看護関連領域に係る専門的な知識・技術を有する看護師の養成を目的とした研修であること。
　ウ　講義及び演習は,次の内容を含むものである。
　　(イ) 精神看護関連領域に必要な理論及び保健医療福祉制度等の概要
　　(ロ) 精神症状の病因・病態,治療
　　(ハ) 精神看護関連領域における倫理的課題と対応方法
　　(ニ) 精神看護関連領域に関するアセスメントと援助技術
　　(ホ) 患者・家族の支援,関係調整
　　(ヘ) ケアの連携体制の構築(他職種・他機関との連携,社会資源の活用)
　　(ト) ストレスマネジメント
　　(チ) コンサルテーション方法
　エ　実習により,事例に基づくアセスメントと精神看護関連領域に必要な看護実践を含むものであること。
(3) 精神科リエゾンチームが設置されている保険医療機関の入院患者の精神状態や算定対象となる患者への診療方針などに係るカンファレンスが週1回程度開催されており,精神科リエゾンチームの構成員及び必要に応じて当該患者の診療を担当する医師,看護師などが参加していること。
(4) 精神科リエゾンチームによる診療実施計画書や治療評価書には,精神症状等の重症度評価,治療目標,治療計画等の内容を含んでいること。
(5) 病院勤務医の負担軽減及び処遇の改善に資する体制が整備されていること。当該体制については,第1の1の(7)と同様であること。
(6) 精神科リエゾンチームによる当該診療を行った患者数や診療の回数等について記録していること。

図1-Ⅳ-4 ◆ A230-4 精神科リエゾンチーム加算の施設基準等通知

```
1   入院中の患者
435点
2   入院中の患者以外
135点
```

注
1 別に厚生労働大臣が定める施設基準に適合しているものとして地方厚生局長等に届け出た保険医療機関において，精神疾患を有する患者であって，自殺企図等により入院したものに対し，生活上の課題又は精神疾患の治療継続上の課題を確認し，助言又は指導を行った場合に算定する。
2 入院中の患者については，入院した日から起算して6月以内の期間に月1回に限り，算定する。
3 入院中の患者以外の患者については，退院後，電話等で継続的な指導等を行った場合に，退院後6月以内に限り，計6回を限度として算定する。

通知
(1) 救急患者精神科継続支援料は，精神科医又は精神科医の指示を受けた看護師，作業療法士，精神保健福祉士，臨床心理技術者若しくは社会福祉士が，自殺企図若しくは自傷又はそれらが疑われる行為によって生じた外傷や身体症状のために医師が入院の必要を認めた患者であって，気分障害，適応障害，統合失調症等の精神疾患の状態にあるものに対し，自殺企図や精神状態悪化の背景にある生活上の課題の状況を確認した上で，解決に資する社会資源について情報提供する等の援助を行う他，かかりつけ医への受診や定期的な服薬等，継続して精神疾患の治療を受けるための指導や助言を行った場合に算定する。なお，指導等を行う精神科医又は精神科医の指示を受けた看護師等は，適切な研修を受講している必要があること。
(2) 「1」については，精神科医の指示を受けた看護師等が指導等を行う場合には，あらかじめ，当該精神科医が週に1回以上診察している必要があること。
(3) 「2」については，精神科医又は当該精神科医の指示を受けた看護師等（いずれも入院中に当該患者の指導等を担当した者に限る。）が，電話等で1月に2回以上の指導等を行った場合に1回算定することとし，退院から6月に6回に限り算定する。なお，指導等を実施した月の翌月以降に外来を受診した際に算定しても差し支えないこととし，指導等を行った月と算定する月が異なる場合には，診療報酬明細書の摘要欄に指導等を行った月を記載すること。
(4) 指導等の内容の要点を診療録等に記載すること。

図1-Ⅳ-5 ◆ I002-3 救急患者精神科継続支援料

退院後，電話などで継続的な指導などを行った場合に，退院後6カ月以内に限り，計6回を限度として算定する。この内容はACTION-Jの標準的なケース・マネージメントを行うことを厳密に想定し，その前提で算定が行われることを意図したものである。自殺未遂で緊急入院した患者について標準的なケース・マネージメントを退院後6カ月間まで実施した場合，患者1人について435＋（135×6）＝1,245点となり，3,000点を加えると4,245点，リエゾン加算を含めると＋300点で，最大3,420点の診療報酬を請求することが可能となる。

同診療報酬のポイントは，通知により詳細が規定されている。まず，支援行為

> (H28 保医発 0304 第 2 号)
> 1　救急患者精神科継続支援料に関する施設基準
> 　(1) 区分番号「A230-4」精神科リエゾンチーム加算の届出を行っていること。
> 　(2) 自殺企図等により入院となった患者に対する生活上の課題等について指導等を行うための適切な研修を修了した専任の常勤医師が1名以上配置されていること。
> 　(3) 自殺企図等により入院となった患者に対する生活上の課題等について指導等を行うための適切な研修を修了した専任の常勤看護師，専任の常勤作業療法士，専任の常勤精神保健福祉士，専任の常勤臨床心理技術者又は専任の常勤社会福祉士が，1名以上配置されていること。
> 　(4) (2) 及び (3) における適切な研修とは，次のものをいうこと。
> 　　ア】国又は医療関係団体等が主催する研修であること（16時間以上の研修期間であるもの）。
> 　　イ】講義及び演習により次の内容を含むものであること。
> 　　　(イ) 自殺死亡者及び自殺企図後の患者についての基本的事項
> 　　　(ロ) 救急搬送された自殺企図後の患者のケースマネジメントの概要
> 　　　(ハ) 自殺企図のリスク因子と防御因子について
> 　　　(ニ) 自殺企図後の患者とのコミュニケーション技法について
> 　　　(ホ) 初回ケースマネジメント面接について
> 　　　(ヘ) 定期ケースマネジメントについて
> 　　　(ト) ケースマネジメントの終了について
> 　　　(チ) インシデント対応について
> 　　　(リ) ポストベンションについて
> 　　　(ヌ) チーム医療とセルフケアについて
> 　　ウ】研修にはグループワークや，救急搬送された自殺企図後の患者のケースマネジメントを豊富に経験している者による実技指導やロールプレイ等を含むこと。
> 2　届出に関する事項
> 　救急患者精神科継続支援料の施設基準に係る届出は，別添2の様式44の6を用いること。
> 　専任の常勤医師及び専任の常勤看護師等については，研修修了を証明する書類を添付すること。

図1-Ⅳ-6 ◆ 救急患者精神科継続支援料の施設基準・届出事項

は適切な研修を受講した精神科医または精神科医の指示を受けた看護師，作業療法士，精神保健福祉士，臨床心理技術者もしくは社会福祉士，すなわちケース・マネージャーが行う。支援の前提には，あらかじめ，精神科医が週に1回以上診察している必要がある。退院後の支援は，いずれも入院中に当該患者の支援を担当した者に限る。算定は，電話などで1月に2回以上の指導などを行った場合に1回行う。支援内容の要点は，診療録などに記載する。つまり，算定条件の詳細として，①ケース・マネージメントの内容，②精神科医の関与，③ケース・マネージメントの算定頻度，④カルテ記載による算定根拠の明示を要求している。なお，ケース・マネージャーについて入院中から支援にかかわった者に限定するなど，入院中に築かれた信頼関係に基づく退院後の継続支援が実現可能となるようきめ

細かく配慮されていることは特筆に値する。

　加えて，救急患者精神科継続支援料には施設基準が定められている。その概略は，①精神科リエゾンチーム加算の届出が行われていること，②専任の精神科常勤医師が1名以上配置されていること，③ケース・マネージャーが，1名以上配置されていること，である。すなわち，救急患者精神科継続支援料を請求するためには，精神科リエゾンチームのある医療機関で，ACTION-Jの標準化されたケース・マネジメント介入に関する専門研修を受けた精神科医とケース・マネージャーが各1名以上いることが施設要件となる。

　このように，ACTION-Jとその成果は，救急科と精神科の連携（救命救急入院料加算），多様なメディカルスタッフを含むチームによる総合病院精神科のリエゾン診療（精神科リエゾンチーム加算），そしてケース・マネジメント介入（救急患者精神科継続支援料）の順に，着実な診療報酬化がなされてきた。

3　人材育成プログラムの開発と研修会の開催

　自殺未遂者支援に関する診療報酬評価の整備が進行する一方で，救命救急での自殺未遂者支援が可能な人材育成，さらにACTION-Jの高度な専門的介入が可能なケース・マネージャーの育成が急務となった。

　まず，厚生労働省は，「自殺未遂者ケア研修」事業を2009年度から開始した。これは，医療関係者向けに自殺行動の精神医学的理解，自殺未遂者対応ガイドラインなどを講義とワークショップで行う研修である。続いて，2015年度からは「自殺未遂者再企図防止事業」[4]を公募し，全国各地の医療機関がこれを受託・実施した。事業内容には，自殺未遂者の再企図防止のためのケース・マネジメント研修の実施が含まれた。これは，厚生労働科学研究費補助金の研究班においてACTION-Jのエビデンスに基づき開発された研修プログラムを「救命救急センターに搬送された自殺未遂者の自殺企図の再発防止に対する複合的ケース・マネジメントに関する研修会」として2日間の日程で実施するものである。本ガイドブック第2章で紹介するケース・マネジメントの内容は，すべてこの研修パッケージで学ぶことができる。2016年度には，北日本地区，関東地区，関西地区，九州地区のエリア別に計10回実施された。2017年度にも同様の体制・形式で計6回実施された。

　現在，この研修プログラムは診療報酬評価「救急患者精神科継続支援料」の施設基準（図1-Ⅳ-5）に定められた要件を満たす適切な研修として位置づけられている。なお，2018年度以降，「救命救急センターに搬送された自殺未遂者の自殺企図の再発防止に対する複合的ケース・マネジメントに関する研修会」は「自

殺再企図防止のための救急患者精神科継続支援研修会」として，日本自殺予防学会により実施される予定である。今後の研修会の開催詳細は，日本自殺予防学会のホームページ（http://jasp.gr.jp）に掲載されるので適宜参照されたい。

4 おわりに

　ここまで，エビデンスに基づいた自殺未遂者支援の施策化に関して，救急医療における自殺未遂者支援の位置づけ，診療報酬評価における対応，人材育成プログラムの開発と研修会の開催について概観してきた。これまでに実施されてきた各種の施策に通底するのは，自殺未遂者を救急医療から地域へとつなげるためのチーム医療の重要性である。総合病院における救急医と精神科医の連携，精神科医と看護師，作業療法士，精神保健福祉士，臨床心理技術者，社会福祉士などの連携によるリエゾンチーム，そしてこれらのチームが一体となって自殺未遂者を地域社会資源につなげるケース・マネージメント介入の体制整備は，自殺未遂者支援にとどまらず，長らくわが国で課題とされてきた精神医療と身体医療の連携を強化し，総合病院精神医療の質の改善につながる。そして，それを可能とするために診療報酬をはじめとする施策が順次作られてきた。今後は，臨床現場での実践が重要である。

　まずは，自殺未遂にかかわる病院関係者の間で「顔の見える関係」を構築し，連携に努め，チーム医療を実践する努力から始めてほしい。施策が整備された現在，それは病院の診療報酬に直接つながるだけでなく，何よりも複雑な人生の課題を抱え，孤立して自殺未遂に至った患者の支援に，最大のエビデンスをもって寄与することになるであろう。

〈太刀川弘和〉

文　献
1) 自殺対策基本法（平成 18 年 6 月 21 日法律第 85 号）.
2) 自殺総合対策大綱；誰も自殺に追い込まれることのない社会の実現を目指して（平成 29 年 7 月 25 日閣議決定）.
3) 厚生労働省：平成 28 年度診療報酬改定について.
http://www.mhlw.go.jp/stf/seisakunitsuite/bunya/0000106421.html
4) 厚生労働省：平成 29 年度自殺未遂者再企図防止事業公募要綱.

精神科リエゾンチーム加算；その制度と役割

　診療報酬評価「精神科リエゾンチーム加算」は，身体疾患で入院した患者にも，不安，抑うつ，せん妄などの精神症状が出現し，精神科医療が必要とされることを背景として，2012年度の診療報酬改定時より新設された。2016年度には，精神科リエゾンチーム（以下，リエゾンチーム）を構成する看護師，精神保健福祉士などを柔軟に確保するために施設基準の見直しが行われた（表1）。

　算定対象者は，精神科以外の病棟に入院する，①抑うつもしくはせん妄を有する患者，②精神疾患を有する患者，③自殺企図で入院した患者である。リエゾンチームの目的は，これらの患者に対して，できるかぎり早期に精神科医療を提供することで，精神症状を緩和させ身体疾患の治療が円滑に進むように支援し，早期退院を促進することである。また，他科の主治医や病棟看護師などは精神科医療が専門領域ではないため，対応に苦慮することも少なくない。したがって，リエゾンチームは，精神科医療を専門としない医療スタッフの話を傾聴し，彼らがよりよいケアを患者に提供できるよう助言するなどの役割も大きく期待されている。以下に，リエゾンチームが，精神科以外の医療スタッフと共に環境調整を行い退院した架空の事例を紹介する。

表1　精神科リエゾンチーム加算の施設基準

2012年度　新設時	2016年度　改定時
【精神科リエゾンチーム加算】 （週1回）　　　　　　　　　　　　　200点 [施設基準] (1) 以下の3名以上から構成される精神科リエゾンチームが設置されていること。 ①5年以上の勤務経験を有する専任の精神科医師（他の医療機関を主たる勤務先とする精神科の医師が対診等により参画してもよい） ②精神科等の経験を5年以上有する，所定の研修を修了した専任の常勤の看護師 ③精神科病院又は一般病院での精神医療の経験を3年以上有する専従の常勤精神保健福祉士等	【精神科リエゾンチーム加算】 （週1回）　　　　　　　　　　　　　300点 [施設基準] (1) 以下の3名以上から構成される精神科リエゾンチームが設置されていること。 ①変更なし ②精神科の経験を3年以上有する，所定の研修を修了した専任の常勤の看護師 ③精神科病院又は一般病院での精神医療の経験を3年以上有する専従の常勤精神保健福祉士等（ただし，診察患者数が週15人以内である場合は3年以上の経験を有する専任の精神保健福祉士等のうち1名で差支えない。この場合も週16時間以上精神科リエゾンチームの診療に従事する必要がある）

精神科リエゾンチーム加算；その制度と役割

＜事例＞

30歳代，男性。父親と二人暮らし。20代のころより自宅で自閉的に生活していた。

X-5年，不眠，不安，イライラなどを主訴に，他院精神科を初診し，統合失調症と診断され通院を開始したが，ほどなく通院は自身の判断により中断となった。

X年，「飛び降りろ」という命令性の幻聴により自宅2階から飛び降りた。大きな音を聞いた父親が庭に倒れている本人を発見し，救急搬送され救命救急センターに入院となった。入院後，夜間に大声をあげる，活発な独語などの精神症状を認めたため，リエゾンチームが介入，薬物療法が開始された。さらにリエゾンチームは，独語などの精神症状への対応に苦慮していた救命救急センターの看護スタッフの不安を傾聴し，患者への接し方について適宜助言を行った。一方，身体的には骨盤骨折を認めたためリハビリが実施されたところ，徐々に歩行が可能となった。精神的，身体的にも退院可能となったが，本人が救命救急センターの看護スタッフに対して，父親との暮らしへの不安を述べたこともあり，本人を含めて自宅退院に向けたカンファレンスが開催された。その結果，精神科訪問看護，ホームヘルプサービスが導入されることとなり，自宅退院となった。

本事例は，リエゾンチームの介入により精神症状が緩和されたこと，救命救急センターの看護師が精神症状を理解し，本人との関係が良好に保てたことを背景に，リハビリを含む身体的治療が円滑に行われ，社会資源が導入されたうえで自宅退院となった好例である。リエゾンチームの活動により，患者を支える多職種が患者の情報を共有し，それぞれ専門的な見地から，退院後の生活を見据えた多角的な支援を患者に提供することが可能となる。このような患者支援が，精神科リエゾンチームの醍醐味といえる。

1) 医学通信社編：診療点数早見表［医科］，2016年4月版，医学通信社，東京，2016．
2) 秋山剛，他編：精神科リエゾンチームガイドブック；はじめ方からトラブル対応まで，医歯薬出版，東京，2017．

（杉本 麻衣）

精神科リエゾンチーム看護師として活動するには？

 「救急患者精神科継続支援料」の診療報酬評価が2016年度に新設された。これは，精神科リエゾンチームの医師や看護師，精神保健福祉士などが自殺企図により入院した患者に，一定期間継続して生活上の課題などの確認，助言および指導を行った場合の評価である。救急患者精神科継続支援料の診療報酬の施設基準は，①精神科リエゾンチーム加算の届出をしていること，②適切な研修を修了した専任の常勤医師を1名以上配置していること，③適切な研修を受けた専任の常勤看護師または精神保健福祉士，臨床心理技術者，作業療法士，社会福祉士を1名以上配置していることである。

 精神科リエゾンチーム加算は，2012年度に新設され，徐々に算定を開始した病院も増加している。精神科リエゾンチームの看護師は，「精神科等の経験を3年以上有する（2017年4月1日以降は，精神科などの経験は入院患者の看護の経験1年以上を含むものに限る），所定の研修を修了した専任の常勤の看護師」とされている。ここでいう「精神看護関連領域に係る適切な研修」とは，①日本看護協会認定看護師教育課程「認知症看護」の研修，②日本看護協会が認定している看護系大学院の「老人看護」の専門看護師教育課程または③「精神看護」の専門看護師教育課程，④日本精神科看護協会が認定している「精神科認定看護師」の4種類が該当する。

 自殺に関連した精神科リエゾンチーム看護師の役割は，自殺企図患者・家族のアセスメントやケアの提供だけでなく，救急領域や集中治療領域で働く看護師に対する自殺企図関連の知識の提供，ケア方法の相談などである。また，院内で発生する患者の自殺企図を予防し，発生した場合には，その後の患者家族および医療スタッフのケアも役割として担っている。自殺は，医療のなかでもタブーとされやすい事象であり，患者と家族，患者家族と医療者間，診療科間の橋渡しをする意味で精神科リエゾンチーム看護師として果たすべき役割は大きい。

（河野佐代子）

第 2 章

自殺未遂者支援のための
ケース・マネージメント

Ⅰ ケース・マネージメントの実際

1 ACTION-J で開発されたケース・マネージメント

「自殺企図の再発防止に対する複合的ケース・マネージメントの効果；多施設共同による無作為化比較研究（ACTION-J）」によって，ケース・マネージメントは，救命救急センターに搬送された自殺未遂者の再度の自殺企図を抑止することが証明された[1]。本ケース・マネージメントは，心理教育，精神科受療促進，心理社会的問題の解決に向けた情報提供と社会資源の導入などを行う複合的な介入プログラムである。ここでは，ACTION-J で開発されたケース・マネージメント手法について詳説する。なお，本ケース・マネージメントは，診療報酬評価「救急患者精神科継続支援料」の要件研修を受講した医療専門職（以下，ケース・マネージャー）が実践することを前提としている。ケース・マネージャーは，自殺未遂者に対して，安全かつ効果的にケース・マネージメントを提供するために，後述するエビデンスに基づいた手法を遵守する必要がある。

2 ケース・マネージメントの目的

ケース・マネージメントの目的は，救急医療部門に入院した自殺未遂者の自殺再企図を予防することである。

3 ケース・マネージメントの流れ

ケース・マネージメントの導入から終結までの流れを図2-Ⅰ-1に示す。ケース・マネージメントは，患者および家族に対して，救急医療部門入院中に行う初回面接と，その後継続的に行う定期面接の2つで構成される。まず，ケース・マネージャーは，患者が救急医療部門へ入院した直後から，患者の情報を多方面から収集する。そして，初回面接において本人やその家族と直接対話をしながら，自殺企図の背景にある問題をアセスメントし，今後の支援計画を立案する。定期面接は，初回面接後1週目，4週目，以降は1カ月に1回6カ月をめどに実施する。入院が長期化している場合は，定期面接を入院中に実施する。また，ケース・マネージャーは，毎回の面接内容を自施設の精神科担当医と共有し，適切な指示を受けながら進める。

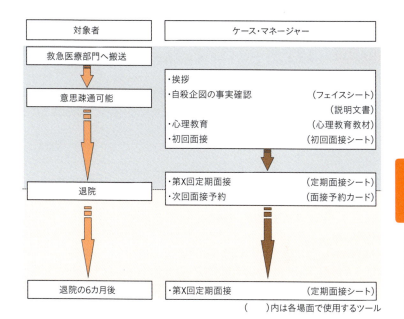

図 2-I-1 ◆ ケース・マネージメントの全体像

4 初回面接におけるケース・マネージメント

　救急医療部門は，自殺未遂者やその家族に対して，自殺企図直後という危機的状況下で直接介入を実施することができる数少ない場である。そのため，初回面接は患者の予後を左右する重要な機会となる。初回面接は，次の1) ～5) の流れで実施する。

1) 事前準備

　ケース・マネージャーは，初回面接を効率よく進めるために，救急医療部門のカルテ情報，かかりつけ医からの診療情報提供書，救急医療部門スタッフ，救急隊，警察，家族などから，患者の自殺念慮，自殺企図の手段・状況に関する情報を収集する。そして，得られた情報を整理して，精神科担当医と共有する。

　精神科担当医は，患者に意識障害がなく，身体状態が安定しているかどうかを確認する。そして，患者にケース・マネージメント導入に関する説明を行い，同意を得る。そして，ケース・マネージャーは，精神科担当医がケース・マネージ

メント導入可能と判断した後に面接を開始する。

> **実践のポイント**
> ・事前準備は可能なかぎり患者の救急医療部門入院直後から開始する。
> ・患者の身体状態により会話ができない期間は，家族などから情報を収集しながら，ケース・マネージメントを含めた精神科治療への協力が得られるように関係づくりを進める。

2）アセスメントとプランニング

まず，患者および家族などから基本的な情報を収集する。そして，精神科担当医と共に，得られた情報を整理しながら，課題解決のためのプランニングを行う。具体的には，「自殺念慮，自殺の危険性」「かかりつけ医療機関の受療状況（身体科，精神科）」「心理社会的状況，家族状況など」「相談相手，相談機関の活用状況」の4領域ごとにアセスメントとプランニングを行う。この4領域に分けてアセスメントとプランニングを実施することにより，ケース・マネージメントに必要な情報を漏れなく収集して支援計画を立案できるようになり，さらに多職種間で情報共有をしやすくなる。

「自殺念慮，自殺の危険性」では，現在の自殺念慮の有無，自殺再企図の危険性のアセスメントをする。単に自殺念慮の有無や自殺再企図の危険性を判断するだけでなく，それぞれを判断した裏づけや理由も詳細に検討する。そして，その危険性の高さによってどのような支援が必要かをプランニングする。

「かかりつけ医療機関の受療状況（身体科，精神科）」では，通院状況・治療・服薬・病識など，受療状況を確認し，プランニングする。

「心理社会的状況，家族状況など」では，自殺企図の動機，リスク因子，本人の抱えている問題や課題，家族関係や社会とのかかわり，楽しみや生きがいなどを確認し，それぞれの問題を解決するために必要な支援を検討する。

「相談相手，相談機関の活用状況」では，相談相手や相談機関の活用状況を確認し，相談先がない，あるいは相談先はあるが死にたい気持ちを相談できていないなど，社会資源を有効に活用できていない場合にどう支援するかを検討する。

> **実践のポイント**
> ・患者に精神科受療を促し，速やかにかつ確実に地域社会資源へとつなげられるようプランニングする。
> ・初回面接後も，入院中にできるだけ情報収集を行う。新たな情報が出てきた場合は，その都度整理し，アセスメントとプランニングに反映する。

3）受療調整

ケース・マネージャーは，患者の同意を得たうえで，退院後に患者が受診する医療機関のスタッフ（医師・看護師・ソーシャルワーカーなど）へ，ケース・マネージメントが導入されたこととともに初回面接で得られた情報を伝える。精神科未受診の場合など，精神科の通院先がない場合は，新たに受療調整を行う。

精神科担当医は，退院後の患者の通院先へ，診療情報の提供を確実に行う。また，身体不調や身体合併症が自殺企図にかかわっている患者の場合は，精神科担当医が必要に応じて身体科通院先への情報提供を行う。

> **実践のポイント**
> - 退院後の治療先へ紹介状を送るだけでは確実に情報が伝わらない可能性があるため，先方と電話などで直接話をする方法を検討する。
> - 今回の自殺企図の経緯を患者本人から医療機関のスタッフへ伝えることを促し，セルフケアの醸成に努める。
> - 患者の身体および精神症状や治療内容などの情報を医療機関へ提供する際，医師が行うほうがスムーズな場合もある。そのような場合は，適宜，精神科担当医が先方へ情報提供を行う。

4）心理社会的問題の解決に向けた情報提供と社会資源の導入

初回面接で得られた情報から，患者に必要と考えられる社会資源を選定する。そして，そこで得られる支援内容，連絡先，利用方法などについて患者や家族へ説明する。その後，社会資源の導入がスムーズに行われるように，患者の同意を得たうえで，関係機関のスタッフへ必要な情報をあらかじめ伝え，支援導入の段取りを進める。

> **実践のポイント**
> - 地域にはどのような社会資源や制度があり，どのような支援を受けることができるのかなどをあらかじめ整理しておく（第4章参照）。
> - 社会資源を導入する場合は，患者を確実につなげられるように，社会資源の具体的な情報（社会資源までのアクセス方法，連絡先，予約のとり方，担当者名など）を伝え，さらに導入によって得られる利点，支援や治療を受けることに対する患者や家族の動機づけなどを確認しながら進める。

5）次回面接の予約

　定期面接のスケジュールを患者や家族へ伝える。そして，次回の面接日と時間を決め，ケース・マネージメント面接予約カードや予約票を患者へ渡す。その後，定期面接予定日の約1週間前に，患者へ電話にて近況を確認し，面接予約の確認を行い，定期面接を確実に実施できるようにする。

> **実践の ポイント**
> ・予定日の約1週間前に電話で予約の確認連絡を行うことを患者や家族へ伝えておく。

5　定期面接におけるケース・マネージメント

　定期面接は，初回面接後1週目，4週目，その後は1カ月に1回6カ月をめどに実施する。なお，実際の運用では診療報酬評価「救急患者精神科継続支援料」の算定要件（図Ⅰ-Ⅳ-5, p.36）に準じて実施する。定期面接は，患者の自殺再企図を予防するうえでの要である。自殺企図後の患者は，自身で援助を求め，問題を解決する力が低下している。初回面接で紹介・導入した社会資源や治療先に確実につなげ，そのつながりを強化していくためには，患者との定期的なかかわりは欠かせない。定期面接におけるケース・マネージメントでは，次の1)〜4)の内容を実施する。なお，定期面接は初回面接を担当したケース・マネージャーがその後も受け持ちとなり実施すること，患者本人と対面式で実施することが原則である。何らかの理由で来院が難しい場合に限り電話での面接を検討する。また，本人と連絡がとれない場合は，家族への連絡や面接を検討する。

1）アセスメントとプランニング

　定期面接では，患者および家族などから，前回面接以降の患者の情報を収集する。そして，精神科担当医と共に，得られた情報を整理しながら，課題解決のためのプランニングを行う。なお，定期面接において患者が安定しているようにみえても，自殺念慮や自殺企図の危険性の評価は必ず毎回行う。また，前回紹介した社会資源や支援の利用状況，利用することについての患者の希望や意思について丁寧に確認し，必要があれば新たに利用可能な支援などを検討する。そして，新たに社会資源を導入した場合は，面接後に利用できたかどうかの確認（面接後のモニタリング）を電話などによって行う。そして，利用できていない場合は，その理由を患者などに確認したうえで再コーディネートの必要性を検討する。

2）受療調整

患者が受療を中断していた場合は，その理由，現在の状況（精神症状や患者の周辺状況）を確認する。そして，通院先の主治医と情報を共有した後に，本人に受療を促す。緊急性が高い場合は，同施設の精神科担当医などに確認しながら対応を検討する。

> **実践のポイント**
> ・精神症状の再燃が考えられる場合は，本人や家族へ自殺再企図の危険性を伝え，さらに症状の安定を迅速に図る必要があることを説明して受療を促す。

3）心理社会的問題の解決に向けた支援の継続

患者の問題がまだ解決していない場合や新たに問題が生じた場合は，社会資源の利用継続や新しい支援導入の必要性を伝える。また，社会資源の利用が継続されるように，患者の同意を得たうえで，関係機関に必要な情報を伝える。

4）ケース・マネージメントの終結

自殺再企図を予防するためには原則6カ月のフォローが必要とされている。そのため，6カ月後を目標に医療機関や地域の社会資源から安定した支援を受けられる体制を構築できるようにケース・マネージメントを進める必要がある。

終結にあたっては，以下の2点を確認する。

（1）患者が精神症状のコントロールをある程度できるようになっていること
（2）抱えていた心理社会的な問題に関して，地域の支援に引き継がれたこと

また，ケース・マネージメント終結後に自殺の危機が迫った場合や大きな問題が生じた場合の連絡先について，精神科担当医，患者および家族と検討しておく。

> **実践のポイント**
> ・医療機関や支援者をただ紹介するだけでケース・マネージメントが終わるわけではなく，紹介先で継続的な支援体制が整えられた場合に終結となる。終結にあたっては，本人および家族の話だけでなく，紹介先の担当者から情報を得ることが望ましい。

6　インシデント対応に必要な体制づくり

ケース・マネージメント継続中に患者から予期せぬ報告（インシデント）を受

けることがある。ケース・マネージャーは精神科担当医と共に，インシデントに即時に対応できるよう日ごろから緊急対応に向けた組織体制を整えておく必要がある。

7 安全かつ効果的なケース・マネジメントを実践するための留意点

安全かつ効果的なケース・マネジメントを提供するためには，定められた手法でケース・マネジメントを実践することが必要不可欠である。根拠なしにケース・マネジメントの流れや内容を変えてしまっては，その手法はもはやエビデンスに基づいたケース・マネジメントではなくなり，その安全性や効果は保証されなくなる。ケース・マネージャーは，正しくケース・マネジメント手法を学び，さらに所属施設内のカンファレンスや他施設のケース・マネージャーとの交流を通して，ケース・マネジメントの質の維持および研鑽に努めていく必要がある。

(川島　義高)

文　献

1) Kawanishi C, et al：Assertive case management versus enhanced usual care for people with mental health problems who had attempted suicide and were admitted to hospital emergency departments in Japan (ACTION-J)；A multicentre, randomised controlled trial. Lancet Psychiatry, 1：193-201, 2014.
2) 「救命救急センターに搬送された自殺未遂者の自殺企図の再発防止に対する複合的ケース・マネジメントに関する研修会」研修会受講者用ハンドブック Ver21.

II ケース・マネージメントに必要な心理教育

1 自殺未遂者への心理教育の目的

1）自殺未遂者が利用できる治療やサポートについての情報提供

　自殺再企図予防において大切なポイントは，患者自らが自殺予防の取り組みを行えるようになることである。そのためには，自殺を予防するために必要かつ適切な情報を知ることが不可欠である。患者に自殺へ至るプロセスの理解を促し，精神科治療や社会資源などのサポートが得られることを伝える。患者がそれらを知ることによって自らを振り返り，適切な医療や支援を選択できるようになることを目指す。これらは再企図予防に向けたケアの導入になる。

2）ケース・マネージメントの初期導入としての心理的働きかけ

　ケース・マネージメントの目的は，支援者が患者・家族にとって必要な支援を一方的に選択，提供することではなく，支援者と患者・家族が一緒に考え，そして患者自ら社会資源を活用できるようになることである。支援者が適切な情報を提供することにより，患者は自殺の危機的状況から抜け出すために，自身にもできることがあることに気づき，能動的にケース・マネージメントに参加するようになる。心理教育を行うことは患者のモチベーションを高めることにつながる。

3）家族への情報提供と支援的かかわり

　家族にも患者と同様の心理教育を行う。同時に患者への接し方や見守りのポイントを伝える。家族が自分たちにもできることがあることを知ることで，積極的にケース・マネージメントに参加するようになる。また，家族は患者にとってもっとも身近で信頼できる社会資源になり得る。支援者は家族への心理教育を通じて，家族の心理教育の理解度，患者への思いを聴取しながら患者への支援体制を一緒に築けるかをアセスメントする。

2 心理教育の項目

　自殺未遂者とその家族への心理教育は，大きく「知識」「意識」「問題解決」「危機介入」の4つの内容から構成されている。以下，項目ごとの要点を説明する。

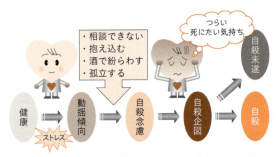

図2-Ⅱ-1 ◆ 心理教育資材「自殺の心理的な経過について」

1）知　識

(1) 自殺企図のプロセス

　自殺は突然起こる現象ではない。健康であった人でも，ストレスなどをきっかけとして精神的な動揺や気分の落ち込みといった混乱した状態になる。そして悲観的な考えしか浮かばない「こころの視野狭窄」に陥り，一人で問題を抱え込み孤立していく。このような経過のなかで「つらくて死にたい」と思うようになり自殺企図に至ることがある（**図2-Ⅱ-1**）。

(2) リスク因子

　自殺のプロセスを押し進めてしまうリスク因子として，「日ごろのストレス」「周りからのサポートが足りない状態」「重いうつ状態」があげられる。

(3) 自殺に関する疫学

　救命救急センターに搬送される自殺企図者の9割がうつ病や統合失調症などの精神的な不調を抱えていたことが研究で明らかになっている。自殺に至る直接的な出来事があるようにみえても，それはきっかけにすぎず，うつ病などの精神的な不調が元になっている。

(4) 防御因子

　自殺のプロセスをとどめる防御因子として，今，実際に困っていることへの対処，精神面での治療，周囲のサポートがあげられる（**図2-Ⅱ-2**）。

2）意　識

　防御因子として精神面での治療をあげてその重要性と導入を行う。こころの状態を安定に保つための精神面での治療として，以下の3点を説明する。これらのどれか1つだけを選ぶのではなく，バランスよく取り入れることが大切である。

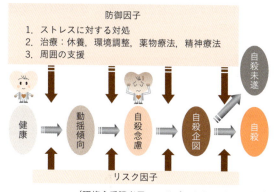

(研修会受講者用ハンドブックより引用・改変)
図2-Ⅱ-2 ◆ 心理教育資材「防御因子について」

(1) 休養・環境調整
こころとからだを休めるために，精神科への通院治療や入院治療に向けた調整を行い，ストレスの原因となっている課題を解決できるように一緒に考えていく。

(2) 相 談
悩みごとは，一人で抱えず相談することが大切である。一人では解決不能と思えることでも対処が可能なものであったり，一緒に考えたりアドバイスをもらうことで気持ちが楽になることがある。

(3) くすり（薬物療法）
薬物による治療はこころとからだのバランスを整えることに役に立つ。主治医と相談しながら薬の種類，量を決めていく。自分ではよくなったと思っても，服薬を続けたほうがよい場合もあるため，治療期間や薬をやめるタイミングは，医師と十分に相談しながら決めていく必要がある。

3) 問題解決
患者・家族の抱える心理社会的な問題を解決するために社会資源の導入が不可欠である。社会資源とは，こころの状態や身体のこと，金銭面の悩みや今すぐ話を聞いてほしいなど困ったときに頼ってよいところである。

具体的な社会資源として，医療機関，電話相談，精神保健福祉にかかわる行政機関，借金や法律の問題に対する窓口が行政機関に設置されている（第4章参照）。

4) 危機介入
かかりつけ医と連絡がとれない休日・夜間帯には精神科救急医療体制や24時

間対応の電話相談を活用することができる。また，家族に対して患者の不調の変化に気づくポイントを伝える。

3 実施に際しての注意点

心理教育を実施するタイミングは，入院早期にケアの導入として行ったり，退院間際に再度情報の確認や自殺念慮の再燃時の対応を検討するために行う。家族に対しては家族の動揺が治まり次第，できるだけ早期に行うことが望ましいと考えられる。

患者への実施に際しては，医師が意識状態と精神状態の評価を行い，適応を判断する。自殺企図後は意識水準が低下していたり，精神症状が持続していることも多いため注意する。実施場所はできるだけ個室で穏やかでゆったりしており，プライバシーの守られる空間がよい。事前に場所の確保や20分ほど使用することを救急医療部門のスタッフから了承を得ておく。

資材は，ACTION-J 研究で開発されたものを用いる。この資材をパソコンやタブレットで示したり，パネルに印刷したものを用いて行う。また，実施後に心理教育の内容と整合性のあるリーフレットを渡し，その後も心理教育の内容を繰り返し確認できるようにすることで教育効果を高められるように努める。

本心理教育の資材は，2018年度から日本自殺予防学会によって実施される「自殺再企図防止のための救急患者精神科継続支援研修会」の修了者が所定の手続きを行うことにより，利用することができる。

4 情報提供におけるポイント

1) 基本的な進め方と情報提供のポイント

心理教育を実施する際には，自殺未遂者にかかわるうえでのコミュニケーション（p.120参照）に注意する。とくに心理教育の理解度やモチベーション，心理状態に合わせながら行う。

情報を伝わりやすくするために以下のポイントに注意する。

(1) 穏やかに説明する

患者は強い不安感や焦燥感を抱いていると，支援者の話を受け入れられないことや情報を適切に理解することが困難になることがある。また強い感情を伴った表現は患者の理解に影響を及ぼすことがある。そのため支援者は患者の不安を和らげるようにゆっくりと穏やかに説明する。

(2) 相手の反応を確認しながら話す

自殺企図後の患者は，精神的な不調により相手に合わせながらコミュニケーションを図ることが難しくなっていることが多い。そのため心理教育中に生じる1つのわからないことをきっかけとして他の情報を受け付けない，聞きたくないという心理状態になることもある。患者がわかりにくそうな素振りをしたときには，そのことにふれたり，具体的な話をしたり，例示として患者が身近に感じる社会資源で説明するなどして，モチベーションを保つようにする。

2）患者・家族からの質問について

心理教育は限られた時間のなかで教育と情報提供を行うことが目的なので，心理療法やカウンセリングのように患者・家族の問題を深めることはしない。また，すべての問題に答えを用意するという姿勢は，患者・家族を受動的にしてしまう。患者の自発性を促せるように一緒に考えるという姿勢で臨むことが大切である。

5　家族へのかかわり方の基本

家族が患者を支えられるように支援することはケース・マネージメントの重要な一部である。一方で，支援者が家族との信頼関係の構築に失敗すると，患者への支援が難しくなることも少なくない。

家族と接するときの基本的姿勢は，傾聴，受容と共感，ねぎらい，家族の苦しみに焦点を当てながら話を聴くこと，そして一緒に協力・支援体制を構築しようとすることである。

まず支援者は，家族の動揺を和らげられるように患者とは別室で話を聴くなど環境面での配慮が求められる。そしてゆっくりと丁寧に家族の思いを批評せず傾聴する。家族の思いを受容し，これまで家族が患者を支援してきたことをねぎらう。起きた出来事の確認だけでなく，家族の苦しみや不安も話題として取り上げることが大切である[1]。

動揺が落ち着いてきたら家族からみた自殺企図の経緯について情報収集していく。家族からの情報は患者から得られた情報よりも客観的であることが多く重要である。次に医師と協力して，身体面・精神面について病状，治療経過，方針を伝える。見通しを伝えることで家族も積極的にケース・マネージメントに参加するようになる。患者の支援体制を考えていく際には，支援者は家族と一緒に取り組むことを伝える。

情報収集の際には，家族の視点から患者が抱える（場合によっては家族全体が抱える）課題を聴取する。必要に応じて課題解決のために家族と協力しながら社

表 2-Ⅱ-1 ◆ 心理教育資材「家族や周囲の方ができること」

- 無理強い・強い励ましはやめる
  - 断れないので頑張ってしまう
  - 悩む人のペースを大事にする
- 大事な決断は先延ばし
- 休養させる
- 普通に接する
  - 必要以上に気をつかい過ぎない
- 話をゆっくり聴く
  - 落ち着いた雰囲気
  - 結論は急がない
  - 聞いてあげるだけでもよい
- 不調（いつもと様子が違う）に早めに気づく

（研修会受講者用ハンドブックより引用）

会資源につなげる。身体・精神状態によって患者自ら動けないときは家族の協力が不可欠となる。

ACTION-J研究で開発した心理教育資材は，家族としてどのように患者とかかわればよいか，そして患者の精神状態の変化に気づくためのポイントは何かを考える機会を提供できるようになっている。かかわり方としては，患者の悩むペースを大事にしてほしいこと，気をつかい過ぎずにいつもどおりに接してほしいこと，患者の悩みを聴くと家族も焦りがちになるが結論を出す必要はなく，ゆっくりと患者の思いを聴くだけでも患者が安心することなどが示されている（表2-Ⅱ-1）。患者の精神状態の変化に気づくためのポイントでは，仕事のミス，対人関係の問題，体調不良，眠れない，ふさぎこんでいる，自殺や死を口にするといったいつもと様子が違うことなどをあげている。家族が患者のそのような変化に気づいたときには，患者に声をかけ相談にのるようにし，場合によって相談機関を利用するように示されている。

（丹羽　篤）

文　献

1) 日本臨床救急医学会：自殺未遂患者への対応；救急外来（ER）・救急科・救命救急センターのスタッフのための手引き，日本臨床救急医学会，東京，2009.

一酸化炭素の使用による自殺企図後の注意点

　自動車の排気ガスや練炭を用いた自殺企図の場合に，一酸化炭素中毒が身体的問題として生じる。一酸化炭素は，空気よりやや軽い無色，無味，無臭，無刺激のガスであり，その化学構造はCOである。一酸化炭素は，酸素の200倍以上の親和性で血液中のヘモグロビンと結合し，カルボキシヘモグロビン（CO-Hb）を形成する。CO-Hbは，血液の酸素運搬能力を低下させるため，とくに脳と心臓が障害される。通常，救急医療機関では「急性期」の症状評価と治療が行われる。臨床症状はCO-Hbの濃度によって変化し，CO-Hb 10〜20％で頭痛，CO-Hb 20〜30％でこめかみの拍動，めまい，悪心，頻脈，CO-Hb 30〜40％で激しい頭痛，といった症状が現れる。さらに，CO-Hb 40％以上となると意識障害が生じる。なお，自動車の排気ガスや練炭を用いた自殺企図の場合，睡眠薬などを併用していることもまれでない。そのため，一酸化炭素中毒のみならずほかの薬物中毒の可能性についても常に意識して対応する必要がある。

　一酸化炭素中毒患者は，急性期の意識障害からいったん完全に回復した後，数日〜1カ月を経過してから，さまざまな精神症状，行動異常，神経学的異常を急速に発症する場合がある。この病態を間欠型一酸化炭素中毒（遅発性脳症）という。間欠型一酸化炭素中毒が発症すると，救命後のフォローアップやケース・マネージメントは大変困難な状況に陥る。そのため，急性期の意識障害から脱した際には，自殺企図時の状況（とくに借金や各種手続きにかかわるもの）についての情報をできるだけ早く収集するよう意識しておきたい。

　一般に，間欠型一酸化炭素中毒は，中年（30歳以後）〜高齢者で多いとされ，発症率は報告により異なる（10〜80％）。神経病理学的には脱髄性白質脳症を呈する。原因は明らかではなく，急性期の症状が比較的軽度の患者にも生じることから，発症の予測も困難である。一酸化炭素中毒では，「急性期」を過ぎた段階で救急医療機関を退院することがほとんどであるが，間欠型一酸化炭素中毒の症状は退院後に発症することがあるので，自動車の排気ガスや練炭を用いた自殺企図患者のケース・マネージメントに際しては十分な配慮が必要である。そのため，こうした自殺企図患者のフォローアップでは，間欠型一酸化炭素中毒発症の可能性のある6週後までは精神科での経過観察が必須であろう。また，救急医療機関を退院する際には，間欠型一酸化炭素中毒が発症する可能性や，出現する可能性のある症状について，患者本人やその家族に伝える必要がある。

1) 上條吉人：一酸化炭素．相馬一亥監，臨床中毒学，医学書院，東京，2009, pp376-386.
2) 工藤薫，他：一酸化炭素中毒．レジデント 3：56-65, 2010.

（衞藤　暢明）

自殺の意図の確認がなぜ必要か；低い援助希求を克服する

　患者に自殺の意図を確認するのは，自殺であったかどうかを確かめることはもちろんのこと，患者が今回の経緯をどのように体験し，受け止めているかを確認するためである。自殺行為をするしかなかった思いや経緯を聞き，その出来事や心情，周辺状況，精神症状と自殺行為とのつながりを共有し，患者の抱える課題の解決を目指す。

　一方で，自殺の意図があいまいであったり，経緯を語らない患者もいる。同じ課題を共有できずに支援に行き詰まることもしばしばある。このとき家族や関係機関から情報収集を行い，得られた情報と情報を結びつけながら患者が体験している苦しさを理解しようとする姿勢と援助希求が低くならざる得ない心情を想像する。そして患者の語りをきっかけに，「こんな点が苦しかったんじゃないか」「そういうときに生きているのが嫌な思いになるかもしれない」と語りかけ，反応をみる。心理教育を実施するのも有効な場合がある。過去の出来事を自殺企図と結びつけながらかかわりのポイントを探す。

　しかし，ある特定の患者にとっては過去のことは蒸し返される思いが強く，怒りであったり，拒否感を示すことがある。おそらく散々過去の過ちを責められてきたのだと想像される。そのようなときは，今この患者が大事にしたい，守りたいと思っている生活について聞いていく。子どもの成長や家庭のこと，仕事かもしれないし，ペットのことかもしれない。大事にしていることがうまくいくように支援したいことを伝えることで共有できる目標が作れるときがある。そして支援しつつ，少しずつ信頼関係が築かれるなかで，これまでのことを語れるようになることを待つ。

　私たちは再企図を予防するという目標があるが，患者にとって押し売りでしかないときがあることを自戒し，その目標のため今できることを患者と共有する試みが大切になる。

（丹羽　篤）

III ケース・マネージメントの実施に際して必要な準備

1 はじめに

　ケース・マネージメントの体制づくりは，日常臨床のなかで自殺未遂者に対応するための連携体制を整える作業となる。円滑な活動のため，ケース・マネージメントにかかわるメンバーに対するバックアップ体制を含んだ，各職種が活動しやすい環境づくりが重要である。

2 院内における連携システムの構築とその準備

1）院内でのケース・マネージメントに関する周知

(1) 各部署への案内，協力の要請

　ケース・マネージメントを要する自殺企図者には複数の部署がかかわる。精神科のほか，救急科，救急外来，ICU (intensive care unit)/HCU (high care unit)，救命救急センターなど自殺企図者診療にかかわる診療科，地域連携室や患者支援センターなどソーシャルワーカー・精神保健福祉士が所属する部門にケース・マネージメントに関する周知を行う。ケース・マネージメントは，基本的に精神科リエゾンチームの活動の一部として行われるため，そのなかで，スムーズな運用方法を検討する。

　さらに，ACTION-J研究で効果が認められたケース・マネージメントでは，退院後に他院かかりつけとなった患者もフォローアップすることになる。電話での問い合わせ対応や，夜間・当直帯に相談が入ることもある。その際に，かかりつけでない患者として不適切な対応をすることは，その後の患者の相談行動やケース・マネージャーとの信頼関係に影響を与えるおそれがある。自院のかかりつけでない患者対応について，受付，診療スタッフが混乱しないよう工夫し，十分に周知することが必要である。

(2) ケース・マネージメントや自殺未遂者ケアに関する勉強会の実施

　活動を円滑に進めるにあたり，院内でケース・マネージメントや自殺未遂者ケアに関する勉強会など，情報共有や啓発の機会をもつことが有用である。精神科の後期レジデントや，初期研修医，ICU/HCUや救命救急センターのスタッフを対象として，自殺未遂者ケア，リスクアセスメントに関する勉強会を行うことも，介入の質向上には有効である。

さらに、ケース・マネージメントや自殺未遂者ケアの経験が豊富な病院、地域の行政機関、民間団体から講師を招致し、講演会を開催することも、活動の全体像の理解につながり、動機づけの場として非常に有用である。

2）各メンバーが活動しやすい体制づくり
(1) 業務のなかでケース・マネージメントに携わる体制の確認
　医療機関によって、各職種の病院内での位置づけや求められている役割が異なっている。各スタッフの職場での役割や業務スタイルを把握し、お互いの立場を理解しておくことが必要で、場合によっては各部署の管理者レベルでの話し合いが必要となることもある。また、ケースは救急で発生することもあり、時に迅速な対応が求められることから、上級医師や同僚の理解も必要となるであろう。診療報酬要件や、ケース・マネージメント業務の内容を説明し、各メンバーが業務の一環としてケース・マネージメントに携われる体制をつくり、活動しやすい環境づくりを行う。

　ケース・マネージメント担当者を決める際には、チーム内で臨機応変にカバーできる体制をつくる必要がある。また、チーム内で特定の人に負担が集中することを避ける工夫も重要である。

(2) バックアップ体制
　自殺企図者が抱える問題は多種多様であり、1人で迅速に対応することが困難なこともある。困難事例ではスタッフが感情疲労を起こす場合もある。可能であれば、スーパーバイザーのような、リアルタイムに相談ができ、一緒に対応できる人を協力者として据えるなどのサポート体制がとれると心強い。定例ミーティングや勉強会で、セルフケアについて扱うことも有益である。

　また、リスクマネージメント体制を整えておくこともサポートの一つになる。基本的に、通常の外来診察でインシデントが発生した場合と対応は同じだが、ケース・マネージャーの面接中に状態が悪くなったときの対応や、面接後にインシデントが発生した場合の対応について、各医療機関での対応フローチャートを作成し、確認しておくとよいだろう。

　各ケース・マネージャーが困り事を抱え込み孤立することを防ぐため、安心感のあるバックアップ体制を整えることが重要である。

3）定例ミーティングの開催
　チームの活動を維持するため、メンバーが定期的に顔を合わせることができる機会をもつ。それぞれが担当している症例について多職種で検討を行うことで、ケース・マネージメントの質を担保できるだけでなく、メンバーそれぞれの負担

感を軽減し，相互にサポートをする機会として重要な意味合いをもつ。そのほか，ケース・マネージメントを行ううえでの環境やシステムの課題を話し合うことも有効である。

このような多職種での話し合いを重ねていくことは，自殺未遂者以外のケースにも役立つであろう。

4）ケース・マネージメントに必要な書類の準備

ケース・マネージメントの記録について，紙で運用するか，電子カルテに取り込みを行うか，などの各医療機関での利便性を考慮した運用を検討する。

活動の詳細について，各部署・メンバーが混乱しないよう，ケース・マネージメントに関する手引きやフローチャートを作成したり，ケース・マネージャーの担当表，問い合わせ先を関係者に周知しておく。

患者向けのケース・マネージメントに関する説明書，院外の医療機関に対して支援内容を説明する文章なども準備しておく。診療情報提供書とともに，患者がケース・マネージメント該当者であることと，支援内容に関する説明書を用意しておくことも有用である。

3　院外における連携システムの構築とその準備

1）近隣の医療機関，支援機関との情報共有

ケース・マネージメントは，院外の関連機関との連携が鍵となるため，関連機関の理解を得ることは重要な要素となる。基本的には，すでにやりとりのある医療機関や地域のサポート資源との連携を軸として，地域の保健所・保健センター，精神保健福祉センター，市区町村の自殺予防対策担当課，民間団体などと顔の見える関係となれば，ケース・マネージメントも円滑となるであろう。

救急医療との連携においては，地域内で救急隊と救急医療機関を含めた連絡会議やカンファレンスなど，自殺未遂者ケアをテーマに話し合う機会を設けることで，効果的にケース・マネージメントの実現につなげられる。

診療報酬評価「救急患者精神科継続支援料」は，精神科がある総合病院で算定されるため，精神科がない病院や地域のクリニックには周知されていないこともある。患者の転院先となり得る医療機関や，かかりつけとなる地域の精神科医療機関，精神科病院協会，精神科診療所協会，医師会などに対し，あらかじめケース・マネージメントの趣旨説明を行うことが望ましい。

このようにしてできた顔の見える連携ネットワークは，自殺未遂者ケアだけでなく，それ以外の場面での連携にも役立つであろう。

2）地域での研修会，情報交換会の開催

　ケース・マネージメントを始めると，困難事例に出合ったり，支援機関にうまくつながらなかったりと，いろいろと課題がみえてくる。実際に発生した事例をもとに，地域の医療機関や支援機関を交えた症例検討会や自殺問題関連の講演会・研修会を開催することで，徐々に連携の輪を広げていくことも有効である。日々のよりよいケース・マネージメントにつながるだけでなく，連携ネットワークもより密になり，メンバー同士のサポートにもなる。

4　おわりに

　ケース・マネージメント活動の要となるのは日常の連携体制である。臨床における連携体制を見直し，顔の見える院内外での連携システムを整えることは，自殺未遂者ケアのみならず，多方面によい影響をもたらすであろう。

（川原　庸子）

関西地域での多施設合同カンファレンス

　ACTION-J 研究により自殺未遂者へのケース・マネージメントの有効性が示され、救急患者精神科継続支援料が診療報酬化された。その算定要件の一つとして 2018 年度から日本自殺予防学会によって実施される「自殺再企図防止のための救急患者精神科継続支援研修会」（以下、研修会）の受講が必要となる。しかしながら、研修に参加し算定要件を満たしても、各病院で人員の確保や院内体制の整備などの課題から、実際にケース・マネージメントを行っていくことは難しいという意見が散見され、研修会後も継続した支援体制が必要であった。

　そこで研修会修了者を対象に関西地域で 2016 年より年 2〜3 回、ケース・マネージメントに関連する事例検討や情報交換を目的に多施設合同カンファレンスの場を設けることとなった。関西地域には ACTION-J 研究から参加していた関西医科大学総合医療センター、奈良県立医科大学附属病院と近畿大学医学部附属病院があり、事務局を持ち回り、通称 KCC（Kansai Case-management Conference）の名称で運用している。

　カンファレンスは 1 回 2 時間程度、参加者はコメディカルスタッフを中心に研修会修了者が 10〜15 名、前半は自施設での体制について簡単に紹介したうえでケース・マネージメント事例を検討し、後半には各施設での状況や課題について報告し意見交換を行う。参加者からは「実際の事例で学べてよい」「他施設の準備状況を知られて参考になった」という肯定的な意見もあがった。一方、「搬送者数が多く、そこに対応するだけで精一杯」「対応者によって患者対応に差ができる」「外来フォローでは人員・時間・場所の確保の課題がある」などと現実的な問題点があげられた。

　研修会を修了しても、すぐにケース・マネージメントを開始するには機関ごとに種々の課題がある。そのなかで地域ごとに学びの場、相互交流の場ともなるこのようなカンファレンスは有用であると思われ、各地域での発展が期待される。

（和田　照平）

Ⅳ ケース・マネージメントの具体例

本節で扱う事例はすべて本書のために研究班が作成した架空のものである。

> **事例 1** Aさん，32歳，女性，大うつ病性障害
>
> **【病前性格】**
> 内向的，受身的。
>
> **【生育歴・生活歴】**
> 同胞2名中第1子として出生した。地元の大学を卒業，就職し，24歳のときに結婚を機に退職した。結婚後は実家近隣の官舎にて夫との生活を始め，父親（68歳）と母親（60歳）とは時折会っていた。その後，長男，長女を出産し，Aさんは専業主婦として家事と育児に専念していた。31歳のとき，夫の転勤に伴い都市部へ引っ越し，夫（32歳），長男（4歳），長女（2歳）と4人で暮らしている。転居先近隣には夫の両親が住んでいるが，会う機会は少なかった。
>
> **【既往歴】**
> 特記事項なし。

1 現病歴と今回の自殺企図に至った経緯

28歳時に長男を出産した。長男は運動機能に問題はなかったが，他の子どもと比べて落ち着きがなかった。また，長女の出産が近づいたころから，長男は頻繁に癇癪を起こすようになったため，Aさんは厳しく叱りつけていた。

30歳時に長女を出産し，育児の負担感は強まったが，夫，Aさんの両親，地元の友人たちに話すことで対処できていた。

31歳時に夫の昇進に伴い実家から離れた都市部へ引っ越しをした。転勤後，夫は仕事が多忙となり，深夜の帰宅や休日出勤が増えた。また，長男は幼稚園に通い始めたが，他の児童とけんかになることや，勝手な行動をとることがあり，Aさんは毎日のように他の児童の保護者や幼稚園職員に謝罪していた。Aさんは長男を大声で叱ったり叩いたりすることが増え，その度に自責感に苛まれていた。そのころ，長男の3歳児健診で発達の偏りがあると指摘を受けた。夫へ相談したが真剣に取り合ってもらえず，Aさんは独りで悩んでいた。また，長女の夜泣きが始まり，十分な睡眠がとれなくなった。

その後，Aさんは不眠，食欲不振，易疲労感が強まったため近医内科を受診した。睡眠薬が処方されたが，授乳への影響を考え内服はしなかった。睡眠薬の代わりに飲酒を始め，徐々にその量が増えていった。加えて日中の頭痛も出現し，市販の鎮痛薬を毎日飲むようになった。

　32歳時，夫の出勤後に長男を幼稚園に預け，遺書を書き，睡眠薬と鎮痛薬をワイン750 mlとともに飲んだ。午後1時ころ，幼稚園職員より「Aさんが長男を迎えに来ない」と夫に連絡が入り，午後3時ころ帰宅した夫が居間で倒れているAさんを発見した。夫が救急隊を要請し，I総合病院の救命救急センターへ搬送された。

2　ケース・マネージメントの導入

　搬入時の意識レベルはJCSⅢ-300であり，人工呼吸器管理となった。その後，Aさんの意識が回復し，2病日目に人工呼吸器を離脱して，意思疎通が図れるようになった。精神科医にコンサルトがあったため，精神科医はすぐにケース・マネージャーに連絡をした。診察では，Aさんには抑うつ気分，興味・喜びの喪失，食欲低下，強い自責感，決断困難などが認められ，「大うつ病性障害」と診断された。また，睡眠薬を飲まずにアルコールを使用することにより不眠が悪化していたことが推測された。精神科医はAさんの診察と同日に，夫とAさんの両親から情報収集を行った。そして，救命救急センター退院後に精神科病棟への入院が必要と判断した。ケース・マネージャーは精神科医と共にAさん，夫，Aさんの両親へ精神科病棟での治療継続（任意入院）の必要性を伝えた。

　その後ケース・マネージャーは，Aさん本人と初回面接の場を設定した。面接の場が守られるように面談室を使用し，Aさんの最近の様子を丁寧に聴きながら，抱えている心理社会的問題を抽出した。ケース・マネージャーはAさんの気持ちの整理を促すことや精神科治療，社会資源利用の必要性を理解してもらうためにAさんに心理教育を実施した。

1）初回面接でのアセスメントとプランニング

　夫やAさんの両親からも情報を収集し，その後，夫の両親を加えて家族用の心理教育を行った。ケース・マネージャーは精神科医と共に，Aさんの心理社会的な問題を①大うつ病性障害，②飲酒量の増加，③子育てサポートの欠如，④転居後の相談相手の減少と孤立，の4つに整理した。

　今後のプランニングとしては，精神科病棟で治療を継続し，退院後の環境を整えることとした。

2）第1回，第2回定期面接（1週目，4週目）

　初回面接後，Aさんは精神科治療の必要性を理解し，入院での治療継続にも応じることができた。また，精神科主治医からの説明により，抗うつ薬と睡眠薬の内服を受け入れるようになった。Aさんの入院中，長男と長女は夫の両親に預けられた。

　第1回および第2回定期面接は精神科病棟入院中に実施した。育児から離れていることもあり，Aさんの症状は徐々に改善した。面接でAさんは育児の不安を語り，「誰にも相談できずに独りで辛かった」と流涙した。ケース・マネージャーは，長男の発達について専門機関への相談を提案し，退院後に市役所の子育て支援課を訪ねてもらうこととした。

　精神科病棟入院6週目に自宅退院となった。退院後も，I総合病院の精神科外来を継続受診することになった。

3）第3回定期面接（2カ月目）

　AさんがI総合病院精神科に来院し，第3回定期面接が行われた。Aさんは精神科受診を継続し，抗うつ薬と睡眠薬内服を遵守していた。また，夫の両親が定期的にAさん宅に訪れ，家事を手伝ってくれていた。Aさんの両親も電話で相談にのってくれる様子であった。また，夫と共に市役所の子育て支援課を訪ね，保健センターでの発達相談を受けていた。しかし，長男の問題行動は変わらず，育児の負担は持続していた。

　ケース・マネージャーは，長男の受診とAさんへのペアレントトレーニング（子どもとのじょうずな接し方を治療者と共に検討し，子どもの行動変容を目指す支援）が受けられるJ病院の児童・思春期専門外来をAさんに新たに紹介した。

　1週間後，Aさんに電話で状況を確認したところ，長男と共にJ病院の児童・思春期専門外来を受診したことが報告された。長男には薬物療法が開始され，Aさんには精神科医と臨床心理士による母子並行面接が導入されていた。その後，ケース・マネージャーはI総合病院のAさんの精神科主治医から，Aさんの抑うつ症状や活動性は改善しているとの報告を受けた。

4）第4回，5回定期面接（3カ月目，4カ月目）

　精神症状は引き続き安定しており，幼稚園の保護者たちと近所に昼食を食べに行くことができたことや，長男が以前に比べて落ち着き始めているという報告を受けた。また，夫も長男について相談にのってくれ，家事を手伝ってくれるようになったことが語られた。

5）第6回定期面接（5カ月目）

 長男の幼稚園行事のため，必要な衣装を作成していることが語られた。日中は長女の世話に追われて時間がとれず，睡眠時間を削っての作業となっていた。また，夫の仕事が繁忙期となり，帰宅が深夜となるため，育児の相談がしづらくなっていた。

 ケース・マネージャーは，睡眠不足から精神症状の再燃が危惧されることを説明し，日中に市の一時保育を利用し，その時間を使って作業することを提案した。また，夫とのコミュニケーション不足への対処法をAさんと共に話し合い，相談内容やその日の子どもの様子などを夫宛の簡単なメモ書きにして机に残すこととした。

 1週間後に確認の連絡をしたところ，一時保育を利用することで，夜間の睡眠時間を確保できるようになっていた。夫との関係については，夫からもメモ書きの返事をもらっていること，相談だけでなく子どもの成長を二人で喜べるようになったと報告を受けた。

6）第7回定期面接（6カ月目）

 時に育児の不安があるが，夫や仲良くなった保護者に相談できている。長女を連れて児童館に行くなど，交流も広がっていた。I 総合病院への通院は月1回となり，精神症状は安定して過ごしているとのことだった。長男への対応は，J 病院の主治医や臨床心理士への相談により，以前ほど戸惑わなくなったとの報告を受けた。

（川島　友子）

| 事例 2 | Bさん，30歳，男性，統合失調症 |

【病前性格】

内向的，物静か，穏やか。

【生育歴・生活歴】

同胞2名第2子二男として出生した。両親が共働きであったため，幼少期は祖父母と過ごすことが多かった。高校進学後，1，2年時に祖父母が相次いで他界したころから何事に対しても意欲を示さなくなり，3年に進級後は高校を頻回に休むようになった。大学へ進学したが，サークル活動などはせず，アルバイトは1度だけ短期間したことがあるのみで，友人もほとんどいなかった。1年留年した後に大学を卒業したが就職先が見つからず，自宅での生活が続いた。一方，兄は結婚して郊外で妻と暮らしていた。

【既往歴】

特記事項なし。

1 現病歴と今回の自殺企図に至った経緯

大学卒業後は，自宅にひきこもりがちの生活であった。24歳時には外出を拒むようになり，「誰かに家の中を覗かれている」，「駅から誰かにつけられた」と言うことがあった。また，将来の進路を執拗に尋ねてくる父親を避けるようになった。その後も閉居的な生活が続き，「自宅の電話が盗聴されている」「自分の情報がインターネットに流れていた」と母親に話すことがあった。

25歳時に，父親から強く叱責されたことを契機に，自室のカーテンレールにビニール紐をかけて縊首した。幸い身体的な問題はなかったが，救急搬送された病院の看護師の勧めと母親の希望により自宅近くの精神科クリニックを受診した。

診察の結果，統合失調症と診断され薬物療法が開始された。治療開始後3カ月ほどで穏やかさを取り戻し，両親と話をする機会が増えた。その後，短期アルバイトを始めるまでに至ったが，アルバイトを優先し，精神科通院を自己中断した。その後，別のアルバイトを始めたが，人間関係で悩んだ末に退職し，再度閉居的な生活となった。

27歳時には，昼夜逆転の生活となり生活リズムは乱れていた。また，「外から監視されている」「アルバイト先の知り合いだった男に嫌がらせを受けている」などと言うようになった。母親は精神科受診を勧めたが本人は拒絶した。

30歳時の8月20日，早朝から落ち着かず，午前10時ころ，2階の自室ベランダから飛び降りた。落下時の物音に気づいた母親が，地面に倒れているBさん

を発見し，すぐに救急隊を要請し，K病院救命救急センターに搬送された。

2 ケース・マネージメントの導入

入院当初から意識は清明であったが，表情は過度に緊張した様子で，医師や看護師の声がけに反応したり，あるいは緘黙したりと，その時々で一定しなかった。また，目を閉じて独り言をつぶやいていた。身体検査の結果，左脛骨に骨折を認め，保存的治療の方針となった。

同日に，救急科から精神科へ診察依頼がなされ，精神科医はすぐにケース・マネージャーへ連絡した。そしてケース・マネージャーは精神科医と共に，救急科スタッフからの情報収集，家族からの病歴聴取，精神科クリニックでの治療歴の照会を行った。精神科医は，収集した情報と診察により統合失調症と診断し，Bさんと家族へ精神科治療の必要性を説明したうえで抗精神病薬を主とした薬物療法を開始した。さらに精神科医とケース・マネージャーは，両親へK病院精神科病棟での入院治療（医療保護入院）の必要性を伝え，精神科病棟入院の段取りや手続きに関して説明した。

入院2日目，精神科病棟の保護室へ入院となった。ケース・マネージャーがBさんの様子をうかがいに行った際，Bさんから，数日前から「死ね」という声が頻繁に聞こえ恐怖を抱いていたこと，今回の飛び降りはその声の主に操られて実行したことが語られた。ケース・マネージャーは，病院は守られた場所であることを説明したうえで，本人へ心理教育を行った。

1）初回面接でのアセスメントとプランニング

精神科医とケース・マネージャーは，今後の治療方針をBさんと家族へ伝えた。さらに，ケース・マネージャーは，本人や家族から家庭の状況などについて詳しく情報を収集したところ，父親の疾病理解が乏しいことが明らかとなった。ケース・マネージャーは精神科医と共に，これまで得られた情報から現在の問題点を①統合失調症の再発，②顕著な精神病症状（幻覚，妄想，思考障害），③本人および父親の病識が不十分であること，の3点に整理した。

今後のプランニングとしては，自殺企図直後であり自殺再企図の危険性が高いこと，精神症状がいまだに活発であることなどから，当面は保護室での治療を継続することとなった。さらに，服薬に対して拒否的であったため，再度心理教育を実施し，疾病教育と服薬継続の必要性を繰り返し伝えていくこととなった。

2）第1回，第2回定期面接（1週目，4週目）

　初回面接後1週目に，精神科病棟にて本人に第1回定期面接を実施した。ケース・マネージャーは本人の精神科治療への動機づけを慎重にアセスメントした。Bさんは，服薬継続への煩わしさや副作用への不安を語った。ケース・マネージャーは面接で得られた内容を本人の同意を得たうえで精神科医と共有した。

　精神科での入院治療と薬物療法の経過に伴いBさんの幻覚や妄想は消退し，入院2週目に保護室から一般病室へ移室した。第2回定期面接では，精神科医同席でBさんと両親へ面接を行い，治療経過の説明と統合失調症の再発リスクおよび再発防止の重要性について心理教育を行った。また，精神症状および自殺の再発防止のためには，本人と家族が疾病を正しく理解すること，通院と服薬遵守の必要性を理解すること，デイケアや社会復帰施設などを活用しながら少しずつ社会参加を目指していく必要があることを説明した。その後，退院に向けた外出や外泊を繰り返した後に入院6週目に自宅退院となった。退院後は，K病院精神科外来に通院することとなった。また，退院後に再度アルバイトをしたいと就労意欲を示し，治療継続の必要性も理解していた。

3）第3回，第4回，第5回定期面接（2カ月目，3カ月目，4カ月目）

　定期面接は，精神科外来受診と同日に設定した。ケース・マネージャーは，退院後のBさんの服薬アドヒアランス，精神症状の変化，自殺念慮の再燃を慎重にアセスメントした。その結果，いずれの面接においても大きな変動なく経過していた。ケース・マネージャーは面接内容を毎回精神科医と共有し，現状維持で進める方針となった。

4）第6回定期面接（5カ月目）

　最近，午後から夜間にかけてアルバイトを始めたことが語られた。就寝時間がずれる日はあったが，概ね生活リズムは維持できている様子であった。また，服薬も継続できていた。ケース・マネージャーは，生活が乱れるようであればアルバイトを変更することを本人へ提案した。また，母親に対しても服薬管理と通院継続の必要性を伝えた。

5）第7回定期面接（6カ月目）

　本人が来院しなかったため，母親にのみ面接を実施した。最近，本人は服薬を拒否するようになり，さらにアルバイトも辞めてしまい，再びひきこもりがちの生活となっていた。また，精神症状が再燃している様子であった。さらに，母親は本人の対応に苦慮しており，加えて，実家の父親（Bさんにとっては母方祖父）

の介護問題も重なり疲弊していた。

　ケース・マネージャーは，母親の話を傾聴し，Bさんの再受診を促す目的で，最寄りの保健所からの訪問を提案して了解を得た。ケース・マネージャーから保健所の精神保健担当者に連絡を入れ，母親と保健所担当者との面談の場を設定した。保健所担当者は，定期的にBさん宅を訪問し，本人への受療促進，母親の負担軽減を目的とした福祉サービス利用の提案などを行った。その後，Bさんの受診に担当者が同伴する形で受診の再開につながり，自宅内では落ち着いて過ごせる程度の改善がみられるようになった。その後も必要時に保健所担当者の訪問や相談を導入していくこととなった。

（川島　義高）

| 事例 | 3 | Cさん，27歳，女性，境界性パーソナリティ障害 |

【病前性格】

人の好き嫌いが激しい，気分が変わりやすい，短気，社交的。

【生育歴・生活歴】

同胞2名第1子長女として出生した。高校在学中は友人も多かった。高校卒業後，地元の短期大学へ進学した。卒業後は，飲食店のアルバイトを転々としている。父親（56歳），母親（51歳），妹（24歳）の4人でマンションの5階に住んでいる。

【既往歴】

特記事項なし。

1 現病歴と今回の自殺企図に至った経緯

高校2年生（17歳）時，学校の友人との関係が悪化したころから，夜遊びをするようになった。

短大入学後，ホストクラブで知り会った男性との交際に夢中になったが，男性に妻子がいることがわかり破局した。その後は，繁華街で知り合った不特定多数の男性と交際したが，男性に対する要求や依存心が強く，些細なことで口論となり，イライラして物を壊すこともあった。また，恋愛問題に関連してリストカット，アームカットを複数回行っていた。不特定多数の男性と交際するが，いずれも長続きはしなかった。交際男性のことを母親に相談することはあったが，母親の助言に不機嫌となり家を飛び出すこともあった。

25歳時に，アルバイト先の人間関係や交際男性との関係に悩み，抑うつ気分，不安，易怒性，不眠，食欲不振が出現した。しだいに虚無感や希死念慮も出現し，衝動的にリストカットをするようになったため，自らLクリニックを受診した。適応障害の診断で，不眠に対し睡眠導入薬が処方された。しかし，通院や内服は不規則であり，主治医にリストカットのことは相談しなかった。昼夜逆転の生活を続けるうち，不安やイライラはさらに増していった。交際相手との口論をきっかけに，数日分の睡眠薬をまとめて服薬することも何度かあった。

27歳時の1月より飲食店でアルバイトを始めたが「先輩が厳しい」「他のスタッフとなじめない」「自分は嫌われている」などと母親に訴えた。しかし，母親の対応に「私のことをわかってくれてない」と，大声で怒鳴りつけるなどして，しだいに母親に相談することも減っていった。

同年3月，新しい交際相手との夜間の外出が増え，生活リズムが乱れていき，

注意する母親と衝突することが増えた。

同年5月10日22時ごろ,交際男性と些細なことから口論となり,「自分は見捨てられた」と感じ,不安と絶望感が高まった。男性に「今から死にます」とメールをして,処方薬と市販薬の計80錠ほどを過量服薬した。連絡を受けた母親が本人の部屋に行ったところ,本人はぼんやりした表情で床に座っており,周囲に大量の空の薬包と市販薬の空瓶が散乱していた。「薬をたくさん飲んだ」とCさんが話したため,母親が救急隊を要請,M総合病院に入院となった。

2 受診時現症とケース・マネージメントの導入

搬入の翌日,救急医の依頼でリエゾン担当の精神科医が診察を行い,ケース・マネージャーも同席した。診察時は意識清明で,落ち着いて会話ができ,「彼氏が冷たいから,死んで悲しませてやろうと思ったけど,今は反省してる」と語り,現時点での希死念慮を否定した。一方で,見捨てられ不安,虚無感が語られた。これらの所見とLクリニックからの診療情報提供書の情報を含め,精神科医は適応障害,ならびに境界性パーソナリティ障害と診断した。救命救急病棟から直接自宅退院が可能と判断し,退院後の精神科治療は,かかりつけのLクリニックでの受療を継続する方針とした。ケース・マネージャーはCさんと面接を行い,日常生活や家族関係,男女関係,精神科通院歴などについて情報収集しつつ,心理教育を実施した。さらに,母親にも心理教育を行い,Cさんとのかかわり方について情報収集しながら,精神科治療の大切さを伝えた。母親からは,本人の対応に悩み,疲弊していることと,キーパーソンとして本人を支えたい思いがあることが語られ,葛藤状況にあることがうかがえた。

精神科医とケース・マネージャーは収集した情報を整理し,Cさんの抱える問題点として,①対人関係全般において被害的にとらえやすく,見捨てられ不安を抱きやすいこと,②ストレスを適切に処理することができず,リストカットや過量服薬という手段で対処していること,③通院が不定期で,主治医に十分な相談ができていないこと,④母親が疲弊し,相談相手として機能しにくくなっていること,を抽出した。

1)初回面接でのアセスメントとプランニング

抽出された問題点をもとに,ケース・マネージャーはCさんにLクリニックへ定期的に通院して主治医に相談すること,適切に服薬することについて心理教育教材を用いて説明した。また,ケース・マネージャーは,自立支援医療制度を紹介し,医療費軽減と継続的な治療を受けることについて動機づけた。すると,

Cさんから「治療を受けたい」と申し出があり,同意が得られたため,ケース・マネージャーはLクリニックへ電話して現在のCさんの状況を説明し,翌日の受診を検討してもらうよう伝えた。その後Cさん自身がLクリニックへ電話し受診予約をした。

また,母親に対してはCさんへのかかわり方についてLクリニック主治医に相談することを勧めた。加えて,Cさんの受診が不規則であることや主治医と十分にコミュニケーションを図れていない点を考慮し,母親からもCさんに受診を促してもらうこと,通院時に母親も同伴することを勧めた。

ケース・マネージャーは退院前にCさんおよび母親と再度面談し,退院後の受療やストレスの対処法などについて助言し,面接の日程を確認した。ケース・マネージャーはCさんの退院を見送った後,Lクリニックへ電話をかけて入院中のかかわりやアセスメント,ならびに「無事退院し現在母親と共にLクリニックへ向かっている」旨を報告した(情報共有についてはCさんに事前に同意を得ている)。

2)第1回,第2回定期面接(1週目,4週目)

Cさんは退院後,母親と一緒にLクリニックを受診し,治療を再開した。母親も必要時,主治医や臨床心理士の面接を受けることになった。自殺企図の振り返りでは,「男性と交際を始めても,『好きになった人に捨てられるのではないか』といつも考えてしまう。結局,相手から別れを切り出され,『捨てられる自分には生きる価値がない』と感じていた」と語った。情動のコントロールについて,カウンセリングを利用することを提案したところ,「少し考えてみます」と返答があった。ケース・マネージャーは,Cさんに確認のうえ,Lクリニック主治医にケース・マネージメント報告を行った。

3)第3回,第4回,第5回定期面接(2カ月目,3カ月目,4カ月目)

経過中,交際男性との別れ話を契機として自宅で包丁を振り回すなど大暴れすることがあり,母親を通じて危機介入を行うことがあった。しかし,それを除いては自傷行為もほぼみられず,概ね安定して経過していた。Cさんは定期的にLクリニックを受診していたが,カウンセリングについては「まだ迷っている」とのことだった。ケース・マネージャーは,本人から希望が出てくるのを待つこととし,カウンセリング導入の意義について説明し,主治医と相談しつつ検討してみることを勧めた。

4）第 6 回，第 7 回定期面接（5 カ月目，6 カ月目）

　生活は概ね安定して経過した。服薬遵守できており「L クリニックの主治医は，治療のこと以外にも生活のこともよく相談に乗ってくれる」と語り，主治医への信頼が増しているようであった。また，臨床心理士によるカウンセリングを定期的に受けるようになり，自身の情動コントロールについて話し合っているとのことであった。母親と口論になることは時折続いているが，よき相談相手になっているようであった。今後は，新しい目標として就職を目指していること，それに向けてハローワークの通所や職業訓練の受講を検討していることが語られたため，ケース・マネージャーはそれらについて情報提供を行った。それぞれの支援機関が機能しはじめ，本人もある程度安定していることが確認できたため，ケース・マネージメントを終結とした。

（大髙　靖史）

> 事例 4　Dさん，75歳，女性，大うつ病性障害

【病前性格】

几帳面，責任感が強い，他者への配慮を重んじる。

【生育歴・生活歴】

同胞5名中第4子として出生した。高校卒業後に結婚し，専業主婦として3人の子を育てた。現在は夫（81歳）と二人暮らしである。次女（46歳）は比較的近隣に居住し，よく連絡を取り合っている。長男（50歳）と長女（48歳）は遠方に居住しているため，時折電話で話すが会うのは年に2～3回程度である。

【既往歴】

69歳時：高血圧，74歳時：変形性膝関節症。

1　現病歴と今回の自殺企図に至った経緯

74歳時に近医整形外科にて変形性膝関節症と診断され，主治医から杖の使用と筋力強化のためのリハビリを勧められた。しかし，物忘れが目立ち始めた夫を日中一人で家に居させることに不安を感じたためリハビリを断り，鎮痛薬のみで対処していた。しかし，しだいに膝の痛みは増強し，その後，腰痛も生じた。同年8月より膝と腰の痛みのために入眠困難となり，11月からは中途覚醒も出現した。徐々に家事が億劫となり，食欲が低下し体重も減少した。12月には普段ならできていた大掃除などの年始の準備が十分にできなかった。正月に家族が帰省した際，Dさんの表情が暗く，体が痩せていたため，長女と次女は家事のサポートと病院受診を勧めた。しかし，Dさんは「病院に行く必要はない」「お父さんのことで面倒をかけられない」と家族の助けや提案を拒んだ。

2月3日の早朝5時ごろ，ドスンという大きな音で夫が目を覚まし，物音がした居間を見に行ったところ，倒れているDさんを発見した。首には着物の紐が巻きつけられており，鴨居に留めてあった金具が畳の上に落ちていた。夫が慌てて次女へ連絡し，かけつけた次女が救急隊を要請し，午前6時30分に夫，次女同伴にてN病院に救急搬送された。

2　ケース・マネージメントの導入

搬入時のDさんの意識はほぼ清明で，呼吸状態，循環動態は安定していた。首の周囲に索状痕以外の外傷はなく，血液検査，頸部X線検査，頭部CT検査など

の結果に異常はなかったが，経過観察のため救命救急センターに入院となった。入院後のDさんは自発的な発語がほとんどなく，話しかけられれば返答はするものの，考え込んでしまう様子で会話はまったく深まらなかった。表情は硬く，ベッドに半坐位となり，俯いてため息をついている状態で，昼食にもほとんど手をつけなかった。同日午後に救急医から精神科に診察依頼がなされ，精神科医は診療録を確認後，救急医と看護師から身体状態について情報収集を行い，Dさんの診察を行った。その後，精神科医はすぐにケース・マネージャーにDさんの搬送経緯の概要と現在の状態を伝達した。連絡を受けたケース・マネージャーは精神科医と共に夫と次女からDさんの生活歴，生活環境，最近の様子，遺書の有無など詳細に情報収集を行った。

1）初回面接でのアセスメントとプランニング

家族から得た情報を基に精神科医はDさんの診察を再度行い，大うつ病性障害と診断した。その後ケース・マネージャーとの初回面談では，Dさんは沈んだ表情で少しずつ話し始め，会話からは抑うつ気分，自責感，希死念慮が持続していることがうかがわれた。ケース・マネージャーは傾聴に努め，ねぎらいの言葉をかけながら，自殺企図再発予防の心理教育を行った。初回面接後に情報を整理し，問題点として，①大うつ病性障害であり入眠困難や抑うつ気分を認め，希死念慮が持続していること，②夫の物忘れの治療が開始されておらず，介護保険サービスの利用に至っていないこと，③変形性膝関節症に対して十分な治療を受けていないことをあげた。

精神科医，救急医，看護師とケース・マネージャーがカンファレンスを開催し，Dさんの身体的にはとくに問題はないが，希死念慮が持続し抑うつ症状が遷延しているためN病院精神科病棟での入院治療を行い，またDさんと夫の介護保険サービスの導入や夫の物忘れに対する受診勧奨などの環境調整を行う方針とした。

カンファレンス終了後，精神科医とケース・マネージャーはDさん，次女，夫と面談し，精神科入院治療について説明を行い，本人と家族から治療同意を得た。また，ケース・マネージャーは，変形性膝関節症のケアのため介護保険の適用について説明し，次女に対して近医整形外科主治医への相談を依頼した。

2病日目，Dさんは精神科病棟に転棟した。その後，ケース・マネージャーは次女と夫に対して自殺企図再発予防の心理教育を行った。同時に，夫の物忘れに対する精神科受診を勧めたところ，次女と夫より同意が得られたため，N病院精神科外来初診の段取りを整えた。その後，夫はアルツハイマー型認知症中等症と診断されて通院加療の方針となった。ケース・マネージャーは，次女に介護保険申請手続きを促し，さらに外来主治医に対して，主治医意見書が届き次第早急に

記載するよう依頼した。

2）第 1 回，第 2 回定期面接（1 週目，4 週目）

　第 1 回定期面接は，精神科病棟内で行われた。Ｄさんは精神科病棟での入院生活に強い戸惑いを感じていたため，傾聴を主として進めた。また，近医整形外科主治医より意見書を作成してもらうこととなった。

　入院 21 病日には，Ｄさんの希死念慮や抑うつ気分は改善していた。しかし，いまだ夫の介護保険認定が完了していなかった。自殺企図前と同様の環境下での退院となると，Ｄさんの介護負担は軽減されず，うつ症状の再燃や希死念慮の出現が懸念された。そのためケース・マネージャーは精神科主治医と相談して，退院日を 2 週間延期した。そして退院日の決定後，ケース・マネージャーはＤさんへ，膝のケアのための介護保険利用の必要性を伝え，Ｄさんの同意を得たうえで次女に役所での介護保険申請手続きを依頼した。

　第 2 回定期面接ではＤさんの表情が前回の定期面接と比べて豊かになり，ゆったりとした口調ではあるが流暢に話すようになっていた。自殺企図についても内省ができており，周囲に相談すべきであったと語った。次女には深く感謝しており，夫の認知症の治療が始まったことに対しても安堵していた。

　入院 30 病日目に次女から夫の介護認定が要介護 3 であったと連絡を受け，入院 33 病日目には夫の担当ケアマネージャーが決定し，週 2 日デイサービスを導入するなど，夫のケアプランが立案された。Ｄさんが自宅療養できる環境が整備されたことを確認できたため，入院 35 病日目にＤさんは自宅退院となった。

3）第 3 回，第 4 回，第 5 回定期面接（2 カ月目，3 カ月目，4 カ月目）

　定期面接は外来受診に合わせて行った。退院後，Ｄさんの介護保険認定調査が行われ，結果は要介護 1 であった。Ｎ病院精神科外来での治療を継続し，服薬を遵守し，精神症状は概ね安定していた。夫も同病院精神科での認知症の治療を継続し，デイサービスにも通所していた。それに合わせてＤさんは筋力強化や杖の使い方の指導を受けるなどの変形性膝関節症のリハビリを受けていた。また，Ｄさんと夫は同じケアマネージャーが担当しており，普段からよく相談ができている様子であった。希死念慮を尋ねると「今は思っていません」と否定した。定期面接終了後，ケース・マネージャーは夫とＤさんの精神科主治医と情報共有し現状維持の方針となった。

4）第 6 回，第 7 回定期面接（5 カ月目，6 カ月目）

　精神科通院や服薬遵守はできており，夫の世話が大変だと述べるが，ケアマ

ネージャーや次女とよく話し，ストレスとうまく付き合うことができていた。膝のリハビリも継続できており痛みも大分緩和されていた。自殺企図当時を「あのときは追い詰められていた」「今は周りが助けてくれる」と語り内省もできている様子がうかがえた。自殺念慮の再燃がなく経過し，また，次女やケアマネージャーなどと普段から相談できていることを確認できたため，定期面接を終結とした。

（下田　重朗）

> **事例 5** Eさん，48歳，男性，双極性障害
>
> 【病前性格】
> 　熱中しやすい，社交的，頼まれると断れない。
>
> 【生育歴・生活歴】
> 　出生・発育にとくに問題はなかった。学童期から成績は優秀で，地方の大学に進学した。大学在学中に父親が自殺で亡くなった。大学卒業後に大手自動車メーカーに就職した。25歳で社内の女性と結婚し，二児をもうけた。現在，母親（78歳），妻（46歳），長男（大学生），次男（高校生）と母親の家で同居している。母親は，3年前から物忘れが目立ち始めた。Eさんの妻は，母親から目が離せなくなったことから，それまで務めていたパートの仕事を辞めた。しかし，住宅ローンや子どもの教育費が家計を圧迫する状態が続いた。このころからEさんは，課長代理に昇進し，仕事が以前にも増して多忙となった。最近，母親の介護をめぐって妻との間で口論になることがあった。普段，喫煙は1日1箱，飲酒は毎日缶ビール500 mlを飲んでいた。
>
> 【既往歴】
> 　特記事項なし。

1　現病歴と今回の自殺企図に至った経緯

　昇進後も熱心に仕事に取り組み，新事業の立ち上げに没頭していた。部下の管理，製品の納品やトラブルに関する対応で，連日深夜に帰宅し，休日出勤もしていた。自宅に仕事を持ち帰り連日夜中まで仕事を続けていたが，疲労感を感じることはなかった。

　2年前に，倦怠感，食欲低下を自覚し，産業医の紹介で心療内科を受診した。「慢性胃炎」「軽症のうつ病」の診断で薬物療法を受けた。3カ月ほどで軽快し，その後，通院医療は自己中断した。

　5カ月前，新事業に関連する仕事で多忙を極めるようになった。同時期に部下が休職し，さらに業務量が増えた。睡眠がとれず中途覚醒を繰り返し，疲労感が募った。2カ月前，身体が重くて動かず，出勤できなかった。以前通院していた心療内科を受診したところ，「ストレス過剰状態」の見立てで，以前と同じ抗うつ薬の投与を受けた。その後もほとんど改善がみられなかったために，3週間後に薬剤の変更が行われた。すると，しだいにイライラや焦燥が強まり，不眠が増悪した。

　10月10日，ビールに加えウイスキーを多量に飲み，向精神薬を1週間分服

用したうえで，納戸の壁のフックにネクタイを掛け，縊首を図った。フックが外れ床に倒れこんだ音で妻が気づき，朦朧としているEさんを発見し，救急搬送を要請した。

2 ケース・マネージメントの導入

搬送時，声かけに対する反応も鈍かった。外傷や低酸素脳症は認めなかったが，意識障害があり救命救急センターに入院となった。翌日，精神科にコンサルトがあり，精神科医がケース・マネージャーに知らせた。精神科医とケース・マネージャーがベッドサイドでEさんに挨拶をし，妻と面接を行い，生活歴と現病歴を聴取した。精神科医はかかりつけの心療内科医に電話し，診療情報提供を依頼した。

入院2日目の午後にはEさんの疎通性がよくなり，話ができるようになったので，精神科医とケース・マネージャーがEさんと面接をした。精神科医は，今回の搬送の経緯について尋ねた。Eさんは，言葉を濁す様子があり，自殺を意図したものではないと話して自殺念慮も否定した。

入院3日目の午前，ケース・マネージャーが再度経過を確認し，自殺企図であったかどうかについて尋ねた。Eさんはしばらく黙っていたが，そのときは自殺の意図があったことを認めた。午後に精神科医が診察を行い，自殺の意図の確認をした後に，Eさん，妻に対して自殺予防と精神疾患に関する心理教育を行った。精神科医から精神科病院への入院による精神科治療継続の必要性を説明したが，本人は仕事を気にして応じようとせず，早期の自宅退院を希望した。精神科医とケース・マネージャーが繰り返し説明をし，妻を説得して，精神科治療の継続について了解を得た。精神科診断は暫定的に「双極Ⅱ型障害」とした。

1）初回面接でのアセスメントとプランニング

ケース・マネージャーは，これまでの情報を整理し，精神科医とEさんに関する問題点を抽出した。

①希死念慮が残存しているにもかかわらず，病識や振り返りが不十分であり，退院への焦りがみられる，②激務と業務上のプレッシャーが強いストレッサーになった可能性が高い，③子どもたちの教育費や住宅ローンが家計を圧迫していた，④業務と家庭のストレスがある状況で，周囲の人に相談をすることができなかった，⑤母親の介護に関して社会資源の知識がなく利用していなかった。

精神科医とケース・マネージャーは，妻に対して自殺の再企図の危険性と精神科治療の必要性，具体的な転院先や治療の見込みについて説明した。さらに，

ケース・マネージャーはEさんと妻に対して，精神科入院に際しての法的要件と手続きについて説明した。

会社については，まず妻を通じて上司に病気休暇の申し入れをし，診断書を提出することとした。経済的な心配については，傷病手当金の説明を行い，職場の労務担当者に問い合わせを行うよう伝えた。また，いずれ，会社の健康管理部門（産業医，保健師など）とやりとりをする必要性があることを伝えた。妻には，先々のこととして，母親の介護負担の軽減に関する情報提供を行った。

ケース・マネージャーは，転院先の精神科病院に情報提供を行い，10月15日に転院が決まった。

2）第1回，第2回定期面接（1週目，4週目）

Eさんは精神科病院に入院中であるため，妻と面接を行った。妻は上司に病気休暇のための診断書を届け，その際に上司と面接をし，夫の状況について説明をしていた。上司からは十分に休養をとるようにいわれたという。妻はさらに，労務担当者と会い，病気休暇や休職・復職制度・休職中の経済的保障について説明を受けた。

転院後，Eさんは気分も安定し順調に回復しているということであった。主治医からは，1～2週間経過をみた後に，試験外泊ができるのではないかといわれたと話した。介護保険については，役所の窓口で説明を受け，母親のかかりつけ医に意見書の作成を依頼しに行くということだった。

3）第3回定期面接（2カ月目）

Eさんと妻と面接を行った。Eさんは，精神科病院に6週間入院した後に退院し，自宅で療養生活をしていた。生活リズムは比較的保たれていたものの，入院中や外泊中のほうがむしろ元気で，退院後はごろごろしていることが多いということだった。しかし，気持ちとしては早く復職をしなければと焦っていた。会社の上司からは，近況を尋ねるメールが定期的に来ていた。ケース・マネージャーは，休養の継続と，精神科外来受診の継続の必要性を伝え，生活リズムの維持と体力の回復のための軽度の運動を勧めた。

上司にはメール返信を行うこととし，妻には会社の健康管理部門との接触を勧めた。母親の介護保険の進捗を確認したところ，かかりつけ医から意見書を提出してもらい，申請中とのことであった。

4）第4回，第5回定期面接（3カ月目，4カ月目）

約2カ月の自宅療養を経て，翌月1日から，ならし出勤が開始されたが，本人

の希望で1カ月の短期間とすることになった。母親については，介護保険が認定され，その後，初回訪問が行われたようであった。

　ケース・マネージャーは，無理のない範囲でと助言し，体調が不安定化するようであれば，すぐに上司や保健師・産業医，そして主治医に相談するようにと伝えた。妻には，日常生活リズム維持や，不調への気づきのポイントを伝えた。Eさんに早朝覚醒があったため，ケース・マネージャーは睡眠の問題を主治医に伝えるようEさんに助言した。

5）第6回，第7回定期面接（5カ月目，6カ月目）

　第6回，第7回定期面接（5カ月目，6カ月目）の連絡をとったところ，Eさんは出勤できており，通院も継続できているとの報告を受けた。母親には現在，ヘルパーが来ており，デイサービスへの通所の準備中とのことであった。自殺念慮は生じておらず，会社の上司や産業医，保健師との相談もできているとの確認ができ，定期面接を終結した。

（衞藤　暢明）

| 事例 | 6 | Fさん，53歳，男性，アルコール依存症 |

【病前性格】

世間体を気にする。

【生育歴・生活歴】

同胞3名の第3子，三男として地方の小都市で出生。出生・発育はとくに問題なし。高校卒業後に公務員の職に就き，23歳で結婚し，2児をもうけた。長男は独立して遠方に在住。現在は妻と次男との3人で賃貸マンションに暮らしている。収入は本人の給与と妻のパート代。貯蓄はわずかで自家用車を1台所有。

【既往歴】

アルコール性肝障害（38歳〜）。

1 現病歴と今回の自殺行動に至った経緯

20歳ころから毎日飲酒するようになった。仕事のストレスから飲酒量が増え，38歳時の健康診断で肝機能障害を指摘され，内科に通院を開始した。内科主治医から飲酒の問題を繰り返し指摘され，精神科受診を勧められたが，本人が拒否し受診に至らなかった。

48歳ころには一升瓶を2〜3日で飲むようになり，体調不良のため欠勤が多くなった。また，自宅では飲酒した際に妻との口論が絶えなかった。

X年10月末（53歳），妻が次男を連れて実家に帰省し，別居となった。飲酒量はさらに増加し（焼酎1升/日程度），欠勤がさらに増えた。11月28日，勤務態度を上司から叱責され，その翌日に辞職した。12月1日，別居中の妻に電話で「自宅に戻ってほしい」と懇願したが受け入れられず，離婚の話を持ち出された。同日夜に飲酒後，自家用車内で練炭を焚き自殺を図った。車内で意識を失っているところを通行人が発見，救急隊を要請しO総合病院に救急搬送された。

2 ケース・マネージメントの導入

搬入時の意識状態はJCS-300で救急病棟に入院となった。一酸化炭素中毒に対する治療と並行してアルコール性肝硬変の治療も開始された。翌日には疎通可能となり，精神科に診察依頼がなされた。精神科医は搬送の経緯を確認した後，ケース・マネージャーに概要を伝達した。精神科医とケース・マネージャーは一緒にFさんのベッドサイドを訪問し挨拶を行った後に面接を行い，「アルコール

依存症」および「大うつ病性障害」と診断した。Ｆさんは「家族もいないし，仕事もなくなったので助かっても仕方がない」「酒は別に大した問題じゃない。いつでもやめられるし治療もする気はない」と述べ，飲酒行動に対する問題意識や内省に乏しく，治療に拒否的であった。

翌日，精神科医は自殺であったかどうかを再確認したうえで，自殺予防と精神疾患に関する心理教育を行った。また，自殺企図再発の危険性も高いことから，精神科病棟への入院の必要性を伝えた。しかし，Ｆさんは治療に拒否的なため，Ｆさんの同意を得て別居中の妻に連絡し，治療への協力を依頼した。当初妻はＦさんへのサポートを躊躇していたが，ケース・マネージャーが妻へ心理教育を実施したところ「治療をすることで本人が変わってくれるなら」とＦさんへのサポートに同意した。

1）初回面接でのアセスメントとプランニング

ケース・マネージャーは，情報を整理し，以下の問題点を抽出した。①アルコールに対する問題意識が乏しいこと，②飲酒が原因で失業し，経済的問題が出現していること，③家族機能が弱体化していること。

精神科医とケース・マネージャーは，改めて妻に対して，自殺の再企図の危険性と精神科病棟への入院の必要性を説明した。さらにケース・マネージャーは，医療費軽減のための制度（高額療養費）や生活保護制度，失業手当について，Ｆさんと妻に説明を行った。

12月5日，ＦさんはＯ総合病院の精神科病棟へ転科転棟した。

2）第1回，第2回，第3回定期面接（1週目，4週目，2カ月目）

精神科入院後，まず，妻に対してアルコール依存症について疾病教育が行われた。ケース・マネージャーは，家族のＦさんを支える力を評価するため，情報を収集した。Ｆさんには兄が2人いるが，支援は望めなかった。2人の子どもは頻繁に面会に来て協力的だが，長男は遠方で，日常的な支援は望めなかった。そのため，妻と次男を中心にＦさんのサポートを行う方針となった。

抑うつ気分や希死念慮は徐々に軽減し，12月中旬からアルコール依存症に対する疾病教育が始まった。Ｆさんには飲酒についての問題意識が生じ始め，1月初旬の定期面接時には，自助グループへの参加と日中活動の重要性を理解していた。そのために精神科主治医，Ｆさん，ケース・マネージャーで話し合い，断酒会へ参加，アルコール依存症対象のデイケアを利用する方針となった。ケース・マネージャーは，Ｆさんの自宅近くの断酒会とアルコール依存症対象のデイケアを見学できるように調整し，1月12日に外泊を兼ねて妻と共に体験参加した。

週1回断酒会に通い，週3回はデイケアに通所を行う方針となり，具体的な生活のスケジュールが決まったことで，Fさんも安心している様子であった。精神科通院は，自宅に近いQ精神科クリニック，アルコール性肝硬変は以前通院していたP内科クリニックに通院する方針となり，ケース・マネージャーは退院前に受療調整を行った。Fさんと妻で話し合った結果，退院後は妻，次男と再び同居することとなり，退職金を含めた金銭管理は妻が行う方針となった。ケース・マネージャーから失業手当の受給について説明した。そして，2月8日（第70病日）自宅退院となり，次回の定期面接の日時を決めた。

3）第4回定期面接（3カ月目）

退院して3週間後に，第4回定期面接を実施した。同伴した妻より「1週間は断酒していたが，ここ2週間は週に2～3回飲酒している」「口論になることが再び増えている」と情報があった。Fさんは「（妻からは）次に飲んだら離婚する，といわれている」と，きまり悪そうに話した。一方，Q精神科クリニックやP内科クリニックへの通院，断酒会，デイケアへの定期的な通所はできていた。抑うつ気分，希死念慮は認めず，情動も安定しており，再び断酒の必要性について説明し，通院，通所は継続するように促した。妻に対しては，近隣の保健所や断酒会で依存症の家族会が開催されているので，出席してみるように勧めた。また，Fさんの同意を得たうえ，Q精神科クリニックの主治医に対して今回のケース・マネジメント面接で知り得た情報を伝え，今後も精神科主治医とケース・マネージャーで緊密に連絡を取り合うこと，緊急時の対応についての確認を行った。

4）第5回定期面接（4カ月目）

Fさんは前回の面接後に，依存症デイケアと断酒会で，自身の飲酒欲求と飲酒してしまったことを正直に話し，それをきっかけに数人の相談相手ができた。そして以後，断酒を続けていることが確認できた。妻は，前回の面接2週間後に依存症の家族会に出席し，「自分たちより重症の人たちなので，ちょっと違う気がする」と発言するも，以後は週1回の参加を続けている。

ケース・マネージャーはFさんに対しては，仲間と支え合いながら断酒を続けていくことの重要性を再確認し，妻に対しては，このまま家族会への参加を続けることで何かヒントが得られるかもしれないと伝えた。

5）第6回定期面接（5カ月目）

Fさんは順調に断酒を続けている。妻も家族会への参加を続け，ほかの参加者との交流を積極的に行っている。

6）第 7 回定期面接（6 カ月目）

　F さんはある日曜日に時間を持て余してその日だけ飲酒をしてしまったが，次の日からは再び断酒をすることができた。そのことに対して，妻は一喜一憂することなく，飲酒してしまったことは残念だが翌日からまた断酒ができていることを評価するなど，よい距離感で対応できている。

　Q 精神科クリニックに通院を続けられていることと，F さんにも妻にもよい相談相手ができたことで，F さん家族への支援体制が整ったと判断して，ケース・マネージメントは終了した。また，その旨を Q 精神科クリニック，P 内科クリニック，依存症デイケアの担当者に電話で連絡した。

　　　　　　　　　　　　　　　　　　　　　　　　　　　　　　（杉本　達哉）

Ⅴ インシデント総論

　インシデントの言葉の定義は，"突発的な出来事で，迅速な対応が要求され，即座に対応しなければ被害が広がっていくもの"で，医療の現場では「ヒヤリハット」ともいわれている。インシデントには患者の被害に関係する事象，医療者の被害に関係する事象（暴力被害など）がある。患者の被害に関係する事象でも，外出中の不慮の事故，外部侵入者による窃盗，いわゆる医療過誤と呼ばれるものなど例をあげればきりがない。

　もちろん，救急医療を起点とした自殺未遂者支援においてもさまざまなインシデントが起こり得るが，本節では"対象者が自殺企図の再発になり得る状況"という事象に絞って述べていく。

1　自殺企図の再発になり得る状況

　インシデントが入院中に発生した場合，ほかのスタッフと協力しあうことで，患者の安全を比較的容易に確保することができる。では，退院後はどうか。退院後は，家族や支援者，患者自身が，余裕のない状況で電話をかけてくることが多い。対応する側としては，時間的に余裕のない状況に電話で対処しなければいけないという難しさがある。このような状況では，以下のような個人スキルと診療体制が重要となる。

1）短時間で情報を収集するスキル，危険度・緊急度を評価するスキル

　まず，自殺の再企図の危険度を評価する必要がある。それには，p.126 に記載されているような一般的なリスク因子と防御因子を理解したうえで電話を通して効率よく情報を収集しなければならない。単にリスク因子が○個，防御因子が○個という評価ではなく，患者の過去の病歴と照らし合わせたうえで，近い未来の予測をしなければならない。

　緊急度を評価する際には，患者が説得や声かけに反応するレベルなのか，自身がコントロール感を失い本来の患者の状態からかけ離れたレベルにあるかどうかが参考になる。

2）短時間でマネージメントする

　相談者である家族や支援者，患者を落ち着かせるようなコミュニケーションス

キルがきわめて重要である。適切な支援機関につなぐためには，社会資源についての十分な知識が必要である。また，119番通報や110番通報を躊躇なく勧めたり，場合によってはケース・マネージャー自身が通報するといった決断力が必要になることもある。

3）速やかに相談や情報共有ができる体制がある

ケース・マネージメントで迷う際に，相談者をいったん落ち着かせて，対処法を整理した後で（自分自身を落ち着かせた後で）折り返し電話する場合もある。その場合，すぐに相談できるチームの存在が前提になる。単に相談できる上司が一人いる，精神科医が一人いる，という体制ではなく，緊急時に何人かに相談できるような体制を確保することが望まれる。チームの構築が難しければ，院内のリエゾンチームと密に協働することも考えられる。

無事に患者のケース・マネージメントができたとしても，常に一人で対処していたのでは，いつか燃え尽きてしまうことになる。自分自身のメンタルヘルス向上にも，チームが存在し，メンバー間での情報の報告・共有はきわめて重要なことである。

2　ネットワーク形成とスキルアップ

"対象者が自殺企図の再発になり得る状況"はそんなに頻繁に起こることではないので，個人の経験のみでスキルアップしていくことは難しい。それゆえ，ほかの人が経験したインシデントを参考にすることは有効である。全国には自殺未遂者支援を行っている病院が数多く存在し，そのネットワークも形成されている。そういった仲間との交流で，スキルの向上が図られることになる。

（杉本　達哉）

Ⅵ インシデント対応の実際

本節で扱う事例はすべて本書のために研究班が作成した架空のものである。

インシデント対応 ① 大量服薬後に電話が途切れる

Aさん，32歳，女性，大うつ病性障害
夫（32歳），長男（4歳），長女（2歳）と同居していた。

夫の転勤と転居に伴い，これまで支えとしていた友人や両親のサポートが得られなくなった。長男は3歳児健診にて発達の遅れを指摘され，さらに長女の夜泣きも重なった。加えて，幼稚園の保護者となじめず孤立するようになった32歳時，遺書を用意したうえで，内科から処方された睡眠薬と市販薬をワインとともに服用し自殺を図り，I総合病院救命救急センターへ搬送となった。

退院後の第3回ケース・マネージメント面接では，I総合病院精神科への通院を継続し，服薬も遵守できていること，夫や夫の両親から育児サポートが得られていることが確認された。その1週間後，長男はJ病院の児童・思春期専門外来を受診し薬物療法が開始された。Aさんにも精神科医と臨床心理士による並行面接が導入された。その後，Aさんは抑うつ症状や活動性が改善し，長男も落ち着き始めてきた。

1 インシデント発生状況

第7回ケース・マネージメント面接（面接導入後6カ月目）から3カ月経過した後，本人からケース・マネージャーへ「また処方された薬をたくさん飲んだ」と電話連絡があった。電話口では呂律が回っておらず，飲んだ量を確認しているうちに電話が途切れた。

2 対応のポイント

1）安否確認のため，本人へ折り返し電話する

● 処方薬を服用したという本人の申告と，呂律が回っていない状況から，意識レベルが低下し電話が切れた可能性が考えられる。本人と再度電話がつなが

らないか連絡を試みる。
- ●電話がつながった場合は，気持ちを落ち着かせるために，ゆっくりとした口調で以下を確認する。
  - ・飲んだ薬の種類と量
  - ・居場所
  - ・周囲に誰かいないか
  - ・自身で救急要請可能か
  - ・自宅にいる場合，玄関の鍵を開錠できるか
  - ・自身で救急要請できない，あるいは開錠ができないなどの場合は，家族への連絡を試みる
- ●電話がつながらなかった場合は，主治医または担当医に対応方法を相談する。
  - ・一人で判断せず，主治医に報告し，対応方法について指示を仰ぐ
  - ・主治医が不在の場合は，担当医に報告し，対応方法について指示を仰ぐ
  - ・夫やほかの家族への連絡の必要性について協議し，誰がどのように連絡するか話し合う

2）夫またはほかの家族に連絡する
- ●家族が動揺しないように，冷静に状況を伝え，早急な安否確認を依頼する。
- ●意識状態が悪ければ救急隊を要請するよう伝える。救急要請に迷った場合は，主治医に相談するよう伝える。
- ●本人が自宅におらず所在が不明な場合は，警察に相談するよう助言する。

3）警察に相談する
- ●本人にも家族にも連絡がつかない場合は，守秘義務以上に命が優先され得る状況であるため，警察に自宅訪問を依頼する。

4）児童相談所または市区町村の家庭児童相談室へ連絡する
- ●未成年の子どもを残し自殺を企てることは，子どもに対する心理的虐待に該当する場合がある。
- ●緊急入院により，子どもを監護する者が不在となり子どもの生命の安全が危ぶまれる場合は，一時保護を含めた相談を行う。

5）対応が終わった後の記録，報告は忘れずに行う
- ●記録は時系列で記載し，個人の判断ではなく主治医やチームで検討したうえで対応したことを明記しておく。

●緊急事態の記録，報告について施設内で統一した基準を準備しておくことが望ましい。

3　インシデント対応後の経過

　Aさんへ再度連絡を試みるも電話がつながらなかった。ケース・マネージャーは主治医に状況を報告し，対応方法を検討した。そして，ケース・マネージャーから夫へ連絡した。夫の母親が代理で自宅に駆けつけたところ，居間で意識消失している本人を発見した。直ちに救急要請されI総合病院へ搬送となった。その後，同院精神科へ再入院となり，改めて主治医とケース・マネージャーが中心となり，治療方針の再考，環境調整などがなされた。

（山田妃沙子）

> **インシデント対応 ② 大騒ぎの事例**

Cさん，27歳，女性，境界性パーソナリティ障害

父親（56歳），母親（51歳），妹（24歳）の4人でマンションの5階に住んでいる。高校時代，短大時代に，恋愛問題に関連してリストカット，アームカットを複数回行っていた。不特定多数の男性と交際するが，いずれも長続きはしなかった。

25歳時，アルバイト先の店長との不倫関係に悩み，抑うつ気分，不安，イライラ感，食欲不振が出現した。リストカットが再発し，繰り返すようになったため，自らLクリニック（精神科）を受診した。適応障害の診断で，抗不安薬と睡眠導入剤による薬物療法が開始されたが，間もなく治療を中断した。

27歳時の5月10日22時ころ，交際中の男性との口論をきっかけにLクリニックでかつて処方された2種類の睡眠薬25日分と，市販の感冒薬50錠を過量服薬してM総合病院に救急搬送された。入院後，精神科医の診察にて，適応障害，および境界性パーソナリティ障害と診断された。このタイミングでケース・マネージャーが介入を開始した。退院1週間後のケース・マネージメント面接において，Lクリニックを今後も継続受診していくこと，臨床心理士の面接の導入を検討していること，退院後は比較的安定した生活を送っていることが確認された。

1 インシデント発生状況

約1カ月後の17時ころ，母親からケース・マネージャーに電話が入った。「交際中の男性から別れ話をされたようで，気分が不安定になって，自宅で包丁を振り回して『死んでやる』と騒ぎ，自室に籠っている。部屋からは何かを投げつけるような物音が聞こえている。Lクリニックに電話したがすでに診療時間は終了しておりつながらない。どう対応したらいいのか」という内容であった。

2 対応のポイント

1）支援者である母親の話を傾聴し，気持ちを落ち着かせる

● ケース・マネージャーが緊急度が高いと判断したうえで，母親の支援を開始する。

2）状況の確認と情報収集
- 母親の気持ちを落ち着かせながら，現在の状況を以下のようなポイントに着目して聞き出し，情報を整理する。
  - 自宅や周辺にはほかに人はいるのか
  - すでに本人あるいは誰かが負傷しているのか
  - 薬を飲んでいるか
  - 自室にどのくらいこもっているのか
  - 不穏時の頓服はあるのか
  - いつから情緒不安定なのか
  - 母親がCさんに現時点でどんなアクションを起こしたのか

3）危険物を遠ざけ，部屋から出てくるよう本人に促すよう母親に伝える
- 母親が本人の自傷他害の手段となり得るものから遠ざけた状況で対応する。

4）「ケース・マネージャーと電話がつながっているから出てきて電話に応じてほしい」と母親経由で本人へ伝えてもらう
- もし，Cさんが部屋から出てきたら。
  - Cさんに電話を代わってもらい，「どうしたの？」「何があったの？」とCさんから状況を尋ねながら理由を聞く
  - 傾聴に努め，Cさんを落ち着かせる
  - 本人のことを心配していることを伝える
  - もう一度通院先のLクリニックにケース・マネージャーから電話してみる
  - 精神科救急医療体制があれば，受診できる病院をCさんと母親へ伝えて受診を促す
  - 精神科救急や夜間輪番をCさんと母親に案内する
- もし，Cさんが部屋から出てこなかったら。
  - 自傷の危険性があるため母親から警察へ連絡し，警察に対応してもらうよう伝える

5）翌日，朝一番でLクリニックへ連絡し，受診してもらう（母親から伝えてもらう）
- 本人，家族から許可をとったうえで主治医と直接電話でやりとりすることが望ましい。
- ケース・マネージャーがずっと抱え込む必要はない。ただし，前日で得た情報について主治医に伝え，今後同じ状況が起きた際の対応について話し合っ

ておく。

6) 対応が終わった後の記録，報告は忘れずに行う
- 緊急事態の記録，報告について施設内で統一した基準を準備しておくことが望ましい。

3 インシデント対応後の経過

　Cさんは部屋から出てこなかったため，母親が警察へ連絡した。警察が本人を保護した際も，「死んでやる。近づくな」と興奮状態であったため，精神科救急病院へ搬送され医療保護入院となった。

（原田　康平）

| インシデント対応 ③ | 希死念慮の再燃，家族からの相談 |

Eさん，48歳，男性，双極性障害

母親（78歳），妻（46歳），長男（大学生），次男（高校生）と同居している。母親は物忘れがあり，妻は介護に専念している。

Eさんは大学卒業後から大手自動車メーカーに勤務し，3年前に課長代理に昇進したが，激務とプレッシャーにより不眠，食欲低下などが出現した。3カ月後に心療内科で抗うつ薬の投与を受けたが改善せず，無理をして仕事を続けていた。その約1カ月後，多量飲酒し，向精神薬を1週間分まとめて服用したのちに，納戸の壁のフックにネクタイを掛け，縊首した。

自殺企図後は救命救急センターから精神科病院に転院し，6週間後に退院した。4回のケース・マネージメント面接を経て，ならし勤務が開始されることとなった。

1 インシデント発生状況

初回面接から4カ月後，1カ月程度のならし勤務を経て，復職を果たした。復職後は順調に仕事をこなし，徐々に忙しい生活に戻りつつあった。しかし，このころから服薬が不規則となり，復職1カ月後からは精神科受診を自己中断した。その後しばらくは安定した状態で経過していたが，通院中断から約3週間後より寝つきの悪い日が増えた。このため余っていた睡眠薬を服用し数日間は眠れたが，その後は睡眠薬の代わりにビール500 mlを就寝前に飲むようになった。第5回面接（6カ月後）の連絡をとったところ，妻が電話に出た。妻の話によると，2日前から起床後の不快感と全身倦怠感が強く，欠勤しており，「また職場に迷惑をかけて，死んだほうがましだ」と妻に漏らすなど希死念慮の再燃がうかがえた。

2 対応のポイント

1）本人および家族が安心感を得られるように話を聴く

- 服薬，通院の中断を責めるような発言はしない。
- 症状の悪化により，本人および家族ともに不安，落胆，混乱した状態も想定されるため，安心感を与えるように心がける。
- 治療中断に至った経緯を，こちらの判断を交えずに支持的に聴取する。

2）服薬，通院の中断について情報収集する

- 「服薬，通院を中断されたのには何か理由があったのでしょうか」などの問いかけをしながら収集する。以下のような中断理由をあらかじめ念頭に入れておくと聴き取りやすい。
  - ・復職に伴う時間的制限のため
  - ・症状が安定し，治療の必要性を感じられなくなったため
  - ・薬の副作用（眠気など）のため
  - ・周囲からの誤った情報（薬を飲み続けるとやめられなくなるなど）のため
  - ・通院先で問題（距離，待ち時間，主治医との関係など）が生じたため
- 本人および家族の疾病理解はどの程度かを確認する。

3）精神科を再度受診できるように受療調整を行う

- 2）で確認した情報を参考にして精神科への受療促進を行う。
- 必要に応じて本人および家族へ心理教育（服薬，通院の必要性など）を行う。
- 希死念慮が切迫している場合には，救急受診システムの利用方法などを情報提供し，即刻受診が行えるように調整する。

4）本人が受診を拒否する場合，家族だけでも受診できるように調整する

- 家族だけでも受診することで，治療導入の機会をうかがうことができる。
- 家族の不安を軽減し，家族から本人に適切な指導を行うことで状況が好転することもある。

5）対応が終わった後の記録，報告は忘れずに行う。

3　インシデント対応後の経過

　受療調整を行った翌日，Eさんは妻と共に以前通院していた精神科病院を再診した。その際に主治医と相談し，再度休職したうえで通院にて薬物治療を再開した。治療再開後は約1週間で症状は安定し，3週間休職した後に復職が可能となった。本人，家族ともに状態が安定した後もしばらくは服薬の継続が必要であることを認識し，「大丈夫と思っても無理しないよう気をつけます」と再発予防の意識も高まった。

　復職から1年後，妻からケース・マネージャー宛に手紙が届いた。Eさんは月に1回通院しながら，元気に仕事を続けているという。

（川島　友子）

インシデント対応 4　行方不明

Gさん，21歳，男性，統合失調症

おとなしく引っ込み思案な性格。父親（52歳），母親（48歳）と三人暮らしであったが，高校卒業後に親元を離れて1年浪人した後，大学に通いながら1人で暮らし始めた。2年ほど経って，両親のもとへ大学から「Gさんがしばらく大学に来ておらず，このままだと留年しそうだ」と連絡が入った。両親がGさんを訪ねたところ，「自分は盗聴されている」などと話し，頭髪も髭も伸び放題であった。両親に連れられて郷里の精神科クリニックを受診したところ，統合失調症の診断を受け，薬物療法が開始された。しかし冬のある日，怠薬がちだったGさんは幻覚妄想状態となって川に飛び込み，入水自殺を図った。通行人に発見されて助けられ，総合病院の救命救急センターで加療後に精神科病棟へ転棟となり，2カ月後に退院となった。

1　インシデント発生状況

退院直後は定期的に病院へ通っていたが，それも途切れがちになっていった。Gさんが来院しなくなってしばらく経つと，Gさんの母親から病院に電話が入った。それによれば「ここ最近，Gは薬を飲んでいなかった。興奮しやすく，気に入らないことがあると怒り出すようになった。今朝もGと夫が口論になり，Gが出て行ってしまった。また川に飛び込むのではないかと心配。父親がGの後を追って探しに出た」という。

2　対応のポイント

1）家族が安心感を得られるように話を聴く。

- Gさんが行方不明になるまでの経緯を支持的に聴く。
- 家族を非難していると受け取られかねない発言は控える。電話で相談対応を行うときや緊急時は，いつも以上に言動に気をつける。
- 家族が混乱している可能性を考え，家族に安心感を与えるように心がける。普段より低い声を出してゆっくりとしゃべることを意識する。
- 親戚などで協力を得られる人物がいないかを確認してみる。
- 家族には警察に捜索願いを出してもらう。ためらう家族もいるが，その場合は「探しているうちに亡くなってしまう人もいる」など，最悪の結果に至る

可能性も示唆しつつ説得を試みる。
- こちらが動揺したり,慌てたりしないようにする。複数の相談対応を並行して進める必要が出てくることもあるので,同僚に支援を求めるのも効果的である。
- 主治医やPSWに相談して,指示やアドバイスを求める。
- 電話を切るときは「のちほど,こちらからお電話します」などと言い添え,家族の不安を和らげる。

2) 服薬・通院の中断について家族に情報収集する。
- 最後に薬を飲んだのはいつか,何を飲んだのかを確認する。
- 「服薬,通院を中断したのは何か理由があったのでしょうか？」などと問いかけながら情報を収集する。
- 最近のGさんの様子について確認する。

3) 精神科を受診できるように受療調整を行う。
- 1),2) で得た情報を主治医に報告し,受診調整を行う。
- Gさんに自傷他害のおそれがある場合には,警察に保護してもらうことを勧める。
- 本人の受診がベストだが,受診を拒否した場合,家族だけでも相談できるように調整する。
- 「大変でしたね」など,家族へねぎらいの言葉をかける。

3 インシデント対応後の経過

　父親が川のほとりに立っているGさんを発見し,両親に連れられて精神科を受診した。病院に状況が伝わっていたこともあり,速やかに診察が行われた。その結果,Gさんは医療保護入院となった。並行して,Gさんと両親に対して心理教育も行われた。Gさんも徐々に通院や服薬の重要性を理解するようになり,3カ月後に退院となった。退院後はデイケアに通いながら,定期的な通院・服薬を続けている。困ったことが起こったり,体調が悪くなったりしたときには,その都度スタッフに相談するようになった。

（中村　光）

> インシデント対応 ⑤　既遂例
>
> 　Hさん，44歳，男性，うつ病，アルコール依存症
> 　同胞なし。母親は本人が小学生時に事故で他界。現在は妻（42歳），長男（小学生）と同居。大学卒業後は建設会社に勤務，10年前から家業を継ぎ，父親と農業に従事していた。しかし慣れない仕事で不眠がちとなり，しだいに飲酒量が増えていた。3年前に父親が癌で急逝し仕事を一人で請け負うこととなり，不眠が増悪し抑うつ気分も出現したため，2年前から心療内科に通院を開始。上記診断にて加療されていたが改善に乏しかった。8カ月前に冷害による不作にて多額の借金を抱え，焦燥感と希死念慮が出現する。6カ月前，自宅近くの納屋で飲酒下にて農薬を服毒し，妻が発見し救命搬送された。身体加療後に精神科病院へ転院，休養と酒害教育の後，入院8週間で退院した。その後，4回のケース・マネージメント面接が実施された。

1　インシデント発生状況

　退院直後は再飲酒なく生活し農業を再開したが，4週間後に不眠を契機に再飲酒に至り，酩酊下で作業中に左上肢を農具に挟み受傷し，仕事困難となった。その後，より自責的となり入院前と同様の焦燥感と希死念慮が再燃し，飲酒も続いていた。妻は再入院の必要性を感じ本人に入院を促すタイミングをうかがっていたが，数日後にHさんは山林で縊首を試み，救急搬送されたが死亡が確認された。第5回面接の定期連絡時に妻から自殺の事実が伝えられた。

2　対応のポイント

1）傾聴・ねぎらい（←可能なかぎりここにもっとも時間をかける）
- 真摯にお悔みの言葉を述べる。
- 遺族の考えや解釈に判断を交えず，話の傾聴に努め，受容・共感し労苦をねぎらう。その際，周囲の人々からの声かけで二次被害が生じている可能性を想定する（例：「元気を出して」慰めるつもりが逆に遺族に重荷となる。「気づいてあげられなかったの？」と責められるように感じ自責感が増す，など）。

2）心身の状態への配慮
- 以下について尋ねる。

- 感情面：悲哀感，自責感，集中力の低下，怒り，情動不安定，情動鈍麻
- 身体面：不眠，食欲低下，倦怠感，動悸，過呼吸
- 思考面：故人を繰り返し思い出す，死にとらわれる，自分も自殺を図るのではと思う

3）心理的問題に関する情報提供
- 2）は正常な悲嘆反応であり回復可能性について保証する。
- 記念日反応や命日反応として再燃し得るが自然な感情であることを事前に伝える。
- 反応が遷延し日常生活に支障がある際は保健医療の専門家への相談を勧める。その際には遺族は動揺して混乱状態にある可能性を想定し，一方的に話さず，ゆっくりとわかりやすく，相手の反応を確認しつつ説明する。

4）現実的問題の整理の援助と具体的な情報提供
- 差し迫った社会的な問題の情報整理を手伝う（死後の手続きの問題，生活問題，経済問題，子どもの教育問題など）。
- 聴取した問題について，手続きの一覧表などを提示し具体的に助言する。
- 職場や家族に対する説明の仕方で悩んでいる場合もあるため，各地域に存在する社会資源を事前に情報収集しておく（自死遺族の支援に関する包括的な情報が記載されたリーフレットなど）。また，必要なアドバイスは遺族により異なるため，押しつけにならないようニーズを確認しつつ情報提供する。

5）経過観察の具体的方法についての確認
今後の体調や気分の変化の確認のため，こちらから連絡をしてもよいか，可能であれば遺族から連絡してもらえるかを尋ねる。

3 インシデント対応後の経過

自死2カ月後に妻から連絡がある。「一定の手続きが終えた後，疲労と同時にさまざまな感情が押し寄せた。今は自分の休養に時間をあてている。ゆくゆくは子どもの学費について民間育英団体で相談したい」と話した。現時点では子どもの心情に配慮し自殺の事実は成長するまで伝えないこととしていたため，自死遺族の会などへの参加を通して説明の仕方をゆっくり考える方法を提案した。院内では職員間カンファレンスを行い，必要に応じスタッフケアを検討した。

（遠藤　仁）

院内自殺を防ぐ；入院患者の自殺事故調査

　入院患者の自殺事故は，院内における主要な医療事故の一つであることが知られている。「日本医療機能評価機構・認定病院患者安全推進協議会・院内自殺の予防と事後対応に関する検討会」（以下，検討会）は，2015 年に入院患者の自殺事故調査を実施した。本稿に，調査結果の概要を示す。詳細は，患者安全推進ジャーナル第 45 号（2016 年）を参照されたい。

＜調査の概要＞
調査目的：日本医療機能評価機構・認定病院患者安全推進協議会の会員病院において，2012 年 4 月 1 日～2015 年 3 月 31 日の間に生じた自殺死亡事故の実態を調査するとともに，各病院の事故予防の取り組みを調査する。

調査対象：全会員病院 1,376 病院（2015 年 8 月時点）
　　　　　内訳／精神科病床のない一般病院：1,133 病院
　　　　　　　　精神科病床のある一般病院：167 病院
　　　　　　　　精神科病院：76 病院

回 答 者：医療安全管理者

回 答 数：529 病院（回答率 38.4％）
　　　　　内訳／精神科病床のない一般病院：432 病院
　　　　　　　　精神科病床のある一般病院：63 病院
　　　　　　　　精神科病院：34 病院

＜結　果＞

1. 入院患者の自殺事故数

　「精神科病床のない一般病院」の 19％に 107 件の，「精神科病床のある一般病院」の約 67％に 74 件の，そして「精神科病院」の 79％に 81 件の自殺事故が発生していた。

2. 自殺の手段・場所・時間帯

　3 群ともに，もっとも頻度が高い自殺企図手は縊首で，次いで高所からの飛び降りであった。

　「精神科病床のない一般病院」と「精神科病床のある一般病院」では，病棟内での自殺事故が半数以上を占めた。「精神科病院」では事故の半数以上が病院外で生じており，外泊・外出中のものが含まれると思われた。

　事故が生じた時間帯を，0～8 時，8～16 時，16～24 時の 3 つに分けたところ，「精神科病床のない一般病院」では，3 つの時間帯ごとに同程度の頻度で事故が生じていたが，「精神科病床のある一般病院」や「精神科病院」では，8～

column 6　院内自殺を防ぐ；入院患者の自殺事故調査

16時での自殺事故が最多であった。この時間帯の事故は，病院敷地外で生じたものが多く，外出・外泊中の自殺事故が多く含まれると推定された。

3. 自殺事故前の出来事

「精神科病院」では，自殺企図・自傷行為の既往を約5割に認めた。すべての群で2割以上が，明確な自殺念慮や自殺を示唆する表現を口にしていた。

4. 身体疾患

自殺で死亡した者の罹患していた身体疾患は，約半数が悪性腫瘍であった。悪性腫瘍以外の疾患は多様であった。

5. 一般病院における直前の精神科受診歴

「精神科病床のない一般病院」における自殺者の16％，「精神科病床のある一般病院」の一般病棟における自殺者の8％しか入院中に精神科受診をしていなかった。

6. 精神疾患

「精神科病床のない一般病院」と「精神科病床のある一般病院」の自殺死亡患者のうち精神科診断が可能であった者を調べたところ，F32（うつ病）が最多で，次いでF2（統合失調症等）が多かった。「精神科病院」ではF2が最多で，次いでF32が多かった。

7. 自殺事故発生時の業務手順

「精神科病院」の大多数では，事故発生時の業務手順が策定されていたが，「精神科病床のない一般病院」のうち，策定していた病院は36％であった。

8. 平素からの対策

平素からの自殺予防対策の実施については，実施割合の高い順から，「精神科病院」（91％），「精神科病床のある一般病院」（83％），「精神科病床のない一般病院」（53％）であった。実施内容は，3群とも「施設の整備」が最多であった。一方，「精神科病院」でさえも，「施設の整備」と「スタッフ教育」以外の各種の取り組みを行う病院は半数以下であった。「精神科病床のない一般病院」では，50％以上の病院が「施設の整備」に取り組んでいたものの，他の取り組みを行っている病院の割合は著しく低値であった。

9. 学習機会

「精神科病院」では，約7割で自殺事故予防対策に関する講習会や勉強会が開催されていたが，「精神科病床のない一般病院」では1割程度しか実施されていなかった。

10. 事故後の医療安全管理部門の対応，医療者のケア

「精神科病床のない一般病院」と「精神科病院」では，その70〜80％で自殺事故後に医療安全管理部門において何らかの対応がなされているのに対して，「精神科病床のある一般病院」では，その割合は半数以下であった。事故の当事者となった医療スタッフに対してメンタルケアを行っていた病院の割合は，

院内自殺を防ぐ；入院患者の自殺事故調査

表1　提言「院内自殺の予防と事後対応」

1. 自殺事故は深刻，かつ主要な医療事故であることを知り，措置を講ずる
2. 病院内における自殺手段を制御する
3. 自殺のリスク・アセスメントを行う
4. 自殺（希死）念慮を尋ねる
5. 精神科へのコンサルテーションを推進する
6. 自殺予防の視点をもってがん患者の治療とケアに取り組む
7. 精神科病床における自殺事故対策を推し進める
8. 統合失調症の自殺予防に注力する
9. 自殺事故予防のための研修機会を設ける
10. 事故の当事者となった医療者に専門的なケアを導入する
11. 自殺事故を多職種による患者の包括的支援により予防する

「精神科病床のない一般病院」「精神科病床のある般病院」「精神科病院」の3群で，64〜74％であった。

　上記の調査結果を踏まえて，検討会は，提言「院内自殺の予防と事後対応」を2017年8月に公表した。その一部を**表1**に示す。各病院が，病院内の入院患者の自殺事故の予防および自殺事故が発生した際の事後対応について組織的に取り組むようになることが期待される。検討会は，教育プログラムを開発し，2011年3月より「院内自殺の予防と事後対応のための研修会」を年に2〜3回開催している。院内自殺について体系だって学習できる機会は少なく，院内自殺予防を行ううえで，同研修会の参加を勧めたい。

（井上　佳祐）

第3章

自殺未遂者支援のために
必要な知識

I 救急搬送から初療まで；救命救急センターで何が行われるか

　自殺企図後の症例において，何らかの身体的な問題がある（あるいは疑われる）場合，まずは身体治療が優先される。なかでも，その重症度および緊急度が高いと判断される症例は，救命救急センターに搬送されるのが一般的である。本節では，自殺企図者の身体的な問題への初期対応について示し，救命救急センター搬送直後から自殺未遂者支援を始めるために，知っておくとよいポイントについて解説する。

1 自殺企図から初期診療に至るまでの流れ

1）119番通報

　必ずしも，すべての自殺企図者が救急搬送により医療機関を受診するわけではない。本人や家族の判断で，経過観察をして受療に至らないこともあれば，一次または二次救急医療機関を自ら受診する場合もある。一方，救急搬送となる症例では，119番通報が最初のアクションとなる。通報者は，自殺企図者本人の場合もあれば，自殺企図を目撃した家族，知人，通行者や警察官である場合もある。あるいは，電話やメールなどの手段で自殺を予告したのちに連絡がとれなくなった，などの理由で，遠方に住む家族や知人が自殺企図者の居住する地域の緊急通報窓口に相談し，救急隊が現場へ向かうこともある。

2）救急隊による現場活動と医療機関への搬送

　通報者からの救急要請を受け，救急隊が傷病者のいる現場に向かう。具体的な救急隊の活動内容については，コラム8「通報からかかわる救急隊員の思い」（p. 111）も参照していただきたい。バイタルサインの測定，身体観察，病歴聴取などから，重症度や緊急度を確認し，適切な処置を開始しつつ，搬送先となる医療機関を選定する。要請を受けた医療機関は，救急隊から伝達された情報をもとに，応需可能か判断する。

　救命救急センターでは，救急搬送が決定した時点から，想定される病態に対する備えを開始する。応需を決定した救急医から，何分後に，どのような症例が搬送されるかが医療スタッフに伝達され，初期診療の準備をしながら傷病者の到着を待つ。

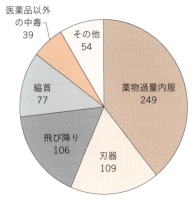

図 3-Ⅰ-1 ◆ 救命救急センターに搬送された症例の自殺企図手段
横浜市立大学医学部附属市民総合医療センター，2011 年 4 月〜2016 年 3 月，n=606（複数該当あり）

3）救命救急センターでの初期診療

　救命救急センターに搬送後は，医療スタッフによる初期診療が行われる。救急隊や家族などから情報を聴取しつつ，まずは致命的になり得る A（airway：気道），B（breathing：呼吸），C（circulation：循環）の評価を開始し，異常があれば安定化を図る。その後，今回の自殺企図により発生した身体的な問題について詳細に評価し，適切な治療を開始することになる。

　参考として，筆者が所属する医療機関の救命救急センターに搬送された自殺企図者における自殺企図手段について図 3-Ⅰ-1 に示す。割合としてもっとも高いのは，薬物過量内服による急性薬物中毒であり，その多くは向精神薬によるものである。救急医療機関ごとの機能や役割によってその割合は異なるが，一般的な救命救急センターでは，薬物過量内服が占める割合はさらに高い場合が多い。一方，飛び降りや刺切創などの外傷症例では，緊急手術やカテーテルを用いた血管内治療を要する場合もある。救命救急センターというと，いわゆる救急医と呼ばれる救急医療を専門とする医師が治療を行っている，というのが一般的なイメージだと思われる。しかし，実際にはさまざまな専門診療科医師と連携しながら治療にあたる必要があり，各診療科からの派遣という形で救命救急センターの診療にかかわっている医師も多い。

　初期診療後は重症度によって，集中治療室に入室する症例，一般病棟に入院となる症例，軽症で身体的には帰宅可能な症例に分かれる。身体的に帰宅が可能である場合には，すぐに自殺未遂者支援のための介入を始める必要がある。

2　初期診療の段階から始まる自殺未遂者支援

　救命救急センターでの身体治療は，刻一刻と状況が変化していく。これまで精神科医療にかかわってきた医療従事者などは，はじめはそのスピード感に圧倒されるかもしれない。そのため，救命救急センターで自殺未遂者支援を実践するためには，限られた時間を有効に活用する必要がある。筆者が所属する医療施設では，平日の日中に自殺未遂症例が救命救急センターに搬送されてきた場合，すぐに自殺未遂者の支援に携わるスタッフがその情報を把握し，可能であれば救急外来に向かうようにしている。初期診療の段階から始まる自殺未遂者支援について，以下に示す。

1）情報収集を開始する

　自殺未遂者本人と直接話ができる状況であれば，身体治療の妨げにならない範囲で早速介入を始めたいところである。しかし，実際には意識障害を呈していたり，身体治療が予断を許さない状況で，本人からの情報聴取が困難なことも多い。そのため，初期診療の段階では，関係者から情報を聴取することが一般的である。

　救急隊は，医療機関スタッフへの申し送りがすめば，次の救急要請に備えて帰署してしまうため，その前に救急要請現場の状況について確認しておく。とくに，自宅からの救急要請の場合，救急隊は自殺未遂者の居住環境を確認しており，今後の支援について検討する際の参考となる情報をもっていることがある。例えば，空の酒瓶が自宅の至る所に転がっているような状況であれば，飲酒に関連する問題を抱えていた可能性があると推測できる。また，他の自殺企図手段も準備されていた状況であれば，計画性の高い自殺企図であった可能性が高く，いっそう慎重な対応が必要となる。

　次に，来院した家族や知人などから話を聴く。ほかにも，例えば生活保護を受給している症例では，役所と連絡をとることにより，何らかの情報が得られることが多い。介護保険によるサービスや精神科訪問看護などを利用していた，作業所に通所していたというような症例も，それぞれの関係機関への連絡を試みるとよい。当然，精神科医療機関に通院していた症例であれば，かかりつけ医に連絡し，診療情報提供を依頼することは必須である。これらの地域の支援者は，身体治療後の精神科治療や支援のプランを検討するうえで，重要な役割を担う可能性がある。一方的に情報を聴取するだけでなく，病院内の支援者と地域の支援者の間で，連携関係を構築したいと考えていることを伝えておくことが望ましい。

2）身体治療に必要な期間を知る

　初期治療に一定のめどが立った時点で，救命救急センターでの入院治療にどのくらいの期間を要するのか，自殺未遂者本人と話ができるのはいつごろになるのかという見通しについて，救急医と共有する。また，身体治療が救命救急センターで完結するのか，身体治療のための転院も視野に入れる必要があるのかの見当もついてくる。例えば，一般的な向精神薬の過量内服による入院であれば，入院期間は2～3日ということも多く，非常に短い期間で適切な介入を行う必要がある。高所からの飛び降り後であれば，急性期の身体治療後にリハビリテーションが必要となる場合もあり，介入のための時間はそれなりに確保できるが，転院先とともに，中長期的な支援のプランについても検討する必要がある。

3）家族などに対するケアを開始する

　救急搬送後の早い段階から介入を開始することが望ましいのは，自殺未遂者本人だけではない。家族のほか，自殺企図現場を目撃した，あるいは自殺企図直前に本人とやりとりをした関係者などは，今回の出来事に対して少なからず衝撃を受け，「自分の対応がいけなかったのではないか」と自責的になりやすい。彼らの話によく耳を傾け，ねぎらい，相談できることを保障することも重要である。

　また，初期診療に手を尽くしたにもかかわらず，残念ながら救命がかなわないこともある。その場合，救急外来は自死遺族支援を始める場となる。あるいは，病院搬送に至らない自殺既遂症例の場合，救急隊や警察がはじめに自死遺族に接する立場となる。この点に関しては，「Ⅵ　自死遺族が必要とする支援」(p. 177)を参照されたい。しかし，実際の救急医療現場では，救急搬送が相次ぎ，遺族のケアに十分な配慮や時間を確保できないこともあるのが実情である。あらかじめ，遺族ケアを申し出るリーフレットを作成しておき，医療従事者から渡すなど，限られた時間であっても可能な自死遺族への対応の準備をしておくとよい。

3　おわりに

　救急要請から初療に至る段階での身体的な問題への対応と，救急搬送後の早い段階から始められる自殺未遂者への介入の要点について解説した。救急医療の現場は，一般的な精神科医療と比べ，圧倒的に展開が早く，支援者に与えられる時間が限られてしまう。そのなかで自殺再企図を防ぐということは決して容易なことではないが，各々のスタッフが連携し，限られた時間を有効に活用しながら，適切な介入ができる体制を普段から構築しておくことが望ましい。

〔日野　耕介〕

column 7

精神科医の顔ももつ救急医の思い

　1991年の冬のことであった。当時の私は都立病院の精神科に勤務し，20歳の女性患者の受け持ち医をしていた。午前に面談した際には「病気がよくなったら○○をしたい」と将来の夢を語っていた。その患者が午後に病院の7階から飛び降り自殺をした。ERに駆けつけるとスタッフが懸命に救命処置をしていたが，私はなにもできず呆然と立ちすくむだけであった。患者の心も身体も救えなかったトラウマから，精神科医であっても最低限の救命処置ができるようになりたいと思うようになった。上司の守屋裕文先生（故人）は，北里大学病院救命救急センターで精神科のスタッフであった堤邦彦先生（故人）に1992年10月から半年のあいだ預けるかたちで，私に救命救急医療の研修の道を拓いてくれた。救命救急センターの研修は過酷だったが，搬送患者の10％以上を占める自殺企図患者の身体もこころも救う充実感があり，そのままこの世界に骨を埋める道を選んだ。

　2012年4月に，精神障害を背景にしているために搬送困難となりがちな急性中毒患者をはじめとした身体合併症患者を受け入れる体制づくり，およびそれに関連した研究を目的とした神奈川県寄付講座が立ち上がった。救急医として私が，精神科医として山本賢司先生（現，東海大学医学部精神科教授）が特任教授となり，精神科医と救急医の2つの顔をもつ井出文子先生と北元健先生，臨床心理士の高井美智子先生，精神保健福祉士の山田素朋子先生，リエゾン看護師の白井教子先生といった錚々たるメンバーが専任スタッフとして名を連ねた。過去に類をみない夢のような体制であった。講座名をあれこれ悩んだが急性中毒患者などを心身両面からアプローチするという意味を込めて「中毒・心身総合救急医学講座」と命名した。患者が搬送されると，速やかに精神科的評価をして，必要であれば薬物療法をはじめとした治療的介入をした。身体状況が改善した後は適切に後方施設にトリアージした。とりわけ自殺企図患者であれば入院中に家族状況や家族および社会資源のサポート状況を評価し，必要に応じて家族教育や社会資源の活用を促した。また，院外活動としては，自殺企図患者の後方施設を確保するために，周辺の精神科医療施設を定期的に訪れて，懇親の場で酒を酌み交わし顔の見える関係を構築した。定期的であることで関係が深化するだけでなく，転院した患者のその後を知ることができた。心身ともに改善し，笑顔で感謝の意を伝えてくれる患者との再会はわれわれを勇気づけた。

　2年間でこの理想郷のような体制は解体となった。私は北里大学メディカルセンターを経由して2015年7月から埼玉医科大学病院急患センターERに異動した。当院からわずか3kmばかりの敷地に埼玉医科大学国際医療センターが建設され，いったんはすべての救急医療機能がそちらに移ったが，当院のような特定機能病院の要件として救急科が必須となったのを契機に再び救急科が設けられた。異動した当時は病院の片隅で細々とERが運営されているだけであった。こ

column 7 精神科医の顔ももつ救急医の思い

のERをいかに発展させて自殺企図患者を心身ともに救える場とするかが私の内なる課題となった。

当院はもともと毛呂山病院という精神科病院が前身で，現在も78床の精神科病床を抱えているだけでなく，精神科スーパー救急や合併症病棟を運営するなど精神科としてのすべての機能を有していた。これを利用しない手はない。とりあえず，搬送困難となりがちな急性中毒患者を受け入れるために，2016年4月より新たに建設された東館のグランドフロアに急患センターER・中毒センターを開設してもらい急性中毒の患者も受け入れ，救急科が入院治療も担当する体制を作った。旧知の北元氏と高井氏がスタッフに加わった。これをきっかけに，いずれはすべての自殺企図患者を受け入れる体制ができればと夢は膨らむ。私の戦いはこれからも続く。

（上條　吉人）

column 8 通報からかかわる救急隊員の思い

私は救急隊員で救急救命士として従事している。私が勤務する消防本部は人口73万人の政令指定都市にあるが，年間の救急出場件数は4万件を超え年々右肩上がりの状況である。全国的にも救急出場件数は増加しており，併せて精神科系の救急件数も増加傾向にある。以前行った調査で，精神科系の救急要請（急病に含まれる精神科疾患と自損行為を合わせたもの）は救急件数の約4％であった。しかし，既往歴に精神疾患がある人や精神科系の薬を服用している人からの要請は約10％という結果も出ている。私たち救急隊員は，これだけ多くの人に接する機会があるが，身体症状や救命処置についての教育や技術の向上に重きが置かれ，精神科疾患の教育は十分とはいえない。

では，救急隊員がどのように現場活動を行っているかというと，市民からの119番通報が起点となる。119番通報は司令室の職員（司令員）が対応し，緊急度と重症度の判断がなされ，救急隊へ出場命令が出される。出場命令を受けた救急隊員は，司令員の情報を基に，患者の主訴や症状から想起される疾患をイメージする。また，必要な資器材の準備を行い，隊員間で情報の共有を図っている。基本は身体症状（フィジカル）を第一に考えて現場に向かっている。精神症状（メンタル）を訴える患者からの要請であっても，まずは身体に異常がないかを判断している。自損行為でリストカットや過量服薬に至る場合，傷の程度やバイタル

column 8 通報からかかわる救急隊員の思い

サインを優先した活動が基本となる。

精神症状の評価については，救急隊員の多くは「精神科は専門性があり難しい。患者にどう対応・評価していいかわからない」という困難感を抱いている。例えば，自損患者への希死念慮確認では，「患者を刺激するだけ」「救急隊員が行うことではなく，医師が行うこと」など，腫物に触るような態度となり，患者の心理的な部分に寄り添った活動は，まだまだ不十分なことが多いと思われる。ほかにも，救急医療と精神科医療との連携がスムーズではないこともあり，身体症状と精神症状を併せもった患者の搬送に苦慮している。結果，搬送医療機関が決まらず，現場滞在が長期化する傾向がある。こうした状況から，精神科疾患の患者からの要請において，フィジカル重視となりメンタルな部分はアンダートリアージとなってしまう。つまり自損行為においては，「身体症状＞精神症状」という意識になっているのである。これでは，患者が受けるべき精神科医療の介入が十分になされないことにもつながってしまうこととなる。

救急現場では，患者と救急隊員が協調的な関係に至らず，搬送を拒否する患者も多くいる。しかし，救急隊員は患者が搬送を望んでいなくても，患者からの通報（＝SOS）と考えており，医療機関につなげようと精一杯説得することもある。やむを得ず現場を引き揚げる場合には，キーパーソンとなり得る関係者を探し，患者本人と併せて経過観察や医療機関受診の必要性を訴えている。場合によっては，サポート機関へつなげられるよう，パンフレットを渡すなど，関係する窓口の情報を提供することも行っている。再企図を防止する，そして結果的には救命率を向上するための第1歩と考えている。

現在，精神科教育のさまざまな研修やコースなどが開催され，徐々に精神科疾患の患者に対する初期評価や対応について学ぶ機会が増えてきた。しかし，自傷患者の現場活動において，再企図を防止するためのソーシャルワーク（多職種へのつなぎ）を意識する救急隊員の存在もこれからは必要であると考える。

救急隊員は患者に携わる最初の支援者である。精神疾患を抱える患者の多くは，背景に心理・社会的な問題を抱えているとされているため，患者の置かれている環境（室内環境や，家族関係）にいち早く目を向け，医療機関へ情報提供を行う。その役割を救急隊員も担っており，自殺未遂者支援につながっていくと考える。

（荒木　龍起）

自殺企図を繰り返す患者への思い

　救急医療の現場は不慮の事故や病から人の命を助ける使命をもった部門であり，医療スタッフは患者の回復を願い日々活動している。しかし，自殺企図患者のなかには，一人で自殺行動を繰り返す者もいる。そのため，こうした患者を繰り返しケアした経験をもつ医療スタッフは少なくない。自らを傷つけたり自ら命を絶とうとしたりする患者に対して多くの医療スタッフは戸惑いを感じる。医療者の使命と相いれない患者の行動に，臨床の現場でどのように対応したらよいか困惑してしまうのである。

　福田ら[1]の報告によると，死にたいと思っている患者を救命することに5割以上の看護師がジレンマを感じているとのことであった。瓜崎ら[2]は，救急医療部門の看護師は自殺企図患者に回避的態度であったと指摘している。実際，リストカットや過量服薬を行った患者に対して「人の気を引く目的で企図した」などと非難してしまうこともある。また，「下手なかかわり方をすれば自分たちも患者に振り回されてしまうのではないか」と不安になる。時には，「本当は死にたくなかったのだろう」などと自殺企図自体を軽く考えてしまうこともある。こうした考えが，自殺企図患者への治療やケアに際して，さらに戸惑いを生じさせているのかもしれない。

　しかし実際には，自殺企図患者は自殺企図や自傷などの自殺関連行動を繰り返した後に本当に自殺で死亡してしまうことが多いことが確かめられている[3]。また，救急医療現場での精神科的なアセスメントの有無がその後の再自殺企図に影響を与えることも指摘されている[4]。このため，搬送された患者に対して，自殺再企図の防止を見据えた治療やケアを提供することはとても大切なのである。われわれ医療スタッフが自殺企図者の背景や予後についていっそう理解を深め，自殺企図患者への治療やケアをよりよいものへと充実させていけたらと考える。

1) 福田紀子，他：救命救急センターに入院している自殺企図患者に対する看護師の認識や態度．日看会誌，15（2）：15-24，2006．
2) 瓜崎貴雄，他：救命救急センターで勤務する看護師の自殺未遂患者に対する態度；構成要素と傾向についての量的研究．日精保看会誌，19（1）：23-33，2010．
3) Owens D, et al：Fatal and non-fatal repetition of self-harm；Systematic review. Br J Psychiatry, 181：193-199, 2002.
4) Hickey L, et al：Deliberate self-harm patients who leave the accident and emergency department without a psychiatric assessment；A neglected population at risk of suicide. J Psychosom Res, 50：87-93, 2001.

（河野佐代子）

column 10

搬送直後の動揺した家族へのかかわり方

　自殺未遂患者の家族は，患者の生命の危機に直面すると同時に深い苦悩を抱え，家族それぞれが心理的な危機に陥ることも少なくない。岩手県高度救命救急センター（当センター）では，「自殺未遂患者への対応フロー」に併せて「家族対応フロー」に沿った対応を進めており（図1），その現状を踏まえて家族へのかかわりについて述べる。

　心理社会的徴候の把握：救急車到着時は，初療室前に迎えに行き，患者に声をかけるとともに，自己紹介し相談先として家族を支える意思表示をすることが信頼関係を構築するうえで重要である。家族が泣き叫んだり，動揺が激しいなど疎通性の低下や，サポートする家族などがいない状況などの問題を察知したら，応援の看護師や精神科医師などと直ちに連携をとり対処していく。

　待ち時間の工夫：搬送直後は，患者の救命に全力を注ぐ必要があるため，しばらくの間は家族への対応が難しい状況となる。この時期は，情報ニードが高い時期であり，初療室の中の様子を知りたい，現時点で何か役に立てることはないかという思いで待ち時間を過ごしている。このニードに応えるために待ち時間に情報提供する工夫として，オリエンテーション冊子を看護師が作成している。初療室の中で行われる主な検査や初療室内部の様子を写真付きで解説するとともに，発見時の患者の状態や近況，通院歴，自殺に及んだ原因などについて情報提供をお願いしている。家族からの情報が治療に役立つことを伝えることで，患者の役に立ちたいという家族の思いを少しでもかなえられるよう工夫している。

　面会時・病状説明時の環境調整：初療室内は救急処置後であり，切迫した状況での面会となる。安全に面会できるよう周辺の医療機器などの配置や患者の身の回りを整える。自殺に至った状況など，プライバシーにかかわる内容を話すこともあるため，パーティションによる仕切りなどでの保護を考慮する。生命の危機状態にある場合は家族の動揺も激しく，あまりの衝撃に泣き崩れ意識消失することを想定し，必ずそばに付き添う必要がある。

　家族への心理的支援：家族は，最悪の事態を想像し，自殺を防げたのではないか，自分に原因があるのではないか，という罪悪感や自責感が強まり，長くつらい時間となる場合もある。病状説明や面会時は，動揺が激しく心理的衝撃を強く受けるときであり，情緒的支援を必要としている時期である。家族のそばに付き添い，思いや表出する感情を受け止め傾聴すること，時間と場を共有するなかであくまでも共にいて支えていく姿勢を示すことが重要である。

　代理意思決定を支えるインフォームドコンセントへの同席：患者は意思決定能力が十分に発揮できないことも少なくないため，その場合は家族は患者に代わって代理意思決定をしなければならない。看護師は家族のそばに付き添い，現実を受け入れることが困難な状況にある家族を支援していく必要がある。病状説明に

column 10　搬送直後の動揺した家族へのかかわり方

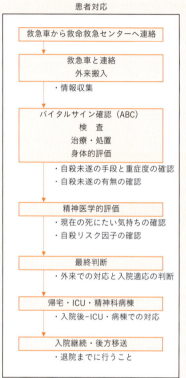

三次救急における精神科救急医療の現場対応についてのフローチャートである「PeconomyS」(精神的な〔Psychiatric〕秩序〔economy〕に基づいたシステム〔System〕を意味する造語；大塚耕太郎医師とともに作成) を引用・改変

図1　自殺未遂患者への対応フローと家族対応フロー（岩手医科大学における精神科関連救急患者対応フロー）

は同席し，反応や受け入れ状況を観察し，家族間でのサポート状況確認などをする必要があり，家族が思いを表出しやすいよう個別の部屋を用意するなどの配慮をしていく。

（高橋　弘江，大塚耕太郎）

II 自殺行動の心理プロセス

　自殺行動にかかわる心理プロセスの理解は，自殺未遂者に対応する場面においてもっとも重要な事柄であろう。自殺行動に関連する心理状態やプロセスに関してはさまざまな考え方が存在しているが，本節では自殺未遂直後に現れる心理プロセス，もしくはフォローアップの場面で出現する自殺の危機への対応で役立つと思われる心理プロセスを取り上げて説明する。

1 心理的視野狭窄（こころの視野狭窄）[1]

　心理的視野狭窄とは自殺行動の際，普通ならあるはずの選択肢が見えなくなることをいう（図3-II-1）。心理的な苦痛が生じた際に，その苦痛を感じなくさせる（意識を止める）方法として自殺という選択肢が思い浮かぶ。その後，さらに苦痛が続いた際に思考（視野）のなかに自殺だけしかない状態になり，極端な二者択一的な思考になり「死ぬしかない」という解決策に進んでいくプロセスを表現している。自殺未遂後の患者において，このような表現は受け入れられやすく，実際の感覚と近いものであることが推測される。自殺企図後の介入においては，まずこの心理的な視野を広げることに注力する必要がある。例えば具体的な解決策を複数示すことで，たとえ最終的にその解決法を使わなかったとしても，とりあえずは心理的な視野を広げる役割を果たすことになる。

　また，「自殺」という選択肢を消すことを当面の目標にすべきでない。自殺という選択肢が，本人のなかで心理的な苦痛を減らす，もしくは苦痛を止めるための方法（解決策）として出てきているからである。まずは心理的な視野を広げ，ほかにも心理的な苦痛を減らす（解決する）方法があるかもしれない，という考えが出てくるようになれば，心理的視野狭窄からは逃れられたといえるであろう。

2 焦燥感

　シュナイドマン[2]は，自殺に関する理論的立方体モデルを提唱するなかで，自殺に関する要素として3つの軸を取り上げた。すなわち，心理的な「痛み」「焦燥感」「圧力」をもっとも重要なものとして位置づけ，これらがもっとも悪化した状態で自殺が起こると説明している（図3-II-2）。

　とくにここで取り上げる焦燥感の軸では，精神機能に問題がなく比較的冷静に

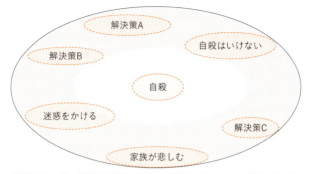

(高橋祥友,他:自殺予防教育,自殺のポストベンション;遺された人々への心のケア,医学書院,東京,2004,p.116 より転載)

図 3-Ⅱ-1 ◆ 心理的視野狭窄

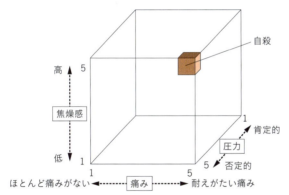

(シュナイドマン ES(著),高橋祥友(訳):シュナイドマンの自殺学,金剛出版,東京,2005,p.44 より引用・改変)

図 3-Ⅱ-2 ◆ 自殺の理論的立方体モデル(シュナイドマンの自殺学)

考えられる状態から,意識の停止や死に向かって不適切で性急な解決策として衝動的に行動する傾向を指している。このような焦燥感が現れた場合に,自殺行動に移る可能性はきわめて大きくなる。こうした傾向は観察によってとらえることが比較的可能なものといえる。例えば,自殺企図後の救急医療の現場で十分な治療がなされないまま退院を要求し,すぐに治療から離れようとする行動は焦燥感としてとらえられるかもしれない。また攻撃的な言動や,落ち着かずに動き回る,大声を出すなどの行動や,精神症状の一部としてとらえられる不眠や衝動性につ

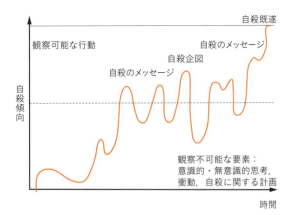

(Heeringen K (eds): Understanding Suicidal Behavior: The suicidal process approach to research, treatment and prevention, Wiley, West Sussex, 2002, p.9 より引用・改変)

図3-Ⅱ-3 ◆ 自殺のプロセス

いても，この焦燥感の現れとみた場合に，自殺行動に移りやすい状態があるとみたほうがよいであろう．この場合，向精神薬を用いた十分な薬物療法を行う必要がある場合が多い．

3 自殺念慮の揺れ

　自殺念慮は一定ではなく，動揺する．強く現れる自殺念慮であっても，いずれは減じて場合によっては消失することがある．逆にある時点で自殺念慮が目立たなくなったとしても，その後に自殺念慮が強まる可能性も完全には否定できない．自殺念慮は，ほかの精神症状と同様に継時的な観察・確認が必要であり，もし短時間にその揺れが大きくなっていれば予想はつきにくく，急激に自殺念慮が高まって自殺行動に移ることもあり得ると考えなければならない[3,4]（**図3-Ⅱ-3**）．

　このような動きはよく「振り子」にたとえられる（**図3-Ⅱ-4**）．それは，自殺念慮が一過性であり，また両価的な性質を説明するものでもあるだろう．図3-Ⅱ-2は，「死にたい気持ち」があると自覚される状態を表しており，思考の段階で「死にたい気持ち」と「生きたい気持ち」の双方を行き来している．このときに認識され，語られるものが自殺念慮と表現される．しかし，いったんこの振り子が大きく振れてしまい行動の段階に移ると，自殺企図が起こることになる．行動の水準で動いている場合には，何かを考えることは難しくなり，このために一

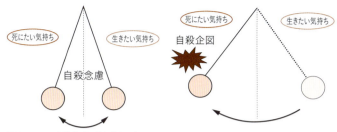

図3-Ⅱ-4 ◆ 自殺念慮の振り子モデル

見矛盾するような行動が現れる。救急医療機関において自殺未遂者が死ぬための周到な準備をしながら，行為の最中に助けを求めるような行動をとっていることもしばしば経験されることであろう（例：大量服薬の最中に助ける可能性のある人に連絡をする，致死性の高い手段をとりながらあえて発見されるような行動をとるなど）。その際，問題になるのは明らかに自殺念慮に基づいた行動に移っているにもかかわらず，反対の生きたい気持ちに基づく行動がほぼ同時に発生していることであり，一見すると矛盾のように思える。しかし，自殺念慮の揺れがあるとみた場合には，いずれも行動の水準で動いているという説明ができる。その際，自殺の危機に対する介入として行うのは，自殺念慮について語れるようになることであり，思考の水準にとどめることとなる。自殺企図の直後に自殺念慮について治療者が問い，患者が語れるようになる必要があるのは，行動の水準から思考の水準に押し下げるためでもある。

（衞藤　暢明）

文　献

1) 高橋祥友，他：自殺予防教育．自殺のポストベンション；遺された人々への心のケア，医学書院，東京，2004，pp109-124．
2) シュナイドマン ES（著），高橋祥友（訳）：シュナイドマンの自殺学，金剛出版，東京，2005，pp33-48．
3) Heeringen K：The suicidal process and related concepts. In：Heeringen K（eds），Understanding Suicidal Behavior：The suicidal process approach to research, treatment and prevention, Wiley, West Sussex, 2002, pp3-14.
4) 衞藤暢明：自殺予防には人材教育が不可欠！当院の自殺予防人材養成プログラムの要点を具体的に紹介します．精神看護，14：11-25，2011．

III コミュニケーションスキル；自殺念慮を聴く

1　自殺に傾く人とのコミュニケーション

　一般に，コミュニケーションスキルはプロフェッショナリズムを規定する重要な要素である[1]。例えば，深刻な診断を伝えるうえでの臨床コミュニケーションスキルでは，時間，準備，正直かつ同情を込めて話す能力，他者の感情を見極める能力，耳を傾ける能力，説明する能力，理解する能力，患者を気づかう能力，一貫性，が求められる[2]。当然ながら，自殺に傾く人への支援に関するコミュニケーションスキルはこれらに通底している。自殺念慮は適切な方法で確認することが求められる。また，良好なコミュニケーションは多くの臨床情報の把握につながる。本節では，自殺未遂者ケアにかかわる従事者が自殺に傾く人とのコミュニケーションスキルとして，以下の実践課題と注意点を解説する。

- ●実践課題
  - ・精神保健従事者として自殺に傾く人への支援の心構えを知る
  - ・コミュニケーションの重要性を認識し，適切に行う
  - ・自殺の危険性を把握するため，自殺念慮の有無について適切に聴くことができる
- ●注意点
  - ・言語的コミュニケーションでだけでなく，非言語的コミュニケーションも適切に行うことができるよう，セルフチェックする
  - ・自殺念慮の把握では，確認のステップや話題の選択にも配慮する

2　自殺の危険度の把握

　自殺に傾く人への支援では，以下の①～④までを包括的に検討して自殺の危険度を評価し，問題解決につなげていく必要がある。
　①自殺することを考えているか（自殺念慮，動機）
　②どのくらい進行しているのか（計画性，切迫性，手段へのアクセス）
　③危険性やサポート体制（リスク因子と防御因子）
　④問題解決に取り組める精神状態か（問題解決志向性，コーピングスキル，高リスクな症状：衝動性，自制欠如，絶望感，自責感，孤立感）

3 支援における心得

1）自殺を考えている人の心理の理解

心理的に追い詰められた状況では,通常の心理よりもより強い感情やとらえ方に影響されるため,次のような自殺に傾く人の心理状態を踏まえて対応することが大切となる。

絶望感,孤立感,悲嘆,焦燥感,衝動性,強い苦痛感,無価値感,怒り,柔軟性がない考え方,否認,将来の希望がないという見通しのなさ,諦め,解離,両価性,自殺念慮[3]。

2）適切なコミュニケーション

自殺に傾く人への支援における基本的姿勢・態度,危機介入のアプローチ法は以下のとおりである。

- ●基本的態度
  - ・共感的,落ち着いている,批判的でない,温かみがある[4]
  - ・患者の苦痛に満ちた感情を承認し,患者が自殺について苦痛を止めるための方法と考えているという点について治療者が理解していることを示す
- ●情緒的雰囲気[5]
  - ・自殺の危険性の高い患者に対してとるべき多くの技法があるが,面接場面における情緒的雰囲気は,治療全般の成功に必要なもっとも重要な要因である。患者が話を聴いてもらい,受容されていると感じると,協力して問題解決を実行に移すようになる
- ●危機介入における問題へのアプローチ法
  - ・患者の気持ちを理解する,承認する,共感する
  - ・一方的な助言や情報提供はしない
  - ・寄り添って問題解決を目指す
  - ・肯定的な部分に関心を向ける

3）傾聴的態度

（1）丁寧に接する；挨拶や礼節

初期のかかわりが,その後の支援全体の成功を左右する。さまざまな肯定的表現の挨拶は支援の出発点でもあり,終結点でもある。挨拶は相手を認めるという承認というアプローチを含んでいる。追い詰められたときには自尊心が低下していることも少なくないため,相手に敬意をもち挨拶を礼儀正しくすることは重要なアプローチである。

(2) 温かみのある対応を行う

　患者との信頼関係を構築するためには，支援者の常に細かい気配りが重要となる。悩みを抱えている人は苦労を抱え，つらい状況に陥っている。そのため，穏やかで温かみのある対応が原則である。とくに初期対応の段階では，相手に安心感を与え，相談してよいのだと思ってもらえるような雰囲気をつくることが何よりも重要である。

(3) 傾聴する

(a) 真剣に聴いているという姿勢を相手に伝える

　苦痛を感じている患者の話に耳を傾けることがすべてのアプローチで優先される。支援者が真剣に話を聴き，誠実に対応しようとしていることが患者に伝わることが重要である。相手にしっかりと向きあう，相手の話に相づちをうつ，などこちらが真剣に聴いているという姿勢が相手に伝わることが大切である。相手は支援者の聴く姿勢により，悩みを話すことが促され，安心して悩みを話すことができるようになる。

(b) 相手の話を聴く

　最初に話を聴く場合には，相手が体験したことや考えていること，感じていることを十分に聴くとよい。正しいかどうか，よいか悪いかを判断したり，批判はしないようにする。そして，「死にたい」と考える背景に不合理な理由があったとしても，それを解釈したり分析的になることも避けなければならない。また，患者の今抱えている困難はそれまでのライフコースでのさまざまなリスクによるものでもある。調査的に聞くのではなく，ナラティブに聴きながら必要な情報を収集し，患者を理解していくことが重要である。そのために，できるだけ患者のコミュニケーションのパターンや思考の流れを止めないように心がける。一方で，つらいこと，できないことばかり聞いていると侵襲的となり，つらさが増幅されてしまうこともあるので，リスク因子を強調しすぎないで，相手のできていそうなことなどにも目を向けながら聴いていくことも方略として重要である。

(c) ねぎらう

　支援者は，患者の言葉を受け止め，患者が苦痛に耐えていることを理解していると伝える必要がある。したがって，患者に対する承認やねぎらいの気持ちを言葉にして伝えることが大切である。例えば，話をしてくれること，死にたい気持ちを打ち明けてくれたことをねぎらうとよい。また，たとえ本人の失敗から至った困難でも，これまで苦労してきたことをねぎらうことが大切である。

4 自殺念慮の確認法

1）自殺念慮の出現

自殺は追い詰められた問題・悩みがあったときは，①諦め・失望（もう，何をやっても無駄だ），②自己否定（自分はなんてダメなんだろう），③絶望感（取り返しがつかないことになってしまった）に陥る。そして，自殺以外に問題を解決する手段はないという万能の幻想が生じたり，生きている意味がないと無価値感が生じたりすることが背景にあり，追い詰められた結果として自殺念慮が生じ，自殺行動に至る。つまり，自殺念慮は基本的には感情ではなく，むしろ，特定の一連の問題を解決するための思考と表現するほうが正確である[5]。したがって，自殺念慮は心理的に追い詰められたときの究極的な問題解決の思考ともいえる。

2）自殺念慮を確認する意義

自殺について質問することがかえって危険性をあおってしまうのではないかと心配する人もいる。しかし，すっかり打ちひしがれたまま放置するよりも，むしろ，このような質問をされるほうが相手が安心することが多く，質問されることによって，これまで必死で秘密にしておいた事柄や，個人的な恥や屈辱の原因に終止符が打たれる[3]。

自殺念慮を確認することは，自ら死を考えるに至ったこれまでの悩みの経緯の話に至るための重要なアプローチであり，支援として問題解決の扉を開けることになる。そのために，死んでしまえば解決すると考えている問題を詳しく話すように働きかけていく必要がある[4]。

しかし，自殺未遂患者とのかかわりでは，患者の自己否定的な思いが強まったり，支援者とのかかわりを拒否することもあり，細心の注意で，自殺念慮を確認する必要がある。自殺未遂患者との面接では，意思の疎通がとれるかどうかを確認し，次に日常的な事柄の話をし，最終的に核心にふれるということが一般的アプローチである[4]。例えば，生活の流れを振り返りながら，「入院されてからのようにお過ごしでしたか？」などと生活の支障がないかを話題にしつつ，食欲，睡眠，交流などができているかを確認することから話を始めるとよい。

3）自殺念慮の確認法

自殺念慮については，現時点で「死にたいと思っているか」と直接的に尋ねる。それがためらわれる場合には，「いなくなってしまいたいと思わないか」「死ねばよかったと思っていないか」「価値がないと感じていないか」などと間接的に尋ねてから，より直接的，具体的に尋ねてもよい。

そして,「生きていくのがいやになるほどつらく感じるときはありますか？」とか,「あまりにつらいので自分自身を傷つけようと思ったことはありますか？」というように,患者がいかに不快なあるいは絶望的な感情を抱いているかということに関連して尋ねてみるとよい[4]。

　しかし,自殺再企図を行う強固な意志をもっている場合や,心理的に追い詰められているにもかかわらず「大丈夫です」と繰り返す場合もある。自殺念慮を否定した場合でも,間接的な質問を加えながら慎重に評価するべきである。一方で,繰り返し自殺念慮を訴えている場合でも切迫性は高くなく,自らの気持ちを「死にたい」という言葉で表出する場合もある。自殺念慮だけでなく,計画性やリスク因子も勘案して危険性を判断する必要がある。また,自殺の危険性が高い者から「死にたい」と告げられた場合には,その話題を逸らさないことが大切である。

　自殺念慮を抱いた者は,さまざまな問題を抱え,解決する手段は自殺しかないと思い詰めている。「死にたい」ということと関連する話題に焦点を当てていくことで,本人が陥っている状況や自殺念慮の程度などが明らかになり,問題解決を図るための糸口がみつかる。

　自殺念慮を確認するときには,①自殺を具体的に計画しているか,②手段を確保しているか,③出現時期はいつからか,④どの程度持続しているか,⑤どの程度強いか,⑥客観的に焦燥感が見受けられるか,⑦遺書を準備しているか,などを把握するようにする。自殺が問題を解決する手段と固く信じている場合,危険性は高いと考えられる。

5　リスクマネージメント

1）関係性について

　患者と支援者の間での心理的距離感に注意を払う必要がある。例えば,患者がストレスを感じたときに働く防衛機制は患者自身は自覚しづらいものである。ストレスに対処する主要な防衛機制としては,抑制や昇華など成熟な機制から,否認や抑圧,反動形成,合理化など神経症的な機制や,行動化,解離,投影など未熟な機制,そして精神病的機制まで存在する。患者それぞれによって,また状況によって防衛のあり方はさまざまであるが,背後の不安定な状態や周囲との関係性が顕在化することがある。例えば,患者の依存性,拒絶性,攻撃性などが増幅される場合もある。

　また,時に1対1で対応した場合に,支援者が,自分だけがわかっているという錯覚が生じることがある。出来事に対して,さまざまな解釈やとらえ方が存在するが,時に支援者の心理状態が反映される。そのため,支援では客観性の担保

が必要である。患者の悩みの意味をとらえ直すうえで，断片的な出来事をつなぎ合わせながら，連続性のある物語として理解していくアプローチが重要である。

2）患者の転移と支援者の逆転移

　相談場面においては，患者が支援者に向ける転移が生じる場合が少なくない。一方で，患者の発言に怒りや嫌悪感，失望を感じてしまうというように，患者転移に触発されて，支援者に内在する対人関係や問題が，活性化されてくる逆転移という現象が生じることもあることを自覚する必要がある。逆転移に影響されないためには，①患者のネガティブな言動にすぐに反応しない，②そのときの自分の逆転移に気づく，③患者の転移の可能性を考える，④自分が本当に傾聴していたのか振り返る，ということが重要になる。

〔大塚耕太郎〕

文　献

1) Stern DT：Measuring Medical Professionalism. Oxford University Press, 2006, p19.
2) チャールズ RK ハインド編，岡安大仁監訳，高野和也訳：いかに"深刻な診断"を伝えるか；誠実なインフォームド・コンセントのために，人間と歴史社，東京，2000.
3) 大塚耕太郎, 他：ゲートキーパー養成研修用テキスト, 内閣府, 東京, 2011.
4) Hymann SE 編，井上令一, 他訳：精神科救急マニュアル，メディカル・サイエンス・インターナショナル，東京，1989.
5) ジョン・A・チャイルズ, 他著, 高橋祥友訳：自殺予防臨床マニュアル，星和書店，東京，2008.

Ⅳ 自殺未遂の背景にあるもの；リスク因子と防御因子

1 総論

　自殺を防ぐためには，個人が自殺に傾きやすい要因（リスク因子）と自殺から個人を保護する要因（防御因子）を把握することが第一歩である。肺がんでは喫煙，心筋梗塞では高血圧がリスク因子としてよく知られているが，自殺についても今までにさまざまなリスク因子と防御因子が報告されている。世界保健機関（WHO）は，従来の報告をレビューして自殺のリスク因子と防御因子をまとめている[1]。本項では，これらのうち，自殺未遂者の支援において重要と思われる因子を列挙し，臨床場面での評価を説明する。とくに重要な因子は，各論で詳述する。

1）自殺のリスク因子

（1）過去の自殺未遂・自傷
　もっとも強力なリスク因子である。自殺者の40％以上に過去の自殺未遂歴があり，自殺未遂ないし自傷者の3～12％がその後に自殺していることがわかっている。

（2）精神疾患
　精神疾患の存在は，自殺の心理学的剖検研究で既遂者の90％以上に認められている。わが国の調査においても，自殺未遂者の96％に精神疾患の診断がつき，その内訳はうつ病が25％，適応障害が18％，統合失調症が17％，薬物関連障害が11％の順に多かった。したがって，自殺未遂者の背景として精神疾患の存在を常に念頭に置く必要がある。

（3）アルコールと他の薬物の乱用
　すべての薬物の使用障害（乱用，依存など）は自殺の危険性を高める。自殺者の25～50％にアルコールやほかの薬物の使用障害が認められており，自殺者の22％はアルコール使用が原因で死亡している。

（4）失業，あるいは経済的損失
　失業，多重債務，経済的不安定は，個人の生活を脅かし，抑うつ，不安，アルコール使用などほかのリスク因子が併存するとき，自殺の危険性を高める。わが国で1998（平成10）年以降に中高年の自殺が増加した要因の一つに，バブル経済の崩壊と経済不況が指摘されている。

(5) 絶望

心理的機能の認知的側面として絶望は，精神疾患や自殺念慮を伴う際に自殺の危険性の指標として使われる。絶望は，「物事は決してよい方向にはいかない」「ほかに解決策はまったくない」といった将来に対する期待の喪失からなる。これらは，自殺者の心理的特徴として，無価値観，心理的視野狭窄，諦め，などと表現されることもある。

(6) 慢性疼痛と身体疾患

慢性の痛みをもつ人は，一般人口に比較して2〜3倍多く自殺関連行動が認められている。痛みや身体障害，神経発達障害や苦痛を伴う慢性疾患（がん，HIV，糖尿病，透析）はすべて自殺の危険性を高める。

(7) 自殺の家族歴

家族や親しい人の自殺による喪失体験は，多くの人に強い悲嘆と人生への破壊的な影響をもたらす。自殺で死んだということが，家族に強い罪悪感，恥，怒り，不安を引き起こしてそれまで得られた相互のサポートを喪失させ，家族システムを変える。そのスティグマは，他者に支援を求める行動（援助希求）を妨げ，支援を困難にする。これらすべての要因は，自殺の危険性を高める。

(8) トラウマ，虐待

重大な心理社会的ストレッサーとして，犯罪被害，被災体験，懲罰や法的危機，学校・職場のハラスメント，いじめなどのトラウマがあげられる。また，幼少期に虐待を経験した若者は，経験のない者に比べて自殺の危険性が高い。幼少期の虐待やトラウマに関連する問題は，相互に関係して自殺の危険性を累積的に増大させる。

(9) 人間関係の葛藤，不和，喪失

失恋，離別などの人間関係の葛藤，子どもの親権争いなどの家族不和，家族や親しい者の死などの喪失体験は，悲嘆や強い心理的ストレスを経て自殺の危険性を高める。またDVなど親密なパートナーによる暴力は，自殺の危険性の増大と関連している。

(10) 孤立，ソーシャルサポートの不足

孤立とは個人が周囲の社会関係（家族，親族，友人，職場など）から現実的，あるいは想像的に分断された状態である。孤立は自分の困難な問題を親しい人と分かち合えないことでストレス対処を困難とする。完全な孤立でなくとも，所属感の不足や周囲からのソーシャルサポートの不足は自殺の危険性を増大させる。

(11) 援助希求に関連するスティグマ

「自殺は個人の自由でかかわるべきでない」「自殺を考えるような自分は決して受け入れられない」などの援助希求にかかわる社会的・個人的スティグマは，現

在の自殺念慮の否認や支援への拒絶的態度をもたらし，自殺の危険性を高める。
(12) **自殺手段へのアクセス**
　自殺手段を利用しやすい環境（農薬，銃器，高所，線路，毒物，医薬品，練炭，有毒ガスなど）が身近にあることは，自殺の危険性を高める。特定の自殺手段の入手可能性は地域・文化によって異なるが，近年ではインターネットの利用によって自殺を促す情報への曝露や自殺手段へのアクセスが，地域を問わず容易となっている。

2）自殺の防御因子

(1) **前向きなストレス対処とセルフケア**
　情緒の安定性，楽観的な見解，発達した自己同一性は，人生の困難に対処する支えとなる。健全な自尊心，自己効力感，必要なときに周囲に援助を求める能力は，ストレスや幼少期の不幸な環境による影響を和らげる。運動習慣，適度な睡眠と食事，アルコールや薬物摂取への配慮，健康的な人間関係や社会とのかかわり，そして休養などの効果的なセルフケアは防御因子となる。
(2) **強い個人の人間関係**
　健康的で親密な人間関係を維持することは，個人のレジリエンスを高め，自殺の防御因子となる。個人と近い配偶者，家族，親族，友人，そのほかの重要な他者は，危機の際にもっとも支えとなる。彼らは本人にとって情緒的，助言的，経済的，医療的に重要な社会資源であり，彼らからのソーシャルサポートは，ストレスを和らげるだけでなく，幼少期のトラウマに関連する自殺の危険性も和らげる。とくに若者や高齢者において強い人間関係は防御因子となる。
(3) **宗教的な信念**
　多くの宗教は信仰対象や信仰者同士の支持的なつながりを提供する。さらに構造的な信念体系や，身体的，精神的に有益と考えられる行動を推奨することから，ソーシャルサポートが不足した個人に対して，防御因子となる可能性がある。一方，宗教によっては自殺に対する特定の道徳的価値観からスティグマをかえって強め，援助希求を妨げ，自殺リスクを高める可能性もあり，注意を要する。

3）リスク因子と防御因子の評価

　臨床場面では，自殺未遂者の現在の自殺念慮の評価に加えて，未遂に至るまでの生活歴，現病歴を慎重に聴取し，そこから上記のリスク因子，防御因子を抽出して自殺リスクを評価することが現実的である。通常，リスク因子は複数あり，複合的・相乗的に自殺リスクを高めている。これらを抽出できれば，リスク因子を減らして防御因子を強化する個別的な介入のプランニングが可能となる。河西

表 3-Ⅳ-1 ● 自殺のリスク因子

【表　出】	絶望感，無力感，自殺念慮
【出来事】	離別・死別，喪失，経済的破綻，災害・犯罪・虐待などによる外傷体験，親族の自殺
【健康面】	精神疾患，慢性・進行性の疾患，疼痛，病苦，アルコールなどの乱用，セルフケアの欠如
【既　　往】	自殺未遂，自傷行為
【環　　境】	孤立・支援者の不在，自殺手段を利用しやすい環境，自殺を促す情報への曝露

(河西千秋, 他：複雑事例を通して学ぶ自殺予防のエッセンシャルズ研修会テキスト，2015より引用)

ら[2]は，自殺のリスク因子について抽出を簡易に行えるように分類した表を作成しているので参照されたい(**表 3-Ⅳ-1**)。

(太刀川弘和)

2　自殺企図歴・自傷行為の既往

　自殺のリスク因子は，本節で詳述するとおり，経済問題，家庭問題，職場問題などのさまざまな社会的・環境的要因や，精神・身体の健康問題などがあげられる。このような多様なリスク因子が複雑に相互作用して，最終的に自殺に至ると考えられる。このなかでもっとも明確なリスク因子が，自殺企図・自傷行為の既往である。

　Owens[3]らが2002年に報告した自傷行為を繰り返した患者の予後に関する系統的レビューでは，自殺未遂者ないしは自傷患者は，1年後で約2%，9年以上のちでは5〜11%が自殺で死亡していた。自殺未遂者を30年以上追跡調査した報告でも，13%が自殺で死亡しており，その2/3が自殺未遂から15年経ってから自殺死亡していた。デンマークの精神疾患患者における自殺リスクを調査したコホート研究[4]では，自傷歴のある患者の自殺死亡リスクは，自傷歴のない群に比較して約2倍に増加した。そのほかにも，自殺者の40%以上に自殺未遂歴があり，自殺未遂を繰り返した後に死亡した人の80%以上が，2回以上自殺企図の手段を変えて自殺死亡に至ったという報告や，自殺者の43%が死の1年以内に自損行為で救急医療を受診し，そのうちの28%は3回以上繰り返していたという報告[5]もある。また，過量服薬後において，その後の自殺による死亡だけではなく，ほかの原因による死亡も増加するという報告もある。このように，自殺企図・自傷行為の既往が明確なリスク因子であることを示した報告は，枚挙にいとまがない。

このことは，たとえ軽い手首自傷や致死量ではない過量服薬など，直ちに死につながる危険性の低い方法で，自傷あるいは，自殺企図に及んだ人であっても，適切なケアを受けられないと，その後に自殺によって命を落とす危険性が，自傷行為をしたことがない人に比べるとはるかに高いことを示している。したがって，自殺企図者あるいは自傷者への介入は，自殺予防対策において重要な位置づけであるということができる。

　前述の Owens の系統的レビュー[2]では，致死的ではない方法の自傷を行った患者が，その後に自傷を繰り返す割合は，1 年間で 16％，4 年間では 23％であった。このように，致死的ではない方法で自傷を繰り返す患者は一定数存在する。救命救急あるいは精神科の現場では，とくに同一人物が頻回に繰り返す自殺企図や自傷行為に対して，医療者も疲弊し，時に怒りや無力感などの陰性感情が患者に向かいがちである。加えて，自殺企図や自傷後は，カタルシス効果によって，抑うつ状態が見落とされることや，患者が自身の抱える問題について言明しないこともある。あるいは，服用した薬物などの影響で，ごく軽度の意識障害が起こり，攻撃的な態度をとる患者も少なくない。このような状況においても，今後に繰り返される自殺企図や自傷行為，そして自殺による死亡の防止のために，適切な評価と介入が必要であることを，医療者は常に心に留めなければならない。

　自殺企図・自傷者は必ずしも医療機関を受診せず，医療者が診療を行うのは，その一部であると考えられている。わが国では年間およそ 3 万 8,000 人の自損行為者（自殺未遂を含む）が救急搬送されているが，一般に自損行為者は，その地域の自殺者の 20 倍以上存在すると類推されている。一方，三次救急側からみれば，搬送者の約 10％は自傷あるいは自殺未遂であり，救命救急センターは，まさに自殺予防の要衝といえる。救命救急センターに搬入された自殺企図患者に対して機会を逃さずに迅速に介入することは，多くの自殺企図者の転帰や予後に影響する。この考えに基づき，「自殺企図の再発予防に対する複合的ケース・マネージメントの効果；他施設共同による無作為化比較研究（ACTION-J）」[6]では，自殺企図者に対して，救命救急センター搬入後，速やかにケース・マネージメント介入を開始する方法によって，自殺企図者の再企図防止効果を実証した。

（石井　貴男）

3　精神疾患

1）うつ病

(1) うつ病の概要

　うつ病は障害とともに生活する年月がもっとも長い疾患の一つであり，わが国

および世界において社会経済的損失に甚大な影響を及ぼすため，世界中でその対策が急がれている疾患である。

わが国におけるうつ病の生涯有病率は 6.1%，12 カ月有病率は 2.2% で[7]，女性で男性の約 2 倍うつ病に罹患することが知られている。うつ病はさまざまなライフステージにおいて出現し，若年層におけるうつ，職場のメンタルヘルス，周産期のうつ，退職後や配偶者の喪失，身体的疾患の影響を受ける老年期におけるうつなど年代を問わず罹患する可能性がある。

うつ病の病因はいまだ解明されていないが，生物学的要因（神経伝達物質異常，遺伝性）や心理社会的要因（ストレス，幼年時代の虐待歴など）など多因子性であるといわれている。

(2) 基本症状・診断

①抑うつ気分，②興味または喜びの喪失，③体重減少または増加，④不眠または過眠，⑤落ち着きのなさまたは思考や行動の緩慢さ，⑥疲労感または気力の減退，⑦無価値観または罪責感，⑧思考力や集中力の減退，または決断困難，⑨死についての反復思考，自殺念慮や自殺企図などの症状のうち 5 つ以上が同じ 2 週間の間に存在し，病前の機能から変化を起こしている状態をうつ病と診断する。重症の場合には，昏迷状態や妄想（貧困妄想，心気妄想，罪業妄想）の出現もみられる。高齢者において身体愁訴が前景で抑うつ気分が目立たないタイプの仮面うつ病では，うつ病と診断されずに見逃されることがあるため注意が必要である。

(3) 治　療

薬物治療として，抗うつ薬が主に使用される。薬物治療に加えて精神療法が一般的に併用されるが，近年は認知行動療法の有効性が示されている。また，薬物治療による改善がみられない患者に対して，修正型電気けいれん療法は有効な治療法の一つである。

(4) 経過と予後

うつ病は適切な治療により多くの場合は改善を示す疾病である。治療開始から 3〜6 カ月で 1/3 が回復し，1 年以内に約 7 割が改善するといわれている。しかし治療抵抗性で長期にわたり症状が続くことや，一度回復した後に再発することも少なくない。このため再発防止に配慮した治療や環境調整などが重要となる。

(5) うつ病と自殺

うつ病はすべての精神障害のなかでももっとも自殺との関連性が強い疾患である。自殺既遂者を対象とした心理学的剖検調査において，うつ病が全体の 3〜4 割ともっとも多くの割合を占めることが知られている[8]。またうつ病における自殺の危険性は，一般人口に比して外来患者で約 5 倍，入院患者で約 10 倍にものぼる[9]。

うつ病患者における自殺の半数が発症後1年以内に起こり，またその8割が発症後半年以内に生じるという報告があり[10]，発症後早期に自殺の危険性が高いことに注意が必要である。

自殺のリスク因子として，「男性」「精神疾患の家族歴」「過去の自殺企図歴」「重度のうつ状態」「不安障害を含む併存疾患」「アルコールや薬物の乱用」などがあげられている[11]。

(6) 救急医療現場でみられるうつ病

わが国の救急医療機関に搬送された自殺未遂者を対象とした研究の系統的レビューにおいて，自殺未遂者における精神疾患有病割合は双極性障害を含めた気分障害が約30％ともっとも多くを占めている[12]。

過量服薬や縊首による意識障害で搬送された患者が，意識を回復した後に一過性にうつ症状が消退するカタルシス効果に遭遇することがある。これを症状が回復したと勘違いし，自殺の危険性を過小評価してはいけないことは知識としてもっておく必要がある。

(7) 自殺予防のポイント

うつ症状が軽度に思えても，自殺念慮の確認は必ず行うことが大切である。次に自殺念慮が存在する際にはその切迫性について評価することが重要である。うつ病の患者では通院や服薬を中断するケースはしばしば認められ，症状再燃時の自殺企図には注意が必要である。通院や服薬の中断を防ぐために，本人はもちろん家族に対して疾病教育を行い協力を得ることにも努める。場合によって訪問看護と連携して服薬管理を依頼することも有用である。

またうつ病では，アルコール依存の併存による自殺危険率の上昇を認めることから，飲酒の状況にも注意が必要である。

顕在化しているうつ症状のみにとらわれず，患者個人の背景に存在する心理社会的要因（人間関係，経済的問題，職場における問題など）を含めた包括的な評価と対策を行うことがもっとも重要である。

(8) ワンランク上の対応のポイント

実際の臨床においては，うつ病の背景にさまざまな精神疾患が併存することは少なくない。例えば発達障害，パーソナリティ障害，不安障害，物質使用障害などの併存はしばしばみられ，この場合は薬物療法だけでは効果が不十分であることも多く，併存疾患に応じた治療や支援の策定が必要となる。とくに発達障害圏やパーソナリティ障害圏を基礎に有する患者に対しては心理社会的な要素が多分に影響するために，ケース・マネージメントによる全人的な視点での介入が重要となる。

（池下　克実）

2）双極性障害（躁うつ病）[12〜15]

(1) 疾患の概要

双極性障害はうつ病よりも若年で発症し，男女比が 1.1：1 と疫学的にも異なる疾患である。躁病エピソードが診断に必須の双極Ⅰ型障害と，軽躁病とうつ症状が中心の双極Ⅱ型障害に分類される。症状として抑うつ状態，躁状態のいずれも呈する。躁状態は気分が高揚した状態であり，比較的急激に発症することが多い。不眠・活動性の増加などがみられ，とくに理由がないにもかかわらず，爽快感や多幸感を伴い，自尊心が肥大して思考や行動面の抑制がなくなる。思いついたことを筋道なく好き嫌いの感情のままに進めてしまい，家庭や仕事での社会的破綻をきたす。

- 生涯有病率：1％程度
- 性差：約 1.1：1
- 好発年齢：発症年齢は平均 30 歳

(2) 基本症状・診断

診断には現在または過去における躁病エピソードと軽躁病エピソード，抑うつエピソードの評価が必要である。双極Ⅰ型障害には躁病エピソードが必須であり，双極Ⅱ型障害は軽躁病エピソードと抑うつエピソードが必要である。以下に各エピソードの定義を示す。

(a) 抑うつエピソード

下記の 9 つの症状を主症状とする。

①抑うつ気分
②ほとんどすべての活動における興味または喜びの著しい減退
③有意な体重減少，または体重増加
④不眠または過眠
⑤精神運動焦燥または制止
⑥疲労感や気力の減退
⑦無価値観，または過剰であるか不適切な罪責感
⑧思考力や集中力の減退，または決断困難
⑨死についての反復思考，反復的な自殺念慮，自殺企図やはっきりとした計画

(b) 躁病エピソード

下記の症状により，社会的または職業的機能に著しい障害を引き起こしている，または入院が必要であるほど重篤である場合や精神病性の特徴を伴う場合をいう。

①自尊心の肥大，または誇大
②睡眠欲求の減少

③多弁，話し続けようとする切迫感
④観念奔逸
⑤注意散漫
⑥活動の増加，または精神運動焦燥
⑦困った結果につながる可能性が高い活動に熱中すること

(c) 軽躁病エピソード

前述の躁病エピソードの症状を有するが，社会的または職業的機能に著しい障害を引き起こしたり，または入院を必要とするほど重篤でない場合をいう。

(3) 治 療

双極性障害の治療では薬物療法に治療の重点が置かれることが多い。薬物療法は気分安定薬が処方の中心となる。治療の主眼は躁状態の早期の軽減と再発防止に置くべきである。

(a) 薬物療法
　①気分安定薬：炭酸リチウムは双極性障害の治療のなかではもっとも基本的な薬剤である。そのほか，バルプロ酸ナトリウム，カルバマゼピン，ラモトリギンなども用いる。
　②非定型抗精神病薬：オランザピン，アリピプラゾールなど
　③定型抗精神病薬：ハロペリドール，レボメプロマジン，クロルプロマジンなど
　④抗うつ薬：双極性障害のうつ状態においては，躁転のおそれがあり，抗うつ薬を単独で用いることは推奨されていない。使用する場合は慎重に行うべきである。

(b) 電気けいれん療法（ECT）

重症例，自殺念慮の強い症例に対する効果が期待できる。

(c) 精神療法，心理教育

支持的精神療法を行うほか，再発予防の観点から認知行動療法や対人関係療法が有効であることが報告されている。

(4) 経過と予後

慢性再発性の経過をたどり，治療しなければ病相間隔は病相反復とともに短縮する傾向がある。年4回以上の病相があると急速交代型と呼ばれ治療抵抗性である。躁状態による問題行動の反復や，うつ状態による休業の持続などにより，過半数の患者では社会生活に困難を抱えている。病相反復により認知機能低下をきたすこともある。

(5) 各疾患と自殺

双極性障害をもつ人の自殺の生涯発症危険率は，一般人口の少なくとも15倍

と見積もられている。双極Ⅰ型障害に比べ双極Ⅱ型障害をもつ人でより既遂率が高い。自殺企図の既往と、過去1年間での抑うつ状態の期間の割合が、自殺企図または完遂のより高い危険と関連がある。また、躁うつ混合状態でも自殺企図のリスクは高まる。

(6) 救急医療現場でみられる各疾患

気分障害の全自殺企図搬送者に占める割合は約30〜35％とされ、双極性障害の割合は男女ともに2〜3％程度と低い。しかし、企図手段としては致死的・破壊的手段を用いることも少なくない。過量服薬であっても、リチウムの多量摂取により意識障害や致死性不整脈や腎不全の出現など重症化することがある。来院時には抑うつ症状だけではなく、躁状態、躁うつ混合状態などさまざまな症状を呈しているため、精神科入院の適応も含め、専門的な評価が必要である。

(7) 自殺予防のポイント

まずは自殺の危険性がどれほど差し迫っているかを把握することが必要である。具体的には、自殺の要因、希死念慮の強さ、自殺未遂歴の有無、経済的な問題、計画性の評価などが必要である。加えて、抑うつ気分、悲観的な言動があるか、易怒性の亢進や焦燥、不安の有無の評価も必要である。また、怠薬や治療の自己中断による再燃がきっかけであることも多いため必ず聴取する。

(8) ワンランク上の対応のポイント

気分が高揚してきたときに病識がなくなり服薬コンプライアンスを保つことが難しくなるため、日常診療のなかで信頼関係を築き、服薬の必要性を教育する必要がある。また、日ごろより精神状態の悪化時の対応を家族と協議しておく必要がある。

(岡村　和哉，岸本　年史)

3）統合失調症

(1) 疾患の概要

統合失調症は世界中で均一に認められる病気で、わが国における詳細な疫学データはないが、世界各国からの報告をまとめると、生涯罹患率は0.7％（0.3〜2.0％）程度になると報告されている。発症は思春期から青年期にかけて（10代後半〜30歳代）多く、中学生以下の発症は少なく、40歳以降にも減っていくが、男性よりも女性の発症年齢は比較的遅くなっている。男女比は1.4：1と男性に多いとされる。慢性の経過をとり、若くして発症しやすいことと再発しやすいことから、認知・実行・知的機能を維持するために早期発見・早期治療、確実な維持治療が重要となる[16,17]。

(2) 基本症状・診断

　幻覚や妄想といった通常体験されないものが出てくる陽性症状と，認知機能低下・感情平板化といった通常身に備えているものが発揮されなくなる陰性症状が基本症状となっている。診断はDSM-5（米国精神医学会〔APA〕）やICD-10（世界保健機関〔WHO〕）などが有名で，前者によれば，①妄想，②幻覚，③解体した会話，④ひどくまとまりのない・または緊張病性の行動，⑤陰性症状（情動表出の減少・意欲欠如）などの症状のうち2つ以上がほとんどいつも存在し，少なくとも1つは①か②か③とされている。

(3) 治　療

　急性期には陽性症状が活発なため，本人ならびに周囲の安全確保・休養の必要性・薬剤調整・環境調整などを勘案しながら，外来もしくは入院での治療を実施する。いずれも薬物療法と心理社会的な治療とを組み合わせて行う。アドヒアランスが向上するように錐体外路症状・抗コリン性副作用・性機能不全などをモニタリングするが，抗精神病薬には再発を予防する効果があるため継続的な治療を要する。社会機能改善のため社会生活技能訓練（social skills training；SST）といったリハビリテーションも組み合わせる。

(4) 経過と予後

　前駆期と呼ばれる，急性期に先んじたさまざまな症状が出現する時期があり，不眠・食欲不振・頭痛などの自律神経系の症状が出やすくなる。診断特異的な症状はないが，再発のモニタリングに役立つ。急性期には幻覚や妄想といった特徴的な症状が出現し，治療によってそれらが徐々に収まる過程を回復期と呼んでいる。その後，安定期に至る。長期的な予後としては良好な経過をたどるものが50～60％で，重度の障害を残す場合は10～20％とされているが，前駆期を含めた症状出現時期から薬物治療を開始するまでの期間が短いと予後もよくなるという報告もみられる[18]。

(5) 統合失調症と自殺

　WHOが実施した心理学的剖検調査によると，自殺既遂した者の90％以上は亡くなる直前に何らかの精神疾患に罹患していたとされ，そのうち統合失調症は14.1％を占めていて[19]，わが国における心理学的剖検研究，自殺未遂者の絶対危険群調査では20％前後を占めている。統合失調症患者の自殺に特異的なリスク因子として，非雇用の若年男性，反復する再燃，知的能力の高いものにおける悪化へのおそれ，猜疑心・妄想などの陽性症状が活発，回復期・安定期の抑うつ症状があげられ，治療経過中に現実に直面（awakenings）することで，将来への悲観や絶望感に苛まれるリスクがあることも知られている。

　また，自殺が出現しやすい時期として，病気の初期の段階，早期の再燃，入院

直前・直後の1週間,退院後1週間,回復期の早期などが強調されている。注意を要する状態としては,違法薬物やアルコールの乱用・依存状態も指摘される。

(6) 救急医療現場でみられる統合失調症

わが国の救急医療機関に搬送された自殺未遂者を対象とした研究の系統的レビューにおいて,自殺未遂者における統合失調症有病割合は約19％と決して少なくない[12]。単純に急性期症状で入院を要する場合は精神科病院群で対応されるが,身体的処置検査を要する身体合併急性期症例や,回復期・安定期の身体急病患者,安定期にあるが陰性症状のためにセルフケアが破たんした患者などが身体科救急現場に現れることとなる。"ことばによる静穏化"などを用いた適切な対応や,患者のペースを優先した診療を実施する必要がある。

(7) 自殺予防のポイント

急性期症状の改善を図り,定期的で継続的な外来治療を確保できるように努めると同時に,デイケアなどのリハビリテーションや,訪問看護といった地域生活支援の拡充を患者と共に図る。また,上記の総合失調症に特異的な因子に注意し,リスクの高い時期には抑うつ症状のモニタリングを行い,支援者との強いつながりをつくるように努める。陰性症状のために社会的孤立をきたしやすいこともリスクとして注意する。

(8) ワンランク上の対応のポイント

家族は重要なキーパーソンであるが,患者・家族間の力動は自殺再企図のリスクに大きな影響を与える。そのため,自殺予防と家族関係調整のバランスをとることはワンランク上の対応としてあげられる。

（橋本　聡）

4) 不安障害

(1) 不安障害の概要

不安障害とは,通常予測される程度をはるかに超える,過剰かつ長期間持続する不安や恐怖を主症状とする疾患群をまとめた総称である。代表的なものにパニック障害があるが,そのほか社交不安障害,全般性不安障害,限局性恐怖症などが含まれる。わが国における不安障害の生涯有病率は8.1％,12カ月有病率は4.9％であり[7],女性に多くみられる（男性の約1.4倍）疾患である。不安障害全体では発症年齢が若く,35歳までに8～9割が発症するといわれている[20]。うつ病や物質使用障害と併存することが多く,不安障害の合併は各疾患の予後を不良にすることが知られている。

(2) 基本症状・診断

不安や恐怖が中心症状として存在するが,下位分類の疾患ごとに不安の現れ方

はさまざまである。パニック障害では予期できないパニック発作（動悸，発汗，窒息感，死ぬことに対する恐怖など）と呼ばれる急性の強い発作を認め，発作の再発への恐れ（予期不安）から発作が起きそうな場所や発作が起きたときにそこから逃げられない場所の回避（広場恐怖）を認める。社交不安障害は人前で恥をかくのではないかと過剰に恐れ，そのような状況を避けようとする。全般性不安障害は仕事や学業など多数の出来事について過剰な不安と心配（予期憂慮）があり，易疲労性，易怒性，集中困難，筋緊張，睡眠障害などを伴う疾患である。限局性恐怖症は，飛行すること，高所，動物，注射されることなどの特定の対象や状況に対する恐怖や不安を生じる疾患である。

(3) 治　療

SSRI（選択的セロトニン再取り込み阻害薬）を第一選択薬として抗不安薬を併用する薬物療法が用いられる。不安を生じやすい考え方の癖を認識して修正を図り，不安が生じた際の新たな対処行動を学んでいく認知行動療法が有効である。また不安や恐怖の対象に段階的に曝露することにより，徐々に不安を軽減していく曝露療法も効果的である。

(4) 経過と予後

不安障害の多くは長期の経過をたどることが報告されている[21]。全般性不安障害や社交不安障害では回復率が低く慢性化しやすいが，反面，一度寛解すれば再発率が低いことが知られている。またうつ病やアルコール依存を併発した場合には寛解率が低下し，再発もしやすいといわれている。

(5) 不安障害と自殺

不安障害は自殺念慮や自殺企図に対する独立したリスク因子であるといわれている[22]。また系統的レビューでは，強迫性障害を除いた不安障害では自殺念慮，自殺企図，自殺関連行動，自殺既遂のいずれの危険性も高まることが示されている[23]。不安障害に罹患した場合，先進国における自殺念慮は一般人口の 3.4 倍，自殺未遂は 4.8 倍生じやすいといわれ[24]，気分障害や物質使用障害（アルコール依存や薬物依存など）が合併した場合には，さらに危険性が高くなる。不安障害に伴う回避行動により機能障害や QOL 低下，社会的孤立をきたすことで自殺の危険性が高まる可能性が考えられている。

(6) 救急医療現場でみられる不安障害

自殺企図や自傷行為で救命救急センターに搬送された 300 万人以上を対象にした研究において，不安障害と診断された患者は 6.4％を占める[25]。自殺関連行動以外では，パニック発作や過換気発作を主訴として救急現場に現れる患者のなかに不安障害患者を認めることは少なくない。また身体的愁訴を主訴とし，心気的な不安から救急要請を繰り返すケースでも不安障害の鑑別が必要である。救命

救急センターへ頻回に搬送された患者群（2カ月間に5回以上の搬送歴）ではコントロール群（2カ月間に5回未満の搬送歴）に比べて有意に不安障害の罹患率が高いことが示されている[26]。

(7) 自殺予防のポイント

不安障害は長い経過のなかでほかの不安障害や気分障害と併存することや慢性の経過をたどりつつうつ病へ移行するケースもあり，早期発見と早期治療が疾患の慢性化や二次的な疾患の発症を防ぐため，また自殺を防止するために重要である。救急医療の現場において実臨床で実施される問診のみでは不安障害の診断が見逃される場合も少なくない。このため，精査の後に心因性が疑われる身体愁訴を認める患者においては，不安障害の可能性を念頭に評価することが大切である。患者は強い不安や緊張に伴い会話のまとまりに欠けることもしばしば認められるため，看護師やソーシャルワーカーなどと協力して家族からも情報を詳細に聴取することが，正確な診断や抱えている問題点を把握するために重要である。またアルコール依存やうつ病の合併による自殺のリスク増加には注意が必要であり，飲酒状況やうつ症状の評価は忘れずに行いたい。不安障害患者においても生活上で複数の不安を抱え，自身では問題を解決できずに混乱している患者も多く，ケース・マネージメントによる問題点の整理と支援の策定が自殺防止に大きな役割を果たす。

〔池下　克実〕

5）アルコール依存，薬物依存，ギャンブル依存

(1) 疾患の概要

依存症とは，その物質摂取や行為に対して自身でコントロールできなくなり，その物質摂取や行為中心の生活に陥った状態である。2013年の全国調査によると，地域住民のアルコール依存症（ICD-10）の現在有病者率は男性1.0％に対して女性0.1％と推計されている[27]。アルコール依存症以外の物質関連障害の有病率については，男女合わせて0.1％という報告がある[28]。一方で，日本のギャンブル依存（South Oaks Gambling Screenの5点以上）は男性8.7％，女性1.8％と推定されており，諸外国と比較して男性がかなり高い値となっている[27]。

(2) 基本症状・診断

アルコールや薬物などの物質への依存や，行為であるギャンブル依存でも，基本症状は概ね同じである。①制御障害，②社会障害，③耐性，④離脱，の4項目が共通の症状で，物質への依存ではそれに加えて，⑤危険な使用がある。

制御障害とは"わかっちゃいるけどやめられない"こと，社会障害とは仕事や学業や人間関係で重大な問題が生じていること，耐性とはどんどん使用量や賭け

金が増えること,離脱とは物質使用やギャンブルをやめたときに,いわゆる"禁断症状"が出ること,危険な使用とは身体(脳を含める)に重大な問題が生じていても使用を続けることである。

(3) 治療

物質依存,ギャンブル依存は,制御障害のために,少しだけの使用や行為ではがまんできない。治療目標の基本は,断酒,断薬,ギャンブル断ちである。しかし,そのような"厳しい"指導の結果,病院や自助グループに来なくなるのでは本末転倒である。それゆえアルコールなどの違法でない物質や違法でないギャンブルに関しては,少量の使用や低頻度の行為を治療目標にすることもある。

治療は,通院とともに自助グループへの参加を同時に行う必要がある。ほかの疾患よりはるかに自助グループへの参加が重要で,依存症から回復している"先輩患者"に導かれて自身も回復を目指すことになる。通院ではモチベーションの維持を図る。

依存物質や依存行為で生活が著しく破綻している場合は,いったん入院することを勧める。アルコール・薬物依存症の入院施設の多くでは,身体的な急性期が安定すれば,2～3カ月の入院治療プログラムが用意され,各々の理解度に応じて依存症の教育と集団療法を提供している。治療薬については,有効性の高い薬剤はまだ存在しないと考えたほうが無難である。

(4) 経過と予後

専門医療機関の入院治療プログラムを修了したアルコール・薬物依存症患者の約7割が1年以内に再飲酒や再使用を経験し,退院後7年間のうちに平均3～4回の再入院を繰り返すといわれている[29]が,治療を受けなかった場合に比べ,断酒・断薬を達成する者は明らかに多く,たとえ断酒・断薬ができていない場合でも,アルコール・薬物の摂取量は減少し,アルコール・薬物によってもたらされる医学的および心理社会的弊害は少なくなる[29]。ギャンブル依存の治療効果の研究はまだなされていないが,おそらく同様の結果であると考えられる。

(5) 各疾患と自殺

依存症の患者は,心理社会的な弊害をきたしやすく,アルコールや薬物が気分の変動や悪化をきたしやすいために自殺とかなり密接な関係にある。Bertoloteらの研究では,自殺既遂者の17.6%に物質関連障害(依存,乱用)があったと報告している[30]。ギャンブル依存と自殺についての研究はまだ少なく,今後の解明が待たれる。

普段はほとんど飲酒しないのに,自殺企図前に飲酒して行為に及ぶケースに臨床現場ではたびたび遭遇する。剖検対象自殺者の32.8%にアルコールが検出され,多くが低濃度だったという研究があり[31],これは依存症でない人でも,自殺

企図前に飲酒する場合が多いことを示す証拠と考えられている。希死念慮がある人に酒を奨めると，"飲んで忘れる"のではなく，自殺のリスクがさらに高くなることを覚えていただきたい。

(6) 救急現場でみられる各疾患

Yamadaら[15]の研究では，救命救急センターに搬送された自殺企図者の11.3％の主診断は物質関連障害（依存，乱用）であった。搬送時に，酩酊状態や急性中毒による興奮状態などの典型的な症状を呈するケースは少なく，患者の状態だけでは依存症か否かは判別が困難である。

依存症では入院後に生じる症状への対応が重要である。依存症に陥っている人であれば，アルコールや薬物の最終使用やギャンブルの最終行為から24時間程度経過すると離脱症状が出現する。アルコール離脱せん妄のような激しい混乱症状はまれであるが，強い焦燥感は多くの人に生じる。治療が続いているのに「もう帰る」という人のなかには，物質や依存行為への渇望があって「もう帰る」と言っている人もいるかもしれない。

(7) 自殺予防のポイント

まずは，飲酒量やそのほかの薬物の使用状況，ギャンブルに費やす時間についての情報を収集する必要がある。飲酒と薬物の使用については，自殺企図の直前に使用していたかどうかも重要な情報である。しかし，生活に悪影響が出ている人ほど自身の行動を隠そうとするため，家族がいれば家族から情報を収集し，直前の使用については救急隊からの情報が有用といえる。

飲酒に関しては，The Alcohol Use Disorders Identification Test (AUDIT) という3分程度でできる質問式のスクリーニングテスト[32]を使い，患者に問題を自覚してもらうのもよい。

依存症の疑いのある患者には，「誰しも気づかないうちに依存症に陥る可能性があり，万が一依存症であれば自殺リスクが上昇するといわれているので，一度保健所や専門医に相談してみてはどうか」と伝えるとよい。自殺企図の直前に飲酒していた人や，習慣飲酒の人には，飲酒には抑うつ気分を悪化させる作用があることを伝えることが重要である。

(8) ワンランク上の対応のポイント

患者がなかなか自覚できず，治療のモチベーションをもてないことが多いため，精神科の現場では，「動機づけ面接」を駆使して，少しでも治療のモチベーションを高めている。詳しくは参考文献[33,34]を参照されたい。

（杉本　達哉）

6) 発達障害
(1) 疾患の概要
　発達障害は生来的な脳機能の障害であり，発達障害は DSM-5 による分類の「神経発達症群」に該当し，知的能力障害群，コミュニケーション症群，限局性学習症，運動症群，自閉症スペクトラム症（以下，ASD），注意欠陥・多動症（以下，ADHD）が含まれる。児童精神医学に位置づけられているが，子どものときに周囲が気づかず，大人になって対人関係のなかではじめて問題が明らかになる場合も多い。ここでは代表的な ASD と ADHD について説明する。

　日本の中堅都市で実施された5歳児発達健診の結果では，診断基準を満たす児童の割合は ASD が 3.31％，ADHD が 4.94％で，両者とも男児に多かった[35]。

(2) 基本症状・診断
　ASD は，①社会的コミュニケーション・対人相互反応に問題があること，②こだわりや固執，常同的な身体運動に代表される，行動，興味，活動の限定された反復的な様式，③それら両者が発達早期に存在することで診断される。ADHD は，①不注意症状，②多動性・衝動性，の両者，またはいずれかが12歳以前から存在することで診断される。

(3) 治　療
　その患者の特性を，患者自身または周囲が理解して，その特性にあった環境を選んだり行動に気をつけるように指導するなどの精神療法が非常に重要である。薬物療法は ASD に対する薬剤はまだ開発されていないが，ADHD に対する薬剤は広く処方されており，不注意症状や多動性の軽減が期待できる。

(4) 経過と予後
　幼少期の ASD 患者のどの程度が成人期までに診断基準を満たさなくなるか（自然治癒するか）は，いまだ不明である。一方，ADHD の男児の60％が成人までに診断基準を満たさなくなるが，いくつかの ADHD 症状は残存していると報告されている[36]。また，成人期になって ADHD を新たに発症するといった報告があるが，現時点で詳細不明である。ASD も ADHD も他の精神疾患との合併が多い。

(5) 発達障害と自殺
　ASD の自殺の危険度については，10歳未満を対象とした研究では正常発達者と比べて自殺関連行動を呈する頻度は28倍高いと報告されている[37]。

　救命救急センターに入院となった成人 ASD の自殺企図例は，定型発達群と比較して，より致死的な手段を選ぶ傾向が強く，過去に自殺企図歴がない傾向を示している。このことから ASD では初回の自殺企図で既遂に至る可能性が高いと考えられる。三上[38]によるとその理由は ASD に由来する想像力の欠如で，想像

による抑止力が働いていないからではないかと推定している。また，ASDの自殺を促進する因子は，高い衝動性を有する，精神科通院歴がない，長年にわたる対人関係構築の失敗，幼少期から家族内葛藤が存在することであると考察されている。

ADHDが自殺のリスク因子になり得るか否かについては，米国における5〜24歳を対象とした研究では，ADHD群の自殺相対危険度は2.91（95％信頼区間：1.47-5.7）とする報告がある[39]。

(6) 救急医療現場でみられる発達障害

高度救命救急センターに入院となった94名の思春期自殺企図例の調査では，12.8％にASDを認めた。男性が有意に多く，非ASDと比較すると気分障害と不安障害の頻度が低く，致死的な手段を用いる場合が多かった[38]。

救命救急センターに搬入された自殺企図患者におけるADHDの頻度については，わが国ではまだ調査報告がない。

(7) 自殺予防のポイント

ASDでは人生の中で繰り返す人間関係構築の失敗により自尊心が低下している。このことはADHDでも共通で，これらの自尊心の低下が自殺関連行動に影響していると考えられる。またASDについては生来の想像力の乏しさが，ADHDについては生来の衝動性が自殺関連行動と関係している可能性も指摘されている。

他の疾患に比べて自殺のリスク評価は難しいが，患者の言動よりも，企図が致死的であったか，直前に対人トラブルがなかったか，飲酒の有無など客観的な情報から今後の自殺の危険度を評価する必要がある。

自殺再企図防止の可能性については，ASDに限った話ではあるが，三上[38]によると「丹念なアプローチが奏功し本人がひとたび自殺しない決意を固めると，自殺再企図の蓋然性が感じられなくなる症例をしばしば経験する」[43]と考察しているように，精神科医療につながり適切な指導がなされたり，患者なりのストレス発散のパターンが確立すると，自殺企図のリスクは大きく軽減するかもしれない。

（杉本　達哉）

7) パーソナリティ障害

(1) 疾患の概要

パーソナリティとは，知・情・意の各側面を総合した個人の心理的特徴の全体のことを指し，生得的な面もあるが，後天的に獲得されるところも大きい。それゆえに，パーソナリティを理解するには，横断的にとらえるだけではなく，成長・発達の観点からとらえる必要もある。これはパーソナリティ「障害」についても同様である。

では，パーソナリティ障害と診断されるのはどのような場合か。第一に，その人が属する文化から期待されるものよりも著しく偏った行動様式や内的体験が持続的に存在しており，それは特定の状況だけでなく，個人的・社会的状況全般においても認められることである。第二に，このような特性は，少なくとも青年期には始まり，それ以降は持続的に存在しており，他の精神疾患の出現で説明されるようなものではないことである。そして，第三に，このような特性が，本人にとっての著しい苦痛，あるいは，社会的活動などにおける機能的な障害をもたらしていることである。

(2) 基本症状・診断

パーソナリティ障害の分類には，米国精神医学会の診断基準（DSM-5）がよく用いられている。ただし，この分類も一貫性のある妥当性が示されているわけではなく，異なる群のパーソナリティ障害を併存する人もしばしば認められるため，その点は留意が必要である（**表3-Ⅳ-2**）。

境界性パーソナリティ障害は，精神科の患者においてもっとも頻度の高いパーソナリティ障害であり，また，その行動面の問題からも，臨床現場でもっとも注目されるものであろう。境界性パーソナリティ障害は，成人早期に始まる，対人関係・自己像・感情などの不安定さが特徴的であり，女性に多い傾向がある。その背景には，家庭環境（極端な親の養育態度など）や，心的外傷体験がある場合も多い。症状としては，見捨てられることへの顕著な不安，理想化とこき下ろしとの両極端を揺れ動く不安定な対人関係，感情の不安定さ，慢性的な空虚感，自己破壊的な衝動性，といった状態を認める。うつ病，依存症，摂食障害といった，ほかの精神疾患が併存することも多い。

(3) 治　療

治療は精神療法が主となる。境界性パーソナリティ障害の精神療法においては，共感的な態度は必要ではあるが，患者のコミュニケーションのパターンに巻き込まれず一定のスタンスでかかわることも意識しておく。実際に不遇な過去をもつケースは多いとはいえ，とかく過去・原因探しに執着しがちな患者に対しては，現状の内省と将来の具体的な目標にも目を向けるよう促すことが重要である。

薬物療法に関しては，抗うつ薬，抗精神病薬，気分安定薬などが対症療法的に用いられることは多いが，その効果はいずれも限定的である。

(4) 経過と予後

パーソナリティ障害は，基本的には，青年期に始まり，その後も長期にわたり存在するものとされているが，タイプによっても経過は異なるようである。A群パーソナリティ障害は長期にわたり傾向が変化しにくいが，B群パーソナリティ障害は，その特徴が年齢とともに目立たなくなったり，軽減したりする傾向にあ

表 3-Ⅳ-2 ● パーソナリティ障害の分類（DSM-5）

A群：奇妙で風変わりにみえるパーソナリティ
妄想性パーソナリティ障害，スキゾイドパーソナリティ障害，統合失調型パーソナリティ障害
B群：演技的で，情緒的で，移り気にみえるパーソナリティ
反社会性パーソナリティ障害，境界性パーソナリティ障害，演技性パーソナリティ障害，自己愛性パーソナリティ障害
C群：不安または恐怖を感じやすいパーソナリティ
回避性パーソナリティ障害，依存性パーソナリティ障害，強迫性パーソナリティ障害

る，との報告もある。

(5) パーソナリティ障害と自殺

境界性パーソナリティ障害は，自傷行為だけでなく，自殺既遂の頻度も高く，約10％が自殺するといわれる。反社会性パーソナリティ障害の患者にも，自殺企図はしばしばみられる。

(6) 救急医療現場でみられるパーソナリティ障害

自傷・自殺企図で病院を受診する者のうち，パーソナリティ障害をもつ者の割合は1〜4割と，報告によって開きはあるものの，高頻度にみられるのは確かである。身体疾患の治療で受診・入院となった際にも，医療者との間でのコミュニケーションにおいて，過度な要求をしたり，攻撃的になったり，といったかたちで問題化することもある。

(7) 自殺予防のポイント

パーソナリティ障害の患者とはいえ，常に自傷や自殺企図を繰り返しているわけではなく，そのような行動が頻発する時期というものがあり，それはたいていの場合，何かしらの生活上の変化がみられた時期である。境界性パーソナリティ障害の患者は，とくに交友関係・家族関係・仕事などの人間関係における変化に敏感であり，経過中にそういった変化がある場合は，不安定な情動や自殺関連行動の出現に注意する。そして，繰り返される自傷などが，周囲の巻き込みを意図した振る舞いのようにみえても，実際にSOSのサインであることには変わりなく，軽視はしない，という姿勢が大事である。また，うつ病やアルコール乱用，摂食障害などほかの精神疾患の併存がみられる患者は，それらの病状の変化にも注意を払い，パーソナリティ障害の「治療の枠組み」にとらわれ過ぎず，それぞれの病状に応じたケア・治療も検討すべきであろう。

〔古野　拓〕

8) 適応障害，PTSD，摂食障害，認知症，せん妄

(1) 適応障害

適応障害は，はっきりと確認できるストレス因に反応して抑うつ・不安といった症状が出現するものであり，ストレス因が取り除かれれば症状は長く続くことはないといった点で，うつ病などの気分障害とは区別される。症状としては，抑うつや不安が典型的だが，焦燥，怒りっぽさといった状態も起こり得る。治療は，支持的な精神療法を行いつつ，ストレス因の除去が考え得るのであれば，その援助も合わせて行っていくことが基本になる。加えて，よりよいストレスへの適応を促すような精神療法もあり得るであろう。また，症状の程度や経過に応じて，抗うつ薬，抗不安薬，睡眠薬といった薬物療法も用いられる。

適応障害と自殺との関連は，これまで十分に注目されてきたとは言い難い。しかし，近年のわが国でのメタ解析によれば，自殺企図にて救急医療を受けた者のうち，28％が適応障害と診断されている[12]。これは頻度としては，気分障害に次ぐものである。適応障害という診断に着目されてこなかった理由の一つとしては，診断の妥当性の問題があるかもしれない。パーソナリティ障害や神経症圏の患者，認知機能低下のある患者なども，ストレスには弱く，適応障害と診断されがちである。うつ病でも比較的軽症であったり，発症してまだ時間が経っていないと，適応障害と診断されることもある。とくに，救急現場などは，このような鑑別が時間的に困難な場合もあるであろう。よって，適応障害という診断名にとらわれ過ぎないという姿勢はあってもよい。ただし，それは「適応障害と診断したからといって，その患者の予後を軽く見積もらない」ということ，「比較的軽度の抑うつ状態とみえる場合でも，経過によっては，自殺企図は起こり得るのだ」という認識をもつことでもある。

(2) 心的外傷後ストレス障害

心的外傷後ストレス障害（posttraumatic stress disorder；PTSD）は，生命の危機にさらされる，重傷を負う，性的暴力を受けるなどの外傷的な出来事を経験・直面した後に出現するものである。特徴的な症状としては，外傷的出来事の再体験（反復的・侵入的な想起，夢，フラッシュバックなど），外傷的出来事と関連したことの回避・全般的反応性の麻痺（関連する場所・会話・人物などの回避，体験の想起不能，関心の減退，感情の縮小など），過覚醒（睡眠障害，易刺激性，集中困難，過度の警戒心，過剰な驚愕反応）がある。加えて，PTSDの患者は，うつ病，不安障害，アルコール依存など，ほかの精神疾患を併存することも多いが，これらの併存症はさらに自殺のリスクを高める。

典型的なPTSDの患者は比較的少ないが，部分的な症状を呈している患者はまれではない。また，併存するうつ病や依存症が前景化していると，PTSDの併存

が見逃されていることもある。PTSDを生じ得る出来事を経験している者や，部分的にでもPTSDを疑わせる症状のある者に関しては，PTSDの有無や程度を正しく評価することが，よりよい状態把握や関係性づくり，適切な支援につながるであろう。治療としては，外傷体験に関連した状況から遠ざけることや，支持的精神療法を通じての安心感の提供が軸となる。SSRIなどによる薬物療法も有効とされている。

(3) 摂食障害

摂食障害は，拒食や嘔吐などの排出行動ゆえに著しい低体重を認める神経性無食欲症と，過食や排出行動が問題となる神経性大食症とに分けられる。摂食障害にも，うつ病，不安障害，パーソナリティ障害といった精神疾患の併存はしばしばみられる。そのような病状を反映してか，摂食障害患者の自殺率は高い。神経性無食欲症の場合，10年以上の追跡調査では死亡率は1割以上という報告もあるが，そのうち5人に1人は自殺による死亡である[40]。ケア・治療にあたる側としても，体重ばかりに目を奪われることなく，患者の精神生活全体に目を向けるよう心がけたい。摂食障害の患者は，低栄養に伴う身体的な問題にて救急搬送となることは多いが，その際にも，身体面のみならず精神面での評価を合わせて行うのが望ましい。

(4) 認知症，せん妄

高齢者のメンタルヘルスを診ていくうえで，避けては通れないものが，認知症とせん妄である。これらの患者も，時に自殺関連行動に及ぶこともあり，念頭に置いておく必要がある。

認知症は，徐々に進行する，記憶，時間・場所などの見当識，判断力などの障害が中核的な症状である。認知症と自殺企図はイメージ的に結びつきにくいかもしれないが，短絡的な発想や錯誤ゆえに悲観して過量内服や自傷をしてしまう認知症患者は，決してまれではない。また，一見，うつ病と思われる患者が，実は認知機能障害を伴っていたということもある。高齢者に対する支援体制を考えるうえでは，こういった認知機能という観点からの能力の評価も，常に意識しておく必要があるであろう。

せん妄とは，軽度〜中等度の意識障害の一種であり，急性に思考の混乱，注意力の欠如などが出現するものである。幻視，興奮，妄想などの症状もしばしば伴い，症状に日内変動を認める。せん妄の原因としては，多岐にわたる身体的要因（電解質異常，ホルモン異常，感染症，脳器質的疾患など）や薬剤（ベンゾジアゼピン類，オピオイドなど）の影響があり得る。そして，せん妄の治療においては，まずせん妄の原因を見極め，その原因に即した対処を行うことが不可欠である。リエゾン診療において，「高齢の患者が"死にたい"と言って落ち着かない」とい

うので診察に行ってみると，せん妄だった，などということは珍しくない。せん妄は，当然，外来患者でも起こり得る。高齢で身体疾患が併存する者，認知機能低下を疑わせるエピソードのある者が，急に精神的に不安定となった場合には，せん妄も鑑別の一つとして考えねばならない。

（古野　拓）

4 身体疾患（がん，慢性疾患，疼痛など）

　身体疾患と一括りにしても非常に多くの疾患があり，疾患ごとにその特徴が異なるが，疾患に伴う苦痛，希望のなさや抑うつ，直近のストレスフルな出来事，継続する困難，家族などの社会的支援のなさなどが共通して自殺に影響する。症状の急激な悪化やがんなどの告知は，「直近のストレスフルな出来事」であるし，疾患に伴う苦痛や身体機能の低下は「継続する困難」となるため，各身体疾患の一般的な経過やその疾患に多く認める苦痛を理解することが，自殺予防のために重要となる。

1）身体疾患と自殺のリスク

　継続する苦痛を伴う疾患，身体状況・機能が徐々に悪化する疾患，致死的な疾患などで自殺のリスクが高い。具体的には，HIV/AIDS，悪性腫瘍，ハンチントン病，多発性硬化症，胃潰瘍，腎疾患，脊髄損傷，全身性エリテマトーデス（SLE）で自殺のリスクが高いとされている[41]。一方，自殺死亡者における身体疾患の有病率についてみてみると，多くの人が何らかの重篤な身体疾患を抱えていたと報告されている（オッズ比3倍）[42]。その調査方法では，有病率の低い疾患のリスクはみえにくくなるが，比較的有病率が高く，かつ自殺のリスクと関係する疾患として，視覚障害（11.4倍），悪性腫瘍（4.7倍），神経系疾患（9.0倍）との関連が示されている。また，複数の疾患が合併するとさらに自殺念慮，自殺企図の既往ともに高くなることが報告されている[43]。後述するようにわが国のデータでは，大規模コホートを用いた研究から，脳卒中後，がん診断後で自殺のリスクが高いことがわかっている[44]。

　一方カナダで行われた研究では，喘息，閉塞性肺疾患，多発性硬化症で自殺のリスクが高いことがわかっているが，精神疾患の有無を調整すると，がんのみで自殺のリスクが高い状態であり，他の疾患では有意な自殺のリスクの上昇がみられなかった。このことから，多くの身体疾患では，自殺の前にうつ病や不安障害，物質乱用・依存，認知症といった精神症状が介在していると考えられる[45]。そのため，先に述べたさまざまな自殺に関連する一般的な要因，その身体疾患特有の

苦痛に加えて，うつ病，不安障害などの精神疾患について注意する必要がある。

2）がん患者の自殺

さまざまな身体疾患が自殺と関連するが，そのなかでも比較的研究が進んでいるがんと自殺の関係について述べる。系統的レビュー研究[46]によると，がん患者における自殺の標準化死亡比は1～11倍と研究によりばらつきが非常に大きいが，概ね2倍弱と考えられている。さまざまながんの，さまざまなステージの，さまざまな治療段階の患者をすべて平均すると，そのような数字になると考えられる。リスク因子として，うつ状態，男性，進行がん，高齢者（65歳以上），頭頸部・肺がんで自殺リスクが高まると報告されている。がんの診断後の時期別にみると[47]，がんのない人と比較した場合の自殺の相対危険度は，診断後1週以内で12.6倍，1～12週で4.8倍，13～52週で2.5倍，53週以上で1.8倍となっている。つまり，診断後の時間の経過とともに自殺リスクは低下するが，53週以上経過しても2倍程度のリスクが残っていることになる。がんの部位ごとでは，リスクが高い順に食道・肝・膵，肺，脳，大腸，乳，前立腺，皮膚となっている。先に述べたわが国のデータでは，がん診断から1年以内で23.9倍高く，1年以上経過すると1.1倍に低下していた[44]。

背景にある精神疾患についてみた研究[48]では，自殺で亡くなったがん患者のうち，32％にうつ病，30％に他の気分障害，13％にアルコール依存・乱用，13％に不安障害，12％に適応障害の診断がつき，精神科診断がつかない患者は5％のみであったと報告されている。自殺念慮についてみたわが国の報告では，精神科にうつ病のためにコンサルテーションされたがん患者114名のうち，53.5％に自殺念慮を認め，年齢，身体機能，がんのステージが自殺念慮に関連した[49]。さらに，同研究グループは，根治できない肺がん患者を対象として調査し，疼痛と身体機能の低下が自殺念慮と関係していることを明らかにしている[50]。

これらのことから，がん患者においても背景にうつ病をはじめとする精神疾患があり，がんの告知などの直近のストレスフルな出来事，長期に続く困難が自殺と関連すると考えられる。うつ病や希望のなさに注意が必要なのは当然だが，これらの知見を拡大すると，がんの診断・治療，その後の緩和ケアへの移行や治癒後の生活のなかでも，がんの病状悪化，化学療法などの治療が奏効しないこと，再発・転移などのがんに関する悪い知らせなど，さまざまにストレスフルな出来事が生じ得て，そのたびごとに自殺のリスクが高まる危険性がある。また，家族の支援の欠如[51～54]や経済的な問題など，その背景には長期に続く困難も同時に伴うため，これらが自殺のリスクを高める危険性にも注意を払う必要がある。

3）その他の疾患

　HIV/AIDS も自殺のリスクが高いことが知られているが，研究ごとにそのリスクの幅は広く 2〜60 倍と報告されている[55,56]。しかし，多くの研究がホモセクシュアル/バイセクシュアルの集団を対象とした研究であり，ヘテロセクシュアルの集団や女性についての知見は限られる。これらの集団では精神疾患の罹患率や薬物・物質乱用の比率が高いことが自殺に関与している可能性も推察される。また，希望のなさや神経系の症状の発現などの苦痛な症状との関連も想定される。

　脳卒中後も自殺のリスクが高い。わが国でも脳卒中後 5 年以内では自殺のリスクが 10.2 倍高いというデータが示されている[57]。脳卒中後にはうつ病罹患のリスクが高まり，身体的さらには社会的な機能障害を合併するためと考えられる。ほかの疾患同様に発症直後のリスクが高い。

　これらに限らずどの疾患においても，うつ病などの精神疾患が一貫して自殺のリスクと関連し，さまざまな身体疾患にうつ病が合併しやすいことから，うつ病などの精神疾患の発見とケアが重要となる。また，どの疾患でも，今後の人生を変えてしまうような悪い知らせ（告知）や，身体機能の低下，苦痛な身体症状が，うつ病，さらには自殺念慮，自殺行動と関連する。

　身体疾患の治療経過中に注意すべきこととして，うつ病を誘発する薬物の使用などがあげられる。インターフェロン治療は高率にうつ病を誘発するため，注意が必要となる。脳腫瘍などの脳器質性疾患や甲状腺機能低下症などの身体疾患によるうつ病にも注意が必要であろう。また，身体疾患による全身状態の悪化や使用する薬物に誘発される意識障害（せん妄）にも注意すべきで，自傷，自殺，事故を防止するために，早期の発見と対応が必要である。

4）まとめ

　身体疾患と自殺は関連するが，一概に身体疾患といってもさまざまであり，また，1 つの身体疾患においてもその状況はさらにさまざまである。そのため，うつ病をはじめとする精神疾患に注意するとともに，直近のストレスフルな出来事（身体疾患発症直後，がん告知後，その他身体疾患にまつわる悪い知らせなど）や，継続する困難（身体機能の低下，疼痛，社会経済的問題など）に注意し，家族や社会からの支援の有無など，一般的な自殺のリスクについて絶えず注意していく必要がある。

（稲垣　正俊）

5 虐待, ドメスティック・バイオレンス (DV)

　暴力は日常的に存在している。そして暴力は, 人の身体のみならず, こころにも消しがたい《傷跡》を残す。病院は, そのような《傷跡》が, 期せずして明るみに出ることのある場であり, 暴力への介入の契機ともなり得る場である。この貴重な機会を見過ごすことがないよう, 医療者は暴力が行われていることを知らせるサインに対し常に敏感でなければならない。

　では, 人が暴力の犠牲となるのはどのような場所においてなのかといえば, それは家庭内が圧倒的に多い。そして, 精神的に長く影響を及ぼし, われわれがかかわることになるのもまた, 1回限りの暴力ではなく, 「虐待・DV」と呼ばれるような, 持続的に家庭内で繰り返される暴力が多くなっている。

1) 虐待・DVとは

　児童虐待のみならず, 配偶者・パートナー間でのDVや, 介護者たる家族らによる高齢者虐待などの, 成人に対する暴力もまた「虐待」といえる。例えばDSM-5においても, 「臨床的関与の対象となることのある状態」の一つとして「虐待・ネグレクト」が取り上げられているが, このカテゴリーには成人間での暴力も含まれている。成人に対する暴力を「よくある出来事」として見過ごさないためにも, 支援者は「虐待」という視点をもっておくべきであろう。

　児童虐待は以下のように大別される。児童虐待は親だけでなく, 同胞や, 家に出入りするそのほかの人々 (親戚, 片親の交際相手など) によって行われることもある。

- **身体的虐待**：身体に外傷が生じる (おそれのある) 行為。叩く, 蹴る, 首を絞める, 戸外に放置する, 幼い子どもの身体を激しく揺する, など。
- **性的虐待**：性的満足のために子どもが関与して行われるあらゆる性的行動。性交の相手にする, 不適切に身体を触る, 子どもに性器を触らせる, 売春させる, ポルノを見せる, など。
- **心理的虐待**：著しい暴言や拒絶的な対応など, 心理的外傷を与え得る言動。強く叱責する, 脅す, 恥をかかせる, 子どもの存在を否定するような言葉を吐く, 子どもの前で親へ暴力を行う, など。
- **ネグレクト**：不適切な養育や, 子どもが危険にさらされることへの注意・配慮の欠如。食事を与えない, 入浴や更衣をさせず不潔なままにする, 外出や登校をさせない, 長期間留守にして子どもを放置する, 必要な医療を受けさせない (医療ネグレクト), など。

また, 夫婦間などでの成人においては, 以下のものはすべてDVにあたる。

- 身体的な暴力：殴る，蹴る，物を投げつける，など。
- 精神的な暴力：人格を否定するような暴言をあびせる，交友関係を細かく監視する，何を言っても無視する，など。
- 性的な暴力：望まぬ性行為を強要する，避妊に協力しない，など。
- 経済的な暴力：生活費を渡さない，外で働くことを妨害する，など。
- 子どもを利用した暴力：子どもへの暴力をほのめかす，子どもに被害者が悪いと思わせる，など。

2）虐待・DV の精神面への影響

　ハーマン[58]は「成人がその生活において外傷を繰り返しこうむれば，すでに形成されている人格構造が腐蝕し，児童期に外傷を繰り返しこうむれば，この外傷が人格を形成し変形する」と述べている。1 回限りの強烈な暴力に遭遇した際に生じる精神的変調としては，急性ストレス反応や PTSD といったものが典型とされる。しかし，日常的に，持続的な暴力の被害を受けていた（いる）者は，うつやパニック，不眠といった部分的な症状によって医療者の前に現れることのほうが多いであろう。そのような場合でも，通常のうつや不安障害とはやや異なる病像を呈することは，ままある。例えば，解離様の症状や悪夢が出現する，といったように。あるいは，双極性障害やパーソナリティ障害を疑わせるような易刺激性や対人関係の不安定さを伴う，といったように。そして，何らかの暴力の被害を受けた者は，そうでない者に比べて，自殺企図や自殺のリスクは高い[59]。

　児童虐待は子どものうちからさまざまな影響をもたらす。養育者との間で，基本的な信頼関係を築くどころか破壊されてきた被虐待児は，誰にもなつかない，あるいは逆に，誰彼かまわずべたべたするなど，愛着をめぐる障害がしばしば問題となる。影響は成人後も続き，いずれの形の虐待においても，被虐待経験を有する者の自殺企図のリスクは，被虐待経験のない者に比べ，明らかに高くなる[60]。

3）虐待・DV が疑われるケースにおける留意点

　虐待・DV が疑われるケースに遭遇した場合は，まずは受容的に傾聴することが重要である。そのような事実を語り，相談し，助けを求めてもよいのだということを当人に感じとってもらうのが，ケアの第一歩である。虐待・DV の被害者は，その事実を語りたがらぬこともまれではなく，情報収集のためにも信頼関係の構築は不可欠となる。

　傾聴の際には，虐待・DV の状況から抜け出したくても抜け出せないという，被害者の心情・ジレンマについての共感的理解が一つのポイントになる。虐待・DV が長引く要因として，多くは，被害者側の心情・事情も関係している。逃げ

表3-Ⅳ-3 ● 2016（平成28）年における自殺の手段別の自殺者数の構成割合

	男性		女性	
1	首吊り	67.7%	首吊り	59.0%
2	飛び降り	9.0%	飛び降り	14.3%
3	練炭など	8.1%	入水	5.6%
4	刃物	2.5%	練炭など	4.0%
5	飛び込み	2.4%	服毒	3.9%
6	入水	2.2%	飛び込み	3.1%

（厚生労働省 平成29年版自殺対策白書）

た後に加害者から復讐されることへの恐怖，誰も助けてはくれないという諦念や無力感，加害者のほうが変わってくれるのではないかという期待など，主に心理的な理由もあれば，経済的な自立の困難，転居による仕事・子どもの養育や就学などに関する不都合といった，より社会的な理由もあり得る。それらの一つひとつを，傾聴しつつ腑分けしていくことは，信頼関係を構築するだけでなく，ケース・マネージメントの糸口を見出すことにもつながる。

　子どもを虐待している母親，パートナーに暴力を振るっている男性など，自殺企図後の患者のなかにも加害者の側である者はいるが，そのようなケースであっても，何かしら，暴力が続いてしまう「負の悪循環」が見出されるはずである。支援者としては，単なる暴力行為の監視にとどまることなく，共に悪循環の克服に向けて協力していくという姿勢を示すことが重要であるのはいうまでもない。

（古野　拓）

6 自殺手段へのアクセス

　自殺の手段についての知識は，自殺予防の実際の場面において非常に重要である。とくに致死性の高い手段へのアクセスを制限することで，それぞれの患者の自殺の危機を乗り越える具体的な方法をより広範に検討できるようになる。自殺の手段について自殺未遂者の支援との関連で知っておくべきことを以下に述べる。

1）致死性の違い

　自殺の手段によって致死率に大きな違いがある。日本の自殺既遂の場合，約6割強を縊首（首つり）が占めるが，これは手段の致死性が高いためである。致死性の高い方法ほど自殺既遂となりやすいため，とくに自殺者数の多い手段に関しては注意を払う必要がある（**表3-Ⅳ-3**）。

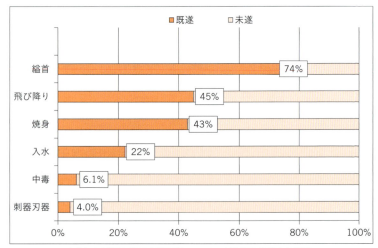

図 3-Ⅳ-1 ◆ 3 次救急医療機関（福岡大学病院）における自殺企図手段別の既遂率

　また，実際の自殺企図（行動）に対する既遂者の割合について明らかにすることは困難であるが，救急医療機関に搬送される自殺企図者において各手段の死亡率を検討することで致死性の比較を行うことができる。その一例を**図 3-Ⅳ-1** に示す。

　それぞれの手段の致死性について知っておくことは，個々の患者の自殺の危険性を予測するうえで重要な要素となる。すなわち患者が，とくに致死性の高い自殺の手段にどの程度アクセスできるかを検討することで，フォローアップ期間中に起こる将来の自殺の危険性の予測が可能になる。

2）地域性の違い

　自殺の手段は地域により大きな違いがあることが知られている。例えば，都市部では高所からの飛び降りや列車への飛び込みが多く，都市部以外では相対的に農薬の使用や縊首の割合が高くなる。それぞれの地域でどのような自殺（既遂）の手段が多いか，また救急医療機関に搬送される自殺企図者にどのような手段が多いかについてあらかじめ調べておく（警察庁統計や厚生労働省の人口動態統計をまとめたものを地域の自殺予防センターもしくは保健所を通じて入手できる）ことで，自殺未遂者への対応はスムーズになるであろう。

3）自殺企図手段の流行や新たな手段

　自殺企図の手段に関しては流行があり，同様の手段が用いられた自殺企図が短期間に続くこともまれでない。過去にはマスメディアの（不適切な）報道によって特定の自殺の手段が広まり，群発自殺が生じた例がある。また，近年ではとくにインターネットを介した自殺の手段の広まりがある。例えば，硫化水素の使用や，練炭を用いた「ネット心中」，ヘリウム自殺などがあげられる。今後も新たな手段が出現することや，特定の手段が流行することが予想される。

　インターネットを介した自殺の手段の拡散や流行は，わが国のみならず世界的な傾向として起こっており，国境・地域・文化を超えた拡散がある。このような傾向をとらえておき，個々の患者がどのようにして手段を入手したかを確認することで，自殺の危険性に関する評価の一助となるであろう。

4）手段別の治療の違い

　自殺の手段ごとに救急医療機関で行われる身体的治療の内容，治療の担当者（診療科），入院期間，注意点は大きく異なる。また，精神症状がある場合に治療を行える医療機関は限られるかもしれない。

　例えば縊首の場合，既遂の割合が多い一方で，自殺未遂者では意識障害が遷延することや，高次脳機能障害が残存することがあり得る。飛び降りの場合，多くが手術や身体的リハビリテーションが必要になり，しばしば入院も長期となる。練炭や排気ガスの使用による一酸化炭素中毒では，意識回復後にも間欠型一酸化炭素中毒の症状が出現することを警戒しなければならない。中毒では，使用された物質による直接の作用（有害作用）のみならず，環境によって身体的な重症度は変化する。また，市販薬の使用であっても致死的もしくは身体的に重症化することがあり，一概に安全とはいえない。

　自殺未遂者のフォローにあたっては，自殺の手段により治療の進み具合が違うことを踏まえ，身体的な治療にあたる各科の医療スタッフと情報共有し協力していく必要がある。そして，その後の治療の予想に基づいて精神科的な介入の機会を逃さぬよう留意する必要がある。

（衞藤　暢明）

文　献

1) WHO：Preventing suicide：A global imperative.（国立精神・神経医療研究センター精神保健研究所自殺予防総合対策センター訳：自殺を予防する；世界の優先課題），2014.
2) 河西千秋，他：複雑事例を通して学ぶ自殺予防のエッセンシャルズ研修会テ

キスト,2015.
3) Owens D, et al：Fatal and non-fatal repetition of self-harm；Systematic review. Br J Psychiatry, 181：193-199, 2002.
4) Nordentoft M, et al：Absolute risk of suicide after first hospital contact in mental disorder. Arch Gen Psychiatry, 68：1058-1064, 2011.
5) Da Cruz D, et al：Emergency department contact prior to suicide in mental health patients. Emerge Med, 28：467-471, 2011.
6) Kawanishi C, et al：Assertive case management versus enhanced usual care for people with mental health problems who had attempted suicide and were admitted to hospital emergency departments in Japan (ACTION-J)；A multicentre, randomised controlled trial. Lancet Psychiatry, 1：193-201, 2014.
7) Ishikawa H, et al：Lifetime and 12-month prevalence, severity and unmet need for treatment of common mental disorders in Japan：Results from the final dataset of World Mental Health Japan Survey. Epidemiol Psychiatr Sci, 25：217-229, 2016.
8) Bertolote JM, et al：Suicide and psychiatric diagnosis：A worldwide perspective. World Psychiatry, 1：181-185, 2002.
9) Bostwick JM, et al：Affective disorders and suicide risk：A reexamination. Am J Psychiatry 157：1925-1932, 2000.
10) Conner KR, et al：Psychological vulnerability to completed suicide：A review of empirical studies. Suicide Life Threat Behav, 31：367-85, 2001.
11) Hawton K, et al：Risk factors for suicide in individuals with depression：A systematic review. J Affect Disord, 147 (1-3)：17-28, 2013.
12) Kawashima Y, et al：Prevalence of suicide attempters in emergency departments in Japan：A systematic review and meta-analysis. J Affect Disord, 163：33-39, 2014.
13) 加藤忠史：双極性障害；躁うつ病への対処と治療,第4版,筑摩書房,東京,2012, p10-123.
14) 岸本年史：精神科研修ハンドブック,第5版,海馬書房,東京,2015, p32-42.
15) Yamada T, et al：Psychiatric assessment of suicide attempters in Japan；A pilot study at a critical emergency unit in an urban area.

BMC Psychiatry, 7：64, 2007.
16) 日本精神神経学会日本語版用語監修, 高橋三郎, 大野裕, 監訳：DSM-5 精神疾患の診断・統計マニュアル. 医学書院, 東京, 2014.
17) 厚生労働省：みんなのメンタルヘルス；統合失調症. http://www.mhlw.go.jp/kokoro/speciality/detail_into.html（平成 29 年 10 月 31 日閲覧）
18) 日本精神科救急学会監：精神科救急医療ガイドライン 2015 年版. へるす出版, 東京, 2015.
19) Bertelsen M, et al：Suicidal behaviour and mortality in first-episode psychosis：the OPUS trial. Br J Psychiatry Suppl, 51：s140-s146, 2007.
20) Kessler RC, et al：Prevalence, persistence, and sociodemographic correlates of DSM-IV disorders in the National Comorbidity Survey Replication Adolescent Supplement. Arch Gen Psychiatry, 69：372-380, 2012.
21) Bruce SE, et al：Influence of psychiatric comorbidity on recovery and recurrence in generalized anxiety disorder, social phobia, and panic disorder；A 12-year prospective study. Am J Psychiatry, 162：1179-1187, 2005.
22) Sareen J, et al：Anxiety disorders and risk for suicidal ideation and suicide attempts：a population-based longitudinal study of adults. Arch Gen Psychiatry, 62：1249-1257, 2005.
23) Kanwar A, et al：The association between anxiety disorders and suicidal behaviors；A systematic review and meta-analysis. Depress Anxiety, 30：917-929, 2013.
24) Nock MK, et al：Cross-national prevalence and risk factors for suicidal ideation, plans and attempts. Br J Psychiatry, 192：98-105, 2008.
25) Canner JK, et al：Emergency department visits for attempted suicide and self harm in the USA：2006-2013. Epidemiol Psychiatr Sci, 17：1-9, 2016.
26) Vu F, et al：Screening of mental health and substance users in frequent users of a general Swiss emergency department. BMC Emerg Med, 15：27, 2015.
27) 尾崎米厚, 他：依存症の疫学. 日本臨床, 73：1459-1464, 2015.
28) Kawakami N, et al：Twelve-month prevalence, severity, and treat-

ment of common mental disorders in communities in Japan ; Preliminary finding from the World Mental Health Japan Survey 2002-2003. Psychiatry Clin Neurosci, 59：441-452, 2005.
29) Emmelkamp PMG, et al：Research basis of treatment. In：Evidence-Based Treatment for Alcohol and Drug abuse ; A practitioner's guide to theory, methods, and practice (Emmelkamp & Vedel). Routledge, New York, 2006, pp85-118.
 (日本語訳) 小林桜児, 他共訳：アルコール・薬物依存臨床ガイド；エビデンスにもとづく理論と治療. 金剛出版, 東京, 2010.
30) Bertolote JM, et al：Psychiatric diagnoses and suicide ; Revisiting the evidence. Crisis, 25：147-155, 2004.
31) 伊藤敦子, 他：外因死ならびに災害死の社会病理学的検索（4）飲酒の関与度. 東邦医会誌, 35：194-199, 1988.
32) AUDIT：独立行政法人国立病院機構久里浜医療センターホームページ. http://www.kurihama-med.jp/alcohol/audit.html
33) 後藤　恵：内科医のための動機づけ面接法. Fronti Alcohol, 3：141-146, 2015.
34) 松島義博, 他訳：動機づけ面接法. 星和書店, 東京, 2007.
35) 中村和彦, 他：5歳児における自閉症スペクトラム障害と注意欠陥・多動性障害の診断手法の開発と疫学研究. 先進医薬研振財研成報集, 2014年度, 2015.
36) Biederman J, Mick E, Faraone SV：Age-dependent decline of symptoms of attention deficit hyperactivity disorder：impact of remission definition and symptom type. Am J Psychiatry 157：816-818, 2000.
37) Dickerson Mayes S, Gorman AA, Hillwig-Garcia J, et al.：Suicide ideation and attempts in children with autism. Res Autism Spectr Disord 7：109-119, 2013.
38) 三上克央：若年自閉スペクトラムの自殺. 科学的根拠に基づく自殺予防総合対策推進コンソーシアム準備会若年者の自殺対策のあり方に関するワーキンググループ, 若年者の自殺対策のあり方に関する報告書, 国立精神・神経医療研究センター精神保健研究所自殺予防総合対策センター, 2015, pp67-76.
39) James A, Lai FH, Dahl C, et al.：Attention deficit hyperactivity disorder and suicide：A review of possible associations. Acta Psychiatr

Scand 110 : 408-415, 2004.
40) Arcelus J, et al : Mortality rates in patients with anorexia nervosa and other eating disorders ; A meta-analysis of 36 studies. Arch Gen Psychiatry, 68 : 724-731, 2011.
41) Harris EC, et al : Suicide as an outcome for medical disorders. Medicine (Baltimore) 73 : 281-296, 1994.
42) Waern M, et al : Burden of illness and suicide in elderly people : case-control study. BMJ 324 : 1355, 2002.
43) Juurlink DN, et al : Medical illness and the risk of suicide in the elderly. Arch Intern Med 164 : 1179-1184, 2004.
44) Yamauchi T, et al : Death by suicide and other externally caused injuries following a cancer diagnosis ; The Japan Public Health Center-based Prospective Study. Psychooncology 23 : 1034-1041, 2014.
45) Bolton JM, et al : Risk of suicide and suicide attempts associated with physical disorders ; A population-based, balancing score-matched analysis. Psychol Med 45 : 495-504, 2015.
46) Robson A, et al : The risk of suicide in cancer patients ; A review of the literature. Psychooncology 19 : 1250-1258, 2010.
47) Fang F, et al : Suicide and cardiovascular death after a cancer diagnosis. N Engl J Med 366 : 1310-1318, 2012.
48) Henriksson MM, et al : Mental disorders in cancer suicides. J Affect Disord 36 : 11-20, 1995.
49) Akechi T, et al : Suicidal ideation in cancer patients with major depression. Jpn J Clin Oncol 30 : 221-224, 2000.
50) Akechi T, et al : Predictive factors for suicidal ideation in patients with unresectable lung carcinoma. Cancer 95 : 1085-1093, 2002.
51) Breitbart W, et al : Depression, hopelessness, and desire for hastened death in terminally ill patients with cancer. JAMA 284 : 2907-2911, 2000.
52) Chochinov HM : Depression in cancer patients. Lancet Oncol 2 : 499-505, 2001.
53) Chochinov HM, et al : Depression, hopelessness, and suicidal ideation in the terminally ill. Psychosomatics 39 : 366-370, 1998.
54) Chochinov HM, et al : Desire for death in the terminally ill. Am J

Psychiatry 152：1185-1191, 1995.
55) Dannenberg AL, et al：Suicide and HIV infection；Mortality follow-up of 4147 HIV-seropositive military service applicants. JAMA 276：1743-1746, 1996.
56) Marzuk PM, et al：HIV seroprevalence among suicide victims in New York City, 1991-1993. Am J Psychiatry 154：1720-1725, 1997.
57) Yamauchi T, et al：Death by suicide and other externally caused injuries after stroke in Japan(1990-2010)；The Japan Public Health Center-based prospective study. Psychosom Med 76：452-459, 2014.
58) ジュディス・L・ハーマン，中井久夫訳：心的外傷と回復．みすず書房，東京，1996，p147.
59) Castellví P, et al：Exposure to violence, a risk for suicide in youths and young adults；A meta-analysis of longitudinal studies. Acta Psychiatr Scand, 135：195-211, 2017.
60) Hoertel N, et al：Childhood maltreatment and risk of suicide attempt；A nationally representative study. J Clin Psychiatry, 76：916-923, 2015.

がん・緩和ケアと自殺予防

 重篤な身体疾患は自殺念慮や自殺の重大なリスク因子であり、なかでもがんは代表的疾患の一つである。能動的な自殺念慮のほか、早く死が訪れればよいという思い（desire for hastened death）や、医師による自殺幇助（physician-assisted suicide）や安楽死（euthanasia）の問題につながる。

がん診断直後のリスク

 がんの診断を受けた直後の精神的衝撃は顕著で、がん告知直後は自殺リスクが高まる時期の一つである。10万人規模の日本人コホートでは、がんの診断後1年間の自殺リスクは一般人口の23.9倍（95%信頼区間13.8-41.6）であった[1]。重大な告知の後には多職種での密なケアが必要である。

抑うつ・絶望感

 がんや緩和ケアにおける抑うつは、自殺念慮のもっとも大きなリスク因子である。米国臨床腫瘍学会は、Patient Health Questionnaire-9などを用いてルーチンにスクリーニングを行うことを推奨している。実臨床で継続的にスクリーニングを行うことは難しいことが多いが、重大な転機（例：病名告知、転移・再発の判明、緩和ケア移行など）の後の数回のスクリーニングは実行可能性の高い方法である[2]。

 スクリーニング陽性例に対するフォローアップは、必ずしも精神医学専門家でなくてよく、プライマリ・ケア・チームが、適宜専門家と連携しながらケアにあたることで、多くは対処可能である。例えば、医療従事者の共感的なコミュニケーションは重要な意味をもち、告知医が患者とのコミュニケーション・トレーニングを受けることは、担当患者の抑うつ軽減につながる[3]。進行がんの診断早期からの緩和ケアの提供は、精神・心理医療の専門家へのアクセスを増やさずに患者の抑うつの重症度を軽減することができる[4]。がん看護カウンセリング料のように、看護師などが病名告知の場面に立ち会ったり、一定期間継続フォローしたりする体制は、この時期の患者の心理状態の安定に役立つと考えられる。

 より系統的な連携としては、訓練を受けた看護師が精神科医のスーパービジョンを受けながら、抑うつスクリーニング、心理教育、簡易心理療法（問題解決療法）、抗うつ薬処方の提案などを系統的に行う協働的ケア（collaborative care）が、がん患者をはじめとする身体疾患の患者の抑うつ軽減に有効である[5]。また、大うつ病性障害の診断に該当する進行がん患者の自殺念慮には、抗うつ薬が有効であることがわかっている[6]。

 絶望感は抑うつにしばしば合併するものであるが、抑うつとは独立した自殺のリスク因子で、介入の対象となる[7]。

がん・緩和ケアと自殺予防

症状のつらさ

疼痛をはじめとする身体症状の強度は，希死念慮のリスク因子となる[8]。抑うつと同様に，定期・継続的な症状モニタリングと症状緩和が肝要である。

防御因子

ソーシャル・サポート，生きがい，スピリチュアル・ウェルビーイング（信仰を含む）は希死念慮の緩和に有用な因子である。日本人ホスピス患者における研究では，人生の無意味さ，絶望，社会的役割の喪失，人の役に立っていないと感じることが，心理的苦痛に関連したスピリチュアル・ニーズであった[9]。

人生の意味の感覚を向上させる精神療法[10]は，不安，絶望感，希死念慮を和らげることが実証されている。

まとめ

がん・緩和ケアにおいては，①病気の診断（告知）直後のメンタルケア，多職種による支援，②疼痛をはじめとする身体症状のモニタリングと緩和，③抑うつ・絶望感の検出と対応，④生きがいや希望などの人生での希望や依って立つものをもてるよう支援すること，などが，自殺予防で重要な要素と考えられる。

---

1) Yamauchi T, et al：Death by suicide and other externally caused injuries following a cancer diagnosis；The Japan Public Health Center-based Prospective Study. Psychooncology, 23：1034-1041, 2014.
2) Ulman K：Reducing risk of suicide in cancer patients. J Natl Cancer Inst, 109：3-5, 2017.
3) Fujimori M, et al：Effect of communication skills training program for oncologists based on patient preferences for communication when receiving bad news；A randomized controlled trial. J Clin Oncol, 32：2166-2172, 2014.
4) Temel JS, et al：Early palliative care for patients with metastatic non-small-cell lung cancer. N Engl J Med, 363：733-742, 2010.
5) Walker J, et al：Integrated collaborative care for major depression comorbid with a poor prognosis cancer（SMaRT Oncology-3）；A multicentre randomised controlled trial in patients with lung cancer. Lancet Oncol, 15：1168-1176, 2014.
6) Breitbart W, et al：Impact of treatment for depression on desire for hastened death in patients with advanced AIDS. Psychosomatics, 51：98-105, 2010.
7) Breitbart W, et al：Depression, hopelessness, and desire for hastened death in terminally ill patients with cancer. JAMA, 284：2907-2911, 2000.
8) O'Mahony S, et al：Desire for hastened death, cancer pain and depression；Report of a longitudinal observational study. J Pain Symptom Manage, 29：446-457, 2005.
9) Morita T, et al：An exploratory factor analysis of existential suffering in Japanese terminally ill cancer patients. Psychooncology, 9：164-168, 2000.
10) Breitbart WS, et al：Individual Meaning-Centered Psychotherapy for Patients with Advanced Cancer；A Treatment Manual. Oxford University Press New York, 2014.（ブライトバード著・大西秀樹監訳：ミーニング・センタード・サイコセラピー；がん患者のための個人集団精神療法．河出書房新社，東京，2017．）

（藤澤　大介）

向精神薬の処方制限

　以前，私が救命救急センターに出向していた際，救急医から「精神科の薬を全部飲んでいたら，腹一杯で飯食えなくなるな」といわれたことがある。確かに当時は定期処方の時点ですでに大量服薬といっていいほど処方を受けている症例も散見された。大量服薬による自殺企図で救急要請を受けて自宅の様子をみた救急隊から「一斗缶いっぱいに薬剤が入っていた」と報告を受けた経験もある。

　精神科医療のなかで薬物療法は一般的治療法であり，多くの精神疾患に対して向精神薬を用いながら治療が進められる。認知行動療法に代表される精神療法やデイケアなど精神医療における治療手段は多様ではあるが，薬物療法は治療初期から集結まで行われる治療手段である。統合失調症や重度のうつ病などにおいて薬物療法を用いずに治療を行うことは困難な場合が多く，日常診療のなかでは向精神薬はなくてはならないものである。近年はうつ病などの精神疾患に関する情報も一般社会のなかで入手しやすくなり，精神科以外の身体科医への啓発も広く行われたことで，精神科医以外から向精神薬を処方されることも多くなった。実際，うつ病の症状として頭痛や消化器症状など身体症状を呈することもあり，実際にはうつ病患者がはじめに一般内科医を受診することも多い。

　わが国の精神科医療では，以前から多剤大量処方が問題とされていた。多くの批判を受け，多剤大量処方による薬物療法は見直され，各学会からの提言やガイドラインにおいて適正な薬物治療が喚起されるようになった。

　処方に関する制度改正として処方日数や薬剤数に制限が設けられた。診療報酬改定では，2012年に抗不安薬と睡眠薬の処方数に制限が設けられ，2014年に抗うつ薬と抗精神病薬にも制限がかかり，2016年度にはさらに見直しが行われた。

　2016年10月よりエチゾラムが第三種向精神薬に指定され，処方日数の制限が設けられた。エチゾラムといえば，精神科のみならず，従来から内科や整形外科からの処方も多い薬剤である。新たに制限が設けられた薬剤のなかでも医療者側，患者側にもっともインパクトが大きかった薬剤ではないかと思う。外来診察の場面では処方日数制限を受け，患者に処方薬の変更や診察間隔の変更を相談するのだが，「これだけはないとダメだから，毎月受診します」とエチゾラムを長期処方していた患者数名からいわれた経験がある。同じ経験をした内科医，整形外科医は少なくはないだろう。ベンゾジアゼピン系薬剤は依存も指摘されているが，他診療科から長年処方されていた睡眠薬の離脱症状が強く，「やめたいのだけど，やめられない」として診察依頼を受けたこともある。うつ病でなかったとしても，「少し寝つきが悪いから」「肩こりが気になる」などの訴えに対して比較的安全性が高いという観点から，これら薬剤を安易に処方してしまうこともあったかもしれないが，実はやめづらい薬剤であることを処方医は認識する必要があるだろう。

　精神科医療には向精神薬は必要なものではあるが，時として依存の対象とな

column 12 向精神薬の処方制限

り，場合によっては自傷・自殺企図手段として用いられる。抑うつ状態を呈し，自殺企図に至る背景にはさまざまな要因が存在しており，医師のみの介入では解決可能な問題は限定される。家族，知人，職場，医療，地域福祉など多くの人間がかかわることで，よりよい状況へ近づいていけるのだろうと思う。向精神薬単独で患者が抱えるさまざまな問題を解決できるものではなく，結局は頻回の診察・面談を行い，患者の些細な変化をとらえる機会を増やすことが重要なのである。

向精神薬自体は必要なものではあるが，時として問題となる側面をもつため，今後もその取り扱い方が検討されるのであろう。そのたびにわれわれは治療のあり方や向精神薬の意味を問われることになるであろう。

（三條　克巳）

精神科退院後の自殺

自殺のリスクが切迫している際には，入院を必要とする場合も多い。一方で，自殺企図で入院した後，退院後の自殺リスクは非常に高いということが知られている。退院後1年間で生じた自殺再企図のうち39％は1カ月以内に起こるとの報告[1]や，退院後の全自殺の24％は，精神科病院退院後3カ月以内に行っているという報告[2]がある。このような報告は，香港などアジア圏[3]や東欧[4]などからも行われており，全世界的な傾向であろう。Olfsonら[5]は，退院直後の期間は自殺のもっとも起こりやすいハイリスク期間であると指摘し，介入の必要性を強調している。

退院後の自殺が精神科病院に特有の問題であるかというとそうではなく，総合病院からの退院後の自殺もまた多いといわれている。Dougallら[6]は，スコットランドの自殺既遂者データと病院の記録を連結した疫学調査を行い，自殺既遂の前に総合病院に入院歴のある患者が，既遂前に精神科受診歴のある患者の3倍に達すると報告した。総合病院の入院患者数は精神科病院と比べて多いことから説明は可能であるが，既遂前に総合病院に入院した患者の診断は，38％が"外傷・服毒"であり，精神科的評価によって自殺の危険性の高い患者を同定する余地があると結論した。

実際に臨床でも，入院治療で症状は改善し，試験外泊なども無難に経過し，退院となった患者が，退院間もなく自殺既遂したという報告を家族から知らされ，

column 13　精神科退院後の自殺

愕然とした経験がある。また，「今すぐ自殺します」と宣言するなど，危険度の高いと考えられる患者こそ，入院には同意を得られない場合も多く，このような場合，強制的な入院はかえって侵襲的でストレスフルであって，外傷体験となり得ることもある。

　入院は侵襲性が高く退院後の自殺は多いとすると，精神科入院は自殺を先延ばししているだけであって自殺予防に効果があるのであろうか，入院させないほうがよいのではないかなどという疑問が浮かぶことがある。しかし，いまにも自殺しそうという患者を，入院群と非入院群に割り付けて比較するような研究はできない。なにより担当医の心情としては，いまにも自殺しそうな患者に対し，治療に加えて緊急避難・安全確保を目的とした入院は行わないということはできない。また，精神科病院からの退院後に自殺が多い理由として，自殺のリスクの高い患者をうまく集められているために，結果として退院後の自殺が多いようにみえるとも考えられる。

　現時点では，自殺のリスクが切迫していると判断される場合には，やはり入院を選択肢に加えないわけにはいかない。そのうえで，侵襲的な入院を可能なかぎり減らし，退院後の自殺をいかに減らしていけるのかということが課題であろう。

　自殺を防ぐために退院後の自殺を防ぐ手段としてはどのような対策が考えられるであろうか。

　退院後2週間位以内の自殺を調べたところ，55%が1週間以内に自殺し，49%が退院後の最初のfollow upより前に亡くなっていた[7]。退院早期にfollow upできるよう，訪問看護なども含む地域医療との連携に改善の余地はあるかもしれない。自殺企図で入院した患者の自殺率について，21～31年間の長期の経過を追った研究[8]では，退院後の1年から2年で生存率が急激に落ち込みその後は比較的緩やかになることから，最低でも2年間は注意深い観察が必要であることを示された。2年程度は自殺のリスクを細やかに観察する必要があるかもしれない。

　ほかにも，われわれにできることはまだまだあるだろう。現実的な限界もあるが，今後，自殺既遂のリスクをより高い精度で予測したり，非侵襲的に安全を確保できたりするような治療技術や治療環境の構築が望まれる。

1) Goldacre M, et al：Suicide after discharge from psychiatric inpatient care. Lancet, 342（8866）：283-286, 1993.
2) Appleby L, et al：Suicide within 12 months of contact with mental health services；National clinical survey. BMJ, 318：1235-1239, 1999.
3) Ho TP：The suicide risk of discharged psychiatric patients. J Clin Psychiatry, 64：702-707, 2003.
4) Winkler P, et al：Suicides following inpatient psychiatric hospitalization；A nationwide case control study, J Affect Disord, 184：164-169, 2015.
5) Olfson M, et al：Focusing suicide prevention on periods of high risk. JAMA, 311：1107-1108, 2014.
6) Dougall N, et al：Deaths by suicide and their relationship with general and psychiatric hospital discharge；30-year record linkage study. Br J Psychiatry, 204：267-273, 2014.

column 13 　精神科退院後の自殺

7) Bickley H, et al：Suicide within two weeks of discharge from psychiatric inpatient care；A case-control study. Psychiatr Serv, 64：653-659, 2013.
8) Tidemalm D, et al：Risk of suicide after suicide attempt according to coexisting psychiatric disorder；Swedish cohort study with long term follow-up. BMJ, 337：a2205, 2008.

（白鳥　裕貴）

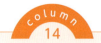

依存症患者の自殺未遂に際して必要な対応

　アルコール依存症や薬物依存症などの物質関連障害は自殺のリスクを高める。また，心理学的剖検研究においても，自殺の背景にある精神疾患のなかで気分障害に次いで罹患率が高いことが示されている。その原因としては，酩酊などの直接的な薬理作用において死への恐怖が減弱し衝動性が亢進することで自殺既遂する可能性が高くなることだけでなく，多くの依存症で金銭問題や嘘などによる信頼関係の破綻からくる社会的な孤立も大きな原因の一つとされている。さらに，その状態が長く続くことで自尊感情の低下やうつ病など他の精神疾患を併発しさらに状態が悪化する。このように，物質関連障害は本人に対してさまざまな悪影響を及ぼすことになるが，実際は本人のみならず身近な家族を巻き込み，さまざまな影響をもたらす。

　一方，依存症からの回復においても，本人だけでなく家族に対する支援が不可欠であり，医療だけでなく，行政，司法関係者，自助グループなどとの連携が求められている。このような状況にもかかわらず，依存症を専門に診療する医療機関や関連する行政サービスはきわめて少ないのが現状である。そのため，自助グループによる支援やケアに偏っており，治療やケアに対する社会資源や公的制度が十分に整備されているとは言い難い状況にある。

1．利用可能な社会資源
1）医療機関
　身体的問題については内科などが治療にあたるが，依存症の中核症状については精神科が治療にあたる。医療機関を紹介する際には，治療方針や治療環境について事前に調べたうえで紹介する必要がある。治療は本人の治療意思を確認したうえで，外来治療か入院治療かを選択する。治療費は基本的に健康保険が利用可能で，要件を満たせば自立支援医療（精神通院医療）の適応がある。
2）精神保健福祉相談
　公的な相談先として，都道府県にある精神保健福祉センター，保健所がある。

column 14　依存症患者の自殺未遂に際して必要な対応

精神保健福祉センターでは依存症当事者の相談や家族相談だけでなく、医療機関の情報や SMARPP（Serigaya Methamphetamine Relapse Prevention Program）などの物質使用障害治療プログラムを施行しているセンターもある。また、保健所は本人やその家族の相談窓口となり、本人が回復のための第一歩を踏み出せるように必要な支援を行っている。具体的には、病院の家族教室や福祉サービス事業所などの社会資源を把握し、多重債務などの専門的問題については保健医療福祉以外の機関との連携を行っている。

3）自助グループ

当事者たちが集まる当事者グループと家族や友人が集まる家族グループがある。内容はそれぞれの団体で違いがあるが、それぞれのプログラムに沿ったミーティングが用意されている。集会所でのミーティングのみの場合や入所型の施設をもっている場合もある。匿名性が高いミーティングは費用負担なし（または少額）の場合が多いため、まず気軽に見学に行くのもよいであろう。また、同じ名前の団体であっても、場所が違えばメンバーも違い雰囲気も変わるため、自分には合わないなと感じた際には、遠慮なくほかの地域のグループに参加して試してみることを勧める。

2．対応例

以下に、アルコール依存症、薬物依存症、ギャンブル依存症、それぞれについて、対応例とポイントを記載する。各団体の活動については、地域によってさまざまでその都度確認する必要がある。また、依存症は本人との関係のなかで、家族がイネイブラー（enabler）、共依存となっていることが少なくない。依存症は慢性疾患であり、長期間の支援が必要であるという視点に立ち、家族も疲弊しないようにさまざまな人に相談し連携しながら支援していく必要がある。

1）アルコール依存症

アルコール依存症は依存症のなかでももっとも一般的で、自殺に関しては危険性を 60～120 倍に高め、米国の全自殺の約 1/4 に影響を与えていることが明らかとなっている。しかし、多くの人にその危険性を周知できていない。日本は世界のなかでも飲酒に対して寛容で、本人自身も飲酒行動に対して問題であるという認識をもっていないことも多い。相談する前に、The Alcohol Use Disorder Identification Test（AUDIT）や CAGE, Kurihama Alcoholism Screening Test（KAST）などのスクリーニングテストを用いることで、視覚的に飲酒状況の確認が可能となり、問題飲酒への気づきやさらなる治療意欲につながることもある。本人に対する自助グループは断酒会、アルコーホーリクス・アノニマス（AA）、メリノール・アルコール・センター（MAC）があり全国的に展開している。家族、友人に対しては、アラノン（Al-Anon）が有名である。これらの団体は、ホームページを公開しているため、開催都市や曜日、時間などを調べることができる。

column 14　依存症患者の自殺未遂に際して必要な対応

2）薬物依存症（覚せい剤，有機溶剤，大麻など）

　覚せい剤依存症はアルコール依存症に次いで多い依存症である。覚せい剤は違法であるが，覚せい剤依存症患者はきわめて傷つきやすく自尊感情が損なわれている人も多く，自殺のリスクもきわめて高いことが知られている。覚せい剤依存症を治療できる医療機関は，アルコール依存症よりさらに限られており，地域の保健所，精神保健福祉センターなどに問い合わせ，密に連携をしながら医療機関や自助グループへの治療に結びつける必要がある。自助グループは，当事者のグループとしてダルク（DARC），ナルコティクス・アノニマス（NA），家族，友人のグループとして全国薬物依存症者家族連合会，ナラノン（NAR-ANON）がある。

3）ギャンブル依存症

　ギャンブル依存症は，近年，徐々に注目されているが，周囲に気づかれにくく，多額の借金で追い込まれた状態となり露見することが多いのが特徴である。実際に救急搬送された自殺企図者に話を聴いていくと，背景に多額借金問題があり，さらにその背景にギャンブルの問題を抱えていることが少なくない。ギャンブル依存症も，他の依存症に比べ治療を行っている医療機関が限られる。そのため，医療機関を紹介する際には，依存症治療プログラムを有している医療機関に問い合わせ，治療可能か確認する必要がある。当事者の自助グループとしてギャンブラーズ・アノニマス（GA），家族，友人に対してはギャマノン（Gam-Anon）がある。近くにGAがない場合は，AAへの参加でもよいとされている。

〔山田妃沙子・池田俊一郎〕

V チーム医療とセルフケア

1 自殺未遂者支援とチーム医療

　自殺企図のような複合的な問題を抱えている患者への対応には，多職種がそれぞれの専門性を活かしつつ，互いに連携し患者を支援していくチーム医療が不可欠である。チームによる患者の支援は，効果的な支援を患者に提供することができるだけでなく，対人支援にかかわるチームの各構成員の心理的負担をも減らすこととなる。チーム医療において，重要な情報や支援の進捗状況を共有することで，チームの構成員は自らの支援業務の進捗や方向性を確認することができる。また，個々が抱える課題を相互的に解決することや各個人の負担の軽減にも有効である。

　ここでは，自殺未遂者支援のプロセスにおいて生じ得る問題をリストアップし，チームの立ち上げ方とそれが機能するために重要な事柄，チーム医療の周辺環境の問題と，最後にセルフケアの重要性について述べる。

2 自殺未遂者支援のプロセスにおいて生じる問題

1）患者との間に生じる問題

　被支援者との関係において生じる問題に，患者から医療者への転移のほか，医療者から患者への逆転移があげられる。「転移」とは，過去の対人関係において体験された感情が，現在の対人関係における感情として反復・再現される現象である。信頼や好意，敬愛，恋愛感情を伴うものを陽性転移，敵意や攻撃性，不信，怒りなどを伴うものを陰性転移という。また，支援者が患者に向ける転移のことは逆転移という。陽性転移や陰性転移は，とくに神経症やパーソナリティ障害の当事者との間で治療上，問題となることが多い。また，幻覚や妄想が活発な統合失調症の患者において，支援者が妄想に取り込まれてしまうこともある。なお，転移感情は，患者と支援者との間で生じやすい反応であり，そのことを支援者が取り扱うことで患者の治療に活かすこともある。支援者は，自分自身の過去の体験や対人関係のパターンのなかで逆転移が生じ得ることを理解し，転移感情が生じた場合，それを自覚しコントロールする必要がある。

　幻覚・妄想に対しては，常に一定の距離間を保ちながら症状に対処しなければならないが，往々にして薬物治療的介入が必要となるので，支援者が医師や看護

師に情報提供を行わなければならない。

そのほか、支援者は、当事者の求めるニーズと支援者側の支援プランとの間のギャップや、当事者からの過度の期待や要求に悩まされることも多々ある。

2）患者家族との間に生じる問題

当事者家族との間に生じる問題もまた、当事者との間に生じる問題と同様である。そこには、家族から支援者に向けられる転移感情の問題や逆転移の問題、そして過度の要求や期待などの問題が生じ得る。家族の多くは、例えば当事者の自殺関連行動やその繰り返しにより疲弊していたり、また怒りを内在していたりすることもあり、それが支援者に向けられることがある。一方で、家族は当事者の行為が周囲に及ぼす影響について、過度に自責的に振る舞ったり、あるいは過干渉になったり、逆に当事者とのかかわりに拒否的に振る舞うこともある。支援者は、こうした家族の労苦をねぎらいながら、当事者への支援だけでなく、家族のケアにも心を配り、家族単位での支援も念頭に置いて支援に取り組むこととなる。

3）患者の自殺関連行動

自殺未遂者の支援の過程において、自殺念慮が再燃したり、自傷行為、自殺企図が生じることがあり得る。また、自殺既遂といった経過をたどる事例に遭遇することもなくはない。このような自殺関連行動の強度が変動したり、実際の行動が発生することは、いくら支援している患者が自殺のハイリスク者であると頭でわかってはいても、支援者にとって心理的にたいへんつらいことである。

4）職場環境における問題

支援者が支援を行う職場の環境もまた、支援者にとってプラスの効果をもたらすこともあれば、マイナスの負担をもたらすこともある。

職場環境は、さまざまな要素から構成されている。列記すると、雇用条件、業務内容、業務を行う場所、机上業務を行うオフィス、所属部署の上司との関係や他の職員との人間関係、チーム医療構成員との人間関係、業務のやりがい、残業状況、休暇取得状況などの諸要素が支援者にとって好ましいものか否かということが、支援者の精神的負担に影響する。

医療現場は常に人手不足であり、ほとんどの医療者は業務過多に陥っており、ほかに業務を回そうにも回せない状況である。しかも、いっさいのミスが許されない医療現場での待ったなしの業務ばかりなので、支援者の心理的負担は大きい。業務上で、連携困難や対立といった状況に陥ると、支援者は孤立してしまう。

3　チームビルド

1）チーム構成員

　自殺未遂者のケース・マネージメントに従事する職種は，救急医，救急医療部門の看護師，精神科医，精神科看護師，臨床心理士，精神保健福祉士や医療ソーシャルワーカーであり，薬剤師や作業療法士，理学療法士なども，患者の身体状況や精神疾患の種別，治療経過によっては参加することとなる。つまり，こういった職種，メンバーがチームの構成員になる。

2）チームの立ち上げとチーム医療の要諦

　構成員が決まればチーム医療が始まるというものではない。まず，支援にあたる自殺未遂者の情報を共有し，治療や支援の方針をチーム内で策定するためにチームカンファレンスを開催しなければならない。自殺未遂者ケアは救急医療部門で開始されることがほとんどであり，救急ベッドのやりくりの都合上も迅速な治療方針策定が求められる。カンファレンスでは，司会役を立て，互いの専門職性を提示したうえで，患者を取り巻く多様な問題を俎上に上げ，それぞれの専門職が自らの職分における見立てと方針を述べ，議論をしながら患者支援の全体を調整する。そこには当然，問題解決の優先順位があり，当初は身体状況の安定化が優先されることが多いが，チームの構成員は，患者の全体像を把握したうえで，それぞれ短期的，中長期的な支援計画を立てておくことが必要となる。

　チームは，患者の経過に応じて，構成員が変化する。例えば，身体的状況が安定化したら，主体は精神科医療従事者と理学療法士，作業療法士のチーム構成となるだろう。しかし，チームの構成が変わっても，常に大事なことは，チーム構成員が患者の情報を共有し，支援の進捗状況を共有することである。このことは，個々の専門職が抱える課題の解決や負担の軽減にも有効である。

　チームにとって重要なことは，何でも話し合えるような風通しのよい雰囲気である。チームの構成員は，強い主張で他の構成員の意見を抑圧してはならない。互いの専門性を尊重し，互いの意見に耳を傾けることが必要である。チームカンファレンスを重ね，顔の見える関係から緊密な関係になることで，互いの各職種の特性や強みを知ることができ，スムーズに連携がとれるようになる。また，急な要件においてもチームワークで円滑に事態に対応することができるようになる。

3）チームの効用

　チーム医療の効用についてはすでに述べた。また，チーム医療が，個々の専門職が抱える課題の解決や負担の軽減にも有効であることについても述べた。さら

に，チーム医療では，各職種が互いのことを知りつくし，尊重し合うことで，良質な職場環境を提供し，それぞれのチーム構成員のモチベーションを高めることにもつながる。また，チーム構成が相互に，あるいはもしも職種ごとに複数名の医療者が配置されている場合には，それぞれが相互に補完的に機能することで，各構成員の疲弊や燃え尽きを防止することもできる。

4　チーム医療を取り巻く環境

1）チーム医療の基盤

　チーム医療の基盤整備は医療を安全に行ううえで重要である。自殺未遂者ケアは，患者がきわめて深刻な状況にあり，繊細な医療行為が必要となるので，①必要な専門職とその人員が確保されていること，②専門職をサポートする体制が構築されていること，③自院において，自殺未遂者に対して積極的な介入を実施されているという事実が院内で周知されていること，④自殺未遂者ケアにあたる専門職が，業務遂行のために必要な学習機会を得られるような配慮，などが必要となる。②については，業務効率性だけではなく，職員の福利厚生面への配慮も大切なことである。職員の心身の健康に対する配慮はとくに重要であり，具体的には，病院の管理監督者は，職員の残業の最小化，食事・休憩時間の確保，有給休暇の確保，心身不調時の対応にとくに配慮をしなければならない。自殺未遂者ケアという高度な臨床応用問題を取り扱うなかで，患者に重大なインシデントが発生した場合の事後対応について，あらかじめ実効力のある体制を構築し，医療者のケアにも対応できるように整備をしておくことが望まれる。

2）職場の物理的環境

　職場の物理的環境は，医療者にとって重要である。日常的に繁忙で心理的負担の多い医療職にとって，職場の快適性は重要である。病院は，患者の療養環境に配慮はしても，職員の労働環境の整備は後回しにされがちかもしれない。しかし，医療者には，適切なオフィス・スペースが提供されるべきであり，適度な温度・湿度，および照度の管理が必要である。また，事務作業を効率よく進めるためのパーソナル・コンピューターの支給や事務用品の支給，そしてクラークのようなアシスタントが配置されることがなおのこと望まれる。

5　個人としてのセルフケアとチームとしてのセルフケア

　チーム医療を進めるための基盤整備や必要な準備について述べてきた。そのな

かで，医療者の心身の健康のサポート体制の必要性についても言及したが，一方で，組織で働く勤労者にとって，自分自身の健康を管理することは，実は勤労者自身の義務でもある。したがって，各個人は，その業務において，問題を一人で抱え込まず，問題が深刻な状況に陥る前に積極的に他者に相談をしたり，協力を求めるといった援助希求をすることが必要である。また，心身に不調を抱えた場合には，積極的に上司にそのことを伝え，適宜，必要な部署に相談をしたり，休養をとったり，あるいは受療をすべきである。

多忙な医療職は，なかなかまとまった休暇をとることができず，リフレッシュを図るための十分な時間の確保が困難かもしれない。そうなると大事になるのが，ストレスコーピングで，対処法としては，すでに述べたように，上司や同僚，相談部門への相談，業務そのものの見直しと改善への取り組み，腹式呼吸やストレッチ・入浴などのリラクゼーション，友人・家族との時間や趣味の時間の確保，自分自身の認知パターン（外界の見方や考え方のパターン）の修正などが必要となるだろう。

チームとしては，相互扶助の精神が大事である。互いを思いやり，チーム構成員の心身の不調への早期の気づきや声かけ，業務の補完などが望まれる。医療者は，その責任感の強さから，他者に業務上の困難感や自身の不調を訴えずにがまんしてしまうことが少なくない。チーム構成員は，互いに相手の健康に対して懸念があるときには，積極的に声かけをしたり，また上司に報告をすべきである。それは，回りまわって，医療における安全管理にもつながることである。

（白石　将毅，河西　千秋）

熊本地震における院内ストレスケアチームの活動

2016年4月14日，そして16日。九州地方で大きな地震が発生し，緑豊かな町も賑やかな市街地も一瞬にして被災地となった。

熊本城に隣接する国立病院機構熊本医療センターは災害拠点病院に指定されている。地震直後には全体の約1/3にあたる職員が自主参集し，多くの被災者が搬送された。当然ながらほとんどの職員が被災者となり，避難所から出勤する者，自宅が損壊した者，車中泊をしている者も連日の災害医療や通常業務にあたった。

職員を対象としたストレスケアチームの設立については発災の2日後から検討を始め，4日後には発足させることができた。主な役割はIES-RやK6などを用いた質問紙による全職員のストレス状況の把握，個別相談，ストレスマネージメントとセルフケアの普及であり，この活動を院内で行うにはチームが職員との距離感をほどよく保つことや用いる言葉などいくつかの工夫と概念が必要であった。病院組織，各部門，個人それぞれのニーズをつかみつつ決して支援の押し売りをしない距離感は集団や個人の自己回復力を阻害させることなく，適度な支援-受援者関係を構築することができた。また，医療者のなかには「ケアは提供するもの」としてとらえ，自らが受けることに敏感な反応を示す者もあるため，できるかぎり「メンテナンス」や「リフレッシュ」といった言葉を使用した。細かく小さいことだが，それが受援の垣根を下げることにつながったのだろう。

そのほかにも心的外傷後ストレス反応（posttraumatic stress reaction），心的外傷後成長（posttraumatic growth），レジリエンス（resilience）は支援にとって不可欠な概念であり，ある場面ではこれらをかわりやすく説明することが有益でもあった。

さて，自然災害への備えは重要であるが，職場にある災害時マニュアルに職員のメンタルサポートが記されている機関や施設はどのくらいあるのであろうか。

（濱野　学）

column 16

大規模災害時に必要な精神保健活動

　日本は災害の多い国である。阪神・淡路大震災，東日本大震災，熊本地震など，数多の大災害が起こり，その対応が行われてきた。災害時において，精神保健活動が重要である。それは自殺予防の観点からも当然必要である。

　大規模災害は，家屋などの物質的な損害だけでなく，人のこころにも大きな影響を与える。災害は多くの物質的損害，人的損害，地域・人の絆，こころのつながりを破壊する。とくに，直後には，喪失に対する反応，混乱などの心理的反応をきたす人もいる。このような場面では，被災者が安心感と落着きを取り戻せるような支援が「こころのケア」として求められる。このような心理的反応は，時間の経過とともに回復することが多いが，時に回復が遅延したり，急性ストレス障害（ASD），時に心的外傷後ストレス障害（PTSD）に移行する人も存在する。

　ハネムーン期といわれる，被災者が協働して災害を乗り越えようと活動をする時期があるが，時に頑張り過ぎて，その頑張りにも限界がきて，抑うつ，アルコール問題などが強く出る人がいる。

　また被災状況もさまざまで，格差ができる。復興まで比較的スムーズに復興する人と，生活の基盤を失い，復興まで時間がかかる人がいる。そこにも経済格差があり，自殺のリスクもある。

　数々の大規模災害において，災害初期から中期にかけて，このように家族や財産を失い，失意のまま，自殺企図する人が少なからず存在する。しかし，災害初期には被災地域の救急医療，精神医療の機能が低下し，医療ニーズが，供給できる医療を越えるため，十分な対応ができないことがある。

　また，避難所において，地元の保健師は十二分に活動するが，自身が被災していたり，災害時の混乱で，対応困難や把握しきれないこともあり，精神保健のニーズがあっても十分に対応できないことがある。過去の災害でも，保健師や，精神保健福祉センターなどの被災地域のチームが対応している。とくに阪神・淡路大震災以降，「こころのケア」チームが必要に応じて対応し，時に他県チームが，援助に入ることがある。東日本大震災では急性期支援の問題，指示統括の問題，支援チームの質が不均等である問題，平時の準備体制の不備などが議論され，その後，災害派遣精神医療チーム（DPAT）の整備を各県，各政令指定都市で行うようになった。

　大規模災害で，被災地のダメージが大きく，他県からの支援が必要な場合や，県内の被災地以外のエリアからDPATが入り，指示統括系統を構築し，精神科救急医療が必要な場合は，早期に対応する。そのなかで当然，自殺企図関連の事例にも対応する。

　また，避難所の被災者の精神的な問題に対しての対応も必要である。多くの被災者は避難所で不眠の問題があったり，慣れない環境で疲労しきって，抑うつに

column 16　大規模災害時に必要な精神保健活動

なる。また時に被災者同士で怒りをぶつけ合ったり，行き先のない強い怒りが自治体職員に強く向けられることがある。

　また，被災地域の自治体職員などの行政職員は被災者と支援者の両方の役割を抱える。先述の支援者としての役割を果たすなかで，支援者として，日々被災者の怒りや時に誹謗中傷を受け，多重の疲労で精神面・身体面で不調になることがある。復興のキーマンである行政職員が不調になると復興が遅れるため，彼らが倒れないように，支援者支援を行う必要性がある。同時にこれは行政職の自殺予防の観点からも必要である。

　急性期から中長期に移行すると，徐々に過度の緊張や過剰労働後のうつ病，適応障害の例や，アルコール関連の問題，認知症対応などの問題が顕在化してくることがある。うつ病，適応障害は，自殺との関連性が高く，この対応を，DPATと協働して，もしくはDPAT活動終了後は，地元の精神医療・精神保健を継続して行っていく必要がある。

　精神保健福祉センターや，保健所，地元の精神科病院，精神医療の基幹病院が協働して，終結時期を見越したうえで，計画的に継続支援を行っていくことが望ましい。そのためには平時からの連携が必要であり，事前に関連機関の交流，被災に備えたネットワークづくりが必要である。この観点からは，自殺予防のネットワークと相似しており，またお互いが補完をすることで，地域精神保健ネットワークの一部になることが期待される。また，自殺予防と災害メンタルヘルスは方法論を共有しており，平時の自殺予防ネットワークが災害時に生かされる。

　ネットワークは各自治体によって格差・温度差はあるが，一度被災した地域では，この必要性を実際に痛感しており，その後の精神保健ネットワークの構築を推進しているところが多い。

　また教育面では，サイコロジカルファーストエイド（PFA）といわれる，災害時に十二分につらい思いをしている被災者のこころをこれ以上傷つけないための対応に関して，災害前に医療者，災害時救援チーム，行政職をはじめ，市民に教育・啓発し，被災者への言葉かけや対応について理解してもらうことも，きたるべき災害に備えて重要と考える。

（高橋　晶）

VI 自死遺族が必要とする支援

1 救急医療現場における自死遺族の状況

　自死はある日突然に発生し、突然の大切な人との死別は、遺された人にとってつらい体験となる。家族や周囲の人々に大きな心理的影響を与え、遺族はさまざまな感情的苦悩、現実のさまざまな問題に直面することになる。救急医療場面で出会う自死遺族の状況は、例えば、茫然自失となっている、慌ただしさのなかで混乱している、家族の死に唐突に直面する、取り乱すというよりはむしろ何が何だかわからなく現実感がない、驚愕する、「なぜ？」という疑問が生じる、予兆があったのに何もできなかったことへ自責の念が生じる、とさまざまな危機がすでに生じている。

　さらに、一次的ストレスである死そのものの衝撃に加えて、死別に伴う変化や影響として、さまざまな生活の変化、家族間の問題、葬儀、悲嘆が生じ[1]、健康を崩してしまうこともある。そして、疑問・驚愕、否認、他罰感、自責の念、罪悪感、抑うつ、幸福感の喪失、対人関係の困難、体調・食欲の変化、離人感、怒り、安心・救済感、感情のマヒ、不安、不名誉・屈辱などの遺族に起こり得る反応・変化を経験する[2]。

2 遺族へ寄り添うこと

　遺族の悲嘆は、いわば社会的に「公認されない悲嘆（disenfranchised grief）」であり[3]、社会的孤立を招来するため、ともすれば抑圧される[4]。遺族への支援では、人それぞれの歩みに寄り添うことが大切である。例えば、「七回忌が来てようやく気持ちに整理がついた」という人もいれば、「30年を経てはじめて悩みを言えるようになった」という人もいる。そして、「今の生活を報告に来た」とか「一緒に活動できる仲間ができた」というように支えるつながりが大切であったり、「ようやく手続きが終わった」「子どもが社会人になった」「通常の生活を始められるようになった」というように、現実の問題の解決がこころの中での受容の契機になることもある。個別の状況を踏まえて対応することが望まれる。そのために、従事者に求められる基本姿勢を示す（表3-VI-1）[2]。

表 3-Ⅵ-1 ● 基本的姿勢

1. 遺族の心理や反応を十分理解したうえで対応する
2. 静かでプライバシーが守られ,感情表出ができるよう配慮された場で対応する
3. 受容と共感をもった傾聴(話をよく聴き,相手の気持ちをしっかり受け止める)と穏やかな対応。また,相談対応に必要な十分な時間をとる
4. 判断を交えない態度(遺族の考えに解釈や判断をせずに「私が何をすればあなたの役に立つのでしょうか?」と問いかける姿勢)に徹する
5. 遺族自らが望む支援を行う(遺族の主体性を尊重する)
6. 遺族にただ寄り添う(まず共にいる)
7. 混乱している遺族の問題を整理しながら,ニーズを明確にする
8. メンタルヘルスの問題だけに注目しがちであるが,経済,教育,裁判,偏見,信仰など,具体的な問題に気を付けて話を聴く
9. 「困ったことがあったらいつでも相談してください」という支援の表明と約束

(自死遺族を支えるために〜相談担当者のための指針〜自死で遺された人に対する支援とケア.平成 20 年度厚生労働科学研究費補助金こころの健康科学研究事業自殺未遂者および自殺者遺族等へのケアに関する研究.2009.より引用)

3 救急受療後の支援

　支援やケアを行う者にとって大切なのは,遺族の主体性を尊重し,常に穏やかな対応を心がけ,遺族に安心してもらえるような関係を構築すること,受容と共感をもった傾聴の姿勢に徹することである。一方で,自死遺族のすべてが必ずしもケアを必要としていないことや,支援を求められるようになるまで相当な時間が必要な遺族もいることなど,支援のあり方が一通りではないことも理解する必要がある[5]。

　不幸にも救急搬送後に患者が亡くなった場合,直後から支援が必要となることも少なくない。遺族は衝撃的な死別体験を経験することに加えて,警察の事情聴取などでのつらい体験や,家族や親族から「あなたのせいで死んだ」「あなたがもっとしっかりしていれば」などと責められることも少なくない。医療機関に対して,「何とかできなかったのか」という思いをもっている場合もある。また,例えば鉄道自殺のような賠償金が請求される可能性がある状況や,多重債務の問題がある状況では,遺族へのソーシャルサポートもできるだけ早期に提供していく必要がある。したがって,自殺未遂者ケアにかかわる医療従事者は,適切な接し方をすることに加えて,自死遺族支援について理解している必要がある。そして,必要であればさまざまな支援へつなげていくことが求められる。

4 包括的な自死遺族支援

　遺族の歩む過程や感じ方などは個々によってさまざまである。分かち合いの会のように自助グループへの参加を求めたり，それ以外の交流会に参加する人もいれば，他の支援を希望する人もいる。悲嘆からの回復がなかなか進まず，うつ病やPTSDなどの精神疾患を患い，医療を必要とする人もいる。自死遺族支援では遺族が安心して過ごせる環境をつくるために，包括的な対策が求められる[6,7]。救急医療機関において早期に働きかけることが必要な場合もある。ここでは，救急医療機関における介入について取り上げる。

1）リーフレット配布
　地域の自死遺族支援に関する窓口やさまざまな問題に対する対応，遺族の置かれた状況や健康問題などを情報として載せているような普及啓発媒体を準備しておき，必要に応じて配布・情報提供・連携をしていくことも重要である。

2）これから起こり得る社会生活上の問題への対応
　遺族の置かれた状況，安否，困難などの情報を収集し，把握することが最初の目標である。「無事に過ごせているか」「健康状態はどうか」「手続きに困っていないか」など，家族が自死したことや周囲の手助けを受け入れられる状況にあるか，家族それぞれの状況はどうかということについて，遺族に寄り添った支援を行うために，置かれた状況を把握することが重要である。

3）遺族と接点をもつ場では遺族に温かく対応
　救急医療機関では，医療従事者だけでなく救急窓口や霊安室など遺族と接点をもつ部署もあるため，遺族への適切な応対が求められる。

4）心理的サポートと健康面への配慮
　家族の自死に直面したときに，悲嘆のプロセスとして遺族にはさまざまな感情や身体症状が生じる[8]。悲嘆のプロセスは，①ショックの段階，②怒りの段階，③抑うつの段階，④立ち直りの段階の4期に区分され，個々の遺族の状況に応じて，支援を検討する。平山[8]は**表3-Ⅵ-2**のような自死遺族の感情とそれへの有効な接し方をあげている。健康を崩している場合には医学的な支援も必要となる。心理的サポートだけでなく，身体面でも不調があれば早期に対処することも必要になる。

表 3-Ⅵ-2 ● 基本的姿勢

ショックの段階	涙も出ない。日常生活ができない。 → 話に耳を傾け共感する。励まさない。
怒りの段階	怒りを感じ「ああすればよかった」と自分を責める。 → 「怒りを感じるのは自然なこと」と伝え，思い出を語ってもらう。
抑うつの段階	「大切な人はもういない」と気づき，絶望する。 → 抑うつ的になるのはこころのエネルギーを充電するために必要なことと伝える。必要なら精神科医ら専門家を紹介する。
立ち直りの段階	死別したという事実をみつめられるようになる。新しい生き方を考えるようになる。 → 自分の力で生活できるよう相談にのる。分かち合いの会などを紹介する。

（平山正実監：自ら逝ったあなた，遺された私―家族の自死と向きあう．朝日新聞社，東京，2004．をもとに作成）

5 まとめ：救急医療機関から支援へ向けて

そこでケアは終わりではない。遺族にとってはこれからが始まりであり，遺族，周囲の関係者，医療スタッフの抱える思いをくみ取ることも必要である。そして，遺族のそれぞれに応じた対応が重要と考えられる。支援的なアプローチはいつか役に立つことがあるが，それがいつになるかは遺族の状況次第である。どのような入口でも，温かい，寄り添ったアプローチは，遺族を支援することになると考えられ，人それぞれの道を大切にしていくことが求められる[7]。

（大塚耕太郎）

文 献

1) 坂口弘幸：配偶者との死別における二次的ストレッサーと心身の健康との関連．健康心理学研究，14：1-10，2001．
2) 自死遺族を支えるために〜相談担当者のための指針〜自死で遺された人に対する支援とケア．平成 20 年度厚生労働科学研究費補助金こころの健康科学研究事業自殺未遂者および自殺者遺族等へのケアに関する研究．2009．
3) Doka KJ：Disenfranchised grief. In：Doka KJ, ed., Living with Grief ; Loss in Later Life. The Hospice Foundation of America, Washington, D. C., 2002, pp159-168.
4) 斎藤友紀雄：自殺と未遂，そして遺された人たち．現代のエスプリ，455：40-49，2005．

5) 智田文徳:遺族への対応.河西千秋,他監,医療安全推進ジャーナル別冊 病院内の自殺対策のすすめ方.院内患者安全推進協議会,東京,2011,pp92-93.
6) 平谷国子,他:孤立させない自殺予防対策―包括的な自死遺族支援をしていくために.保健師ジャーナル,66:434-441,2010.
7) 岩戸清香,他:自殺対策と自死遺族支援.精神科,17:275-280,2010.
8) 平山正実監:自ら逝ったあなた,遺された私―家族の自死と向きあう.朝日新聞社,東京,2004.

自殺既遂後の対応;葬儀費用,お墓,お骨の処理,事故物件の処理

　人が死ぬこと自体が非日常的な出来事であるうえに,"自殺"と表立って口にすることはいまだに憚られる現状がある.自死遺族(以下,遺族)が相談し,支援を得ることは,当たり前のことではない.また,時として病死や事故死とは異なる対応が求められることもある.自殺未遂の背景には家族や身近な人の自殺が誘因となっているケースや,心中を図った(図られた)が自分だけ生き残ったというケースもある.われわれが支援の対象とする自殺未遂者は,受け止めきれない現実のなかで,警察への対応,葬儀の準備やお骨の処理,事故現場への対応など,自殺未遂の当事者でありながら,遺族としての対応も迫られることになる.ケース・マネージャーは,こういった社会的な現状も踏まえ,自殺既遂(以下,既遂)後に起こり得る出来事を予測し,遺族が少しでも負担なく対処できるよう,既遂を起点とする遺体の動きから一連の手続き,想定される状況について基本的知識を押さえておきたい.

　既遂の場合,医療機関での死亡確認が行われた後に,遺体は検死のため警察署へ移され,行政解剖もしくは司法解剖が行われる.また,事故現場では警察による現場検証が行われる.これらの過程を経て他殺の可能性など,事件性が否定されると,「死体検案書」が交付され,遺体は家族のもとに戻される.自殺や死因が特定できない場合には,病院で医師による「死亡診断書」等が作成できないため,警察から交付される「死体検案書」をもって役所へ「死亡届」を提出することになる.この「死亡届」を前提として「死体火葬・埋葬許可証」の交付を受けることができる.「死体火葬・埋葬許可証」がないと火葬・埋葬はできないため,同時進行で手続きを進める必要がある.なお,警察からの遺体の受け取り,移送,安置から葬儀,火葬(死亡届の提出を含む)は葬儀社が代行してくれることが多い.

column 17 　自殺既遂後の対応；葬儀費用，お墓，お骨の処理，事故物件の処理

　次に，葬儀後一定期間をおいて納骨となる。先祖代々のお墓はあっても，死因が自殺であることを理由に親族から納骨を拒まれるケースがある。遺族は，家族の死という苦しみだけでなく，親族からも拒絶されるという二重の苦しみを受けることになる。お墓はすぐに用意できるものではないため，こういったケースにも対応できるよう，遺骨の扱いについての知識ももっておきたい。

　墓地，埋葬等に関する法律において，「遺骨を埋葬・納骨する場合は，市町村が認めた墓地や納骨堂でなければならない」とあるが，お墓を準備することができない場合には，寺院や墓地に相談すると遺骨を預かってくれるところがある。また，自宅に保管（手元供養）しても違法にはならない。なお，遺体の引き取り手がない場合は，行旅病人及行旅死亡人取扱法もしくは生活保護法に基づき，死亡地を管轄する自治体対応となり，無縁塚などに埋葬される。

　納骨までの間は，死亡にまつわる諸手続き（自死遺族関連団体HP，行政機関作成のパンフレット等を参照）に追われることになる。なかには自殺事故現場が賃貸住宅である場合，事故物件になったとして，多額の損害賠償を求められることがある。それぞれの事故状況によって法的対応が異なるため，むやみに素人が抱え込むのではなく，法律家に介入を依頼する。自殺にまつわる法的対応では，自死に理解のある自死遺族弁護団や司法書士などに相談する。

　専門家（社会保険労務士，弁護士，司法書士，税理士など）の協力を仰ぐことで手続き上の負担は大幅に軽減されるものの，遺族は目の前のことをこなすだけで，感傷に浸ることもできない状況が続いている。「やることがあるから気持ちが紛れる」という遺族の言葉も耳にするが，これは過度の緊張状態にあることを表している。自死遺族に限ったことではないが，諸手続きがすみ，日常生活に戻ったところで，疲労感や大切な人を亡くした空虚感などを自覚していくことになる。慌ただしい手続きがひと段落する納骨後の遺族への見守りはとくに意識しておきたい。

　自殺未遂者支援は，いのちを取り留めた人の"生きる"ための支援ではあるが，自殺の連鎖を生まないためにも，既遂後の対応についての知識と心構えの準備性は高めておきたい。

〔山田素朋子〕

VII 学会の紹介と関連する取り組み

1 日本自殺予防学会

　一般社団法人日本自殺予防学会は,「自殺予防」を標榜する学術団体としてわが国でもっとも長い歴史をもつ。また,自殺予防対策の領域で世界の中心となっている学術団体,International Association for Suicide Prevention（IASP）の連携組織である。IASP は,世界保健機関（WHO）の連携組織であり,WHO と協働して世界的規模で自殺予防,自死遺族支援のための啓発活動の推進,国や地域の自殺予防対策の支援にあたっている。

　本学会の創設は,1970 年に遡る。当時,東京都の高井戸保健所長であった故増田陸郎（ますだろくろう）氏の呼びかけにより,10 余名の人々が自殺予防行政研究会を始め,これが日本自殺予防学会の前身となった。自殺予防学の創設者たちは,さらに「日本いのちの電話」の創設（1971 年）にも取り組み,活動目的を共有する 2 つの団体は,今日に至るまで,二人三脚で共に歩んで来た。

　本学会といのちの電話連盟は,1973 年以降,「日本自殺予防シンポジウム」を全国行脚しながら開催し,自殺予防の啓発活動を行ってきた。2001 年からは,厚生労働省による事業助成を受けるようになり,シンポジウムの経年的開催は,すでに 40 年以上にわたる。

　本学会は,1979 年に「自殺予防：その実践と研究」を創刊し,第 9 号からは「自殺予防と危機介入」に名称を変え,今日までこれを学会誌として発行してきた。現在では,年 2 回学会誌を発行しており,原著論文,総説,短報といった研究論文と,資料,書評,学会参加記,随想などを掲載している。

　また,本学会は,前述の日本自殺予防シンポジウムに加えて,2007 年に初めて学術大会形式での大会を川崎市にて開催した。大会長は,当時,学会事務局長で,現理事長（2017 年～）である張賢徳氏が務め,公募による一般演題 6 題の発表に加えて,大会長の招聘により,米国の高名な自殺予防学研究者である JJ Mann 教授が特別講演を行った。第 2 回の盛岡大会では,一足飛びに,特別講演,教育講演,シンポジウム,ワークショップに多数の一般演題をそろえた大規模なものとなり,以後,大会総会は,学術大会形式での開催が恒例となった。現在では,学会認定研修会や産業医研修会なども開催され,大会総会は 3 日間の会期で開催されている。2017 年に行われたつくば大会は,4 つの研修会,大会長講演,齋藤友紀雄名誉理事長による特別講演,4 つの教育講演,そして 5 つのシ

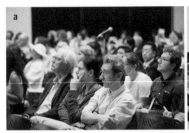 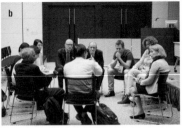

図 3-Ⅶ-1 ◆ IASP 第 7 回アジア・太平洋地域大会
a：メイン・ホールの様子，b：ワークショップの様子

ンポジウムと一般演題などを擁し，自殺問題をめぐる諸相や多くの課題，そしてさまざまな取り組みについて発表や討議が行われた。

さらにエポックとなった出来事として，本学会は，2016 年 5 月にわが国初の自殺予防対策に関する国際学会を開催した。IASP は，隔年開催の世界大会と，同じく隔年開催のアジア・太平洋地域大会を交互に開催しているが，本学会は，自殺対策基本法施行 10 周年にあたる 2016 年に第 7 回アジア・太平洋地域大会を東京に誘致した(齋藤友紀雄大会長)。プログラムは，教育講演 11，特別講演 2，ワークショップ 5，シンポジウム 17，そしてランチョン・セミナー 7 という，IASP の地域大会では過去最大規模のものとなり，アジア・太平洋地域だけでなく欧州など 29 カ国から，約 500 名の参加者を得て，盛大に執り行われた (**図 3-Ⅶ-1**)。

さて，本学会は，2015 年に，日本学術会議の協力学術研究団体に指定され，2017 年には一般社団法人となった。法人化以後の学会は，さらに社会貢献活動を推進すべく，機構改革と基盤整備を進めている。自殺予防対策の専門家や当事者が集うこの学会の重要な役割の一つは，教育研修活動である。学会は，**表 3-Ⅶ-1** にある教育研修活動や地域フォーラムなどを通して，今後社会の各領域における自殺予防対策やメンタルヘルス・リテラシーの推進活動をしていく方針である。自殺対策基本法，自殺総合対策大綱に基づき，わが国では国や地方公共団体および事業主には自殺対策の責務がある。学会は，法人化を機に，国の各省庁や地方公共団体，そして各種団体・企業のカウンター・パートナーとして自殺予防対策の基盤となる研究の推進，施策づくりやガイドライン策定，あるいは対人支援に関する技術的支援などについてさらに積極的に社会貢献を推し進めていく考えである。

本学会は，「ここに来れば自殺予防対策について広く，深く学ぶことができる」という，メンタルヘルスや地域保健，心理学，社会学，公共政策，文化人類学，

表3-Ⅶ-1 ● 日本自殺予防学会，および会員が企画・運営する各種講座・研修会

- 自殺予防対策に関する基礎講座
- 地域自殺予防対策基礎講座
- ゲート・キーパー養成講座/講師・ファシリテーター養成講座
- 自殺のハイリスク者に対する初期介入法研修会
- 自傷・自殺未遂者に対するケース・マネージメント介入法研修会
- 精神保健/精神疾患に関する基礎講座
- 病院内の自殺予防に関する研修会
- 産業メンタルヘルスに関する基礎講座
- 生徒・学生・教員のメンタルヘルス支援に関する研修会
- 認知行動療法基礎講座
- 複雑事例に対する解決アプローチ法基礎講座（モデル事例検討会）
- 各種事例検討会
- など

宗教学などの学際領域について知識を得ることのできる場であり，活動の拠点であり，また交流の場である。本学会は，多くの方々の入会と大会総会への参加を期待している。学会に関する情報は，学会ホームページ（http://www.jasp.gr.jp/）を参照されたい。

（河西　千秋）

2　日本臨床救急医学会の取り組み

　一般社団法人日本臨床救急医学会は，救急医を主な会員とする日本救急医学会と違い，救急医に加えて臨床各科の医師や研修医，看護師，薬剤師，臨床心理士やケースワーカー，そして病院前救護に携わる救急隊員や救急救命士，保健所や役所を中心とした行政職など多職種の人々がその会員となっている学術団体である。そのため，救急医療をそれぞれの専門的な視点から考え，チームの一員としてできることを持ち寄り，良質なチーム医療によって救急医療全体を支えよりよくしていくことを目的としている。

　1998年以来，わが国では自殺による死亡者が3万人を超えて推移し，先進国のなかでもとくに高い自殺率が指摘されていた。にもかかわらず自殺を企図した傷病者に最初に接する救急隊員や救急救命士，救急車によって担ぎ込まれる二次および三次救急医療機関の救急外来スタッフ，入院となった場合にその受け入れ先となる救命救急センターの病棟スタッフにとって，自殺企図者への接遇法やケアの手順，精神科的問題への正しい対処法，再企図予防のための方策や相談すべき相手を知る機会は残念ながら十分ではなかった。自己学習しようにも自殺企図者に対する標準的な初期診療やケアの手順を示すマニュアルなど存在していな

かった。

 2007年に閣議決定された自殺総合対策大綱では,9つの当面の重点施策の一つとして「自殺未遂者の再度の自殺を防ぐ」という再企図予防の必要性が示されて,「自殺未遂者に対する的確な支援を行うため,自殺未遂者の治療と管理に関するガイドラインを作成する」こととされた。厚生労働省は,自殺未遂者・自殺者親族等のケアに関する検討会を開催し「自殺未遂者のケアに関するガイドライン作成のための指針」をとりまとめた。その後,救急医療従事者向けのガイドラインの策定が日本臨床救急医学会に委嘱され,2008年に本学会の組織として「自殺企図者のケアに関する検討委員会」(以下,委員会,委員長:三宅康史)が設置された[1]。

 委員会は,まず,精神科救急症例受け入れに際しての問題点と要望を聞き出すためのアンケート調査を実施した。当時,精神科スタッフが描く「精神科救急」と救急医療スタッフが考える「精神科救急」の間に大きなギャップが存在した。救急医療スタッフは,分あるいは秒の単位で変化する傷病者を扱う。精神科スタッフは,時間をかけて患者の話を聞き,解決法を導き出していく。そして何より,相互理解のための努力をせずに,時には患者を押しつけあったまま,本質的な問題が解決されないといった状況が存在した[2]。委員会に求められた使命は,これらの課題に気づき,精神科スタッフと救急医療スタッフ双方から丁寧に話を聞き,両者が一堂に会して腹を割って話し合い,必要なものを見つけ,それを具体化していくことであった。アンケート調査の結果 (**表3-Ⅶ-2**) を踏まえ,委員会の活動目標として,①自殺企図者の初療にあたる救急医療スタッフへの知っておくべき基本的対応マニュアルの作成,②実用性の高い自殺未遂者ケアのために症例を提示して問題点と解決策を提示したよくある質問集(FAQ)の策定,③作成したこれらの資料を利用した身体科救急スタッフ向けの自殺企図者の初期診療の要点を学ぶ実臨床に即した教育コースの開発と開催,④最終的に,活動を通じた身体科救急医療スタッフと精神科医療スタッフ,および行政担当者,三者の顔の見える関係の構築,が掲げられた。

 はじめに,「自殺未遂患者への対応;救急外来(ER)・救急科・救命救急センターのスタッフのための手引き」[3]が策定された。そして,ガイドラインの普及を目的として日本臨床救急医学会は厚生労働省主催の「自殺未遂者ケア研修(一般救急版)」に,2009年より共催団体として参画することとなった。この研修は,主な対象を救急医療機関のスタッフとするものの,病院前救護にあたる救急隊員や救急救命士,初期診療後に関与するMSW,臨床心理士,退院後に関与する保健所や行政スタッフなどにも対象を広げている。本研修では,学会が策定した手引き[3]と「来院した自殺未遂患者へのケアQ&A―実践編 2011」[4]を公式テキス

表3-Ⅶ-2 ● 救急科と精神科の連携の問題点

	一般病院の困っていることは？	精神科病院が受け入れをためらう要因は？
医師	自殺を図られた 不穏時などに使える薬がわからない 病歴聴取が難しいので対応に困る いきなりの予期せぬ行動化があった 家族も精神科受診者などの問題があることが多い すぐに精神科医に連絡がとれないので困る	透析，妊娠は不可能 身体治療そのものに対する不安 かかりつけ，精神患者，というだけで精神科的評価が不十分なのに紹介される 身体疾患の方向性を教示されない 身体治療に対しての家族の要求水準が高い 紹介されるタイミングが早いと思う 精神科病院に入院することの事前了解が不十分
看護師	向精神薬でないものがある 鎮静をかけるべきか困る 拒薬される オーバードーズのリピーターが多い 送りたいのに，本人・家族が精神科を拒否する 飲酒者は精神科で受けてもらえないがどうしたらよいか 精神科の指示で危険な人を単独帰宅させるためらい	検査できない 院内にない薬がある バルーン，ルートの対応はできない インスリンの扱いはできない 点滴・酸素の管理が不慣れ 脳炎など精神症状を呈する身体疾患の鑑別が不十分 他の身体疾患リスクの評価の情報がない 夜間の救急輪番を狙ってくる
MSW	身体疾患が少しでもあると，「精神科だから」と精神科病院に断られる	身体処置に対する情報提供が足りない
PSW		医療保護入院など，家族等同意が必須なのに，家族なしで紹介される

トとしている。これらのテキストは，自殺対策基本法や自殺総合対策大綱の改正等に合わせて適宜改訂がなされるものと思われる。

一方，救急外来には，自殺企図者のみならず，数多くの精神科的問題を有する患者が搬送される。そこで，自殺企図症例に限らず，救急外来に搬送されてくる身体的問題に加え，精神科的問題を有するすべての救急症例に広く対応すべく「PEEC™コース」が開発された。PEECは，Psychiatric Evaluation in Emergency Careの略である。PEEC™コースは，コンサルトする精神科医のいない状況で，少なくとも翌朝（あるいは週明け月曜の朝）まで，精神症状を呈する症例に対して安全かつ安心できる標準的初期診療を施せることを目標として，救急外来や救急病棟（救命救急センター）の医療スタッフ（とくに看護師と研修医）を中心に，保健師，救急隊員，医療系学生，そしてMSWや臨床心理士を対象として毎年，全国各地で開催されている。現在，本コースの必修テキストとして指定されている『PEEC™ガイドブック改訂第2版』[5]の発行を契機として，新たな

PEEC™コースの開発を進めている。詳細は本学会のホームページ[6]を参照いただきたい。そのほかにも、症例を自殺企図関連に絞った半日の研修パッケージ「自殺未遂者ケア PEEC™コース」、救急隊員、救急救命士、そして警察官や行政担当者を対象に病院前における標準的な対処法を研修できる「PPST（Prehospital PEEC Skill Training）コース」などの開発を進めている。

今後、身体合併症を有する精神科患者の救急外来への搬送、精神疾患そのものの悪化による搬送はいっそう増加することが見込まれる。当然ながら、精神科スタッフにも、精神疾患患者の身体的な問題の発生時に、その初期診療を適切に遂行する能力が求められる。具体的には、薬物の過量摂取に対する初期治療、刃物を用いた自傷行為の止血だけでなく、心肺停止の認識と ALS、胸痛、意識障害、けいれん、高体温、呼吸困難など、遭遇する可能性が高く危険な疾患を含む症候の鑑別と初期治療、などがあげられる。実際、日本精神科病院協会では、数年前より救急医療の専門医を招いて、会員向けに身体合併症講習会を開催している[7]。初期研修医として救急医療を経験した精神科医が増え、こうした研修を抵抗感なく受講できることは、非常に重要な意味をもつ。「自殺企図者のケアに関する検討委員会」では、上記のような精神科スタッフが身体科救急の初期診療を学ぶ教育コースの開発に協力する役割があると考えている。

（三宅　康史）

文　献

1) 三宅康史：自殺未遂者ケア；日本臨床救急医学会『自殺企図者のケアに関する検討委員会』の取り組み．総病精医，23：247-252，2011．
2) 三宅康史：今まで，そして現在，精神科救急医療の何が問題なのか；身体科救急医の視点．救急医学，39：1765-1769，2015．
3) 日本臨床救急医学会：自殺未遂患者への対応；救急外来（ER）・救急科・救命救急センターのスタッフのための手引き，2009．
4) 日本臨床救急医学会：来院した自殺未遂患者へのケア Q & A；実践編 2011，2011．
5) 日本臨床救急医学会監修：PEEC ガイドブック改訂第 2 版；多職種で切れ目のない標準的ケアを目指して．へるす出版，東京，2018．
6) 日本臨床救急医学会 HP．(http://jsem.me/)（2018 年 1 月現在）
7) 日本精神科病院協会：精神科医のための身体合併症講習会．http://www.nisseikyo.or.jp/education/kenshuukai/gappei/（2018 年 1 月現在）

column 18

自殺予防に関する国際学会

　自殺予防に関する国際学術組織として最大のものは，International Association for Suicide Prevention（IASP）であり，世界保健機関（WHO）の連携組織として，WHOとともにまさに世界の自殺予防対策センターとして活動をしている（図1）[1]。IASPは，世界各国の自殺予防に関する学術団体や活動組織と連携しており，日本自殺予防学会もその連携組織の一つである。IASPでは，各国の代表委員が定められていて（日本代表は筆者が務めている），代表委員は，普段はインターネット上で情報を共有し共同キャンペーンを行い，また，IASP学術大会の折には各国の代表委員による会議が開催される。

　IASPは，隔年開催の世界大会と，同じく隔年開催のアジア・太平洋地域大会の2つの学術大会を交互に開催している。世界大会は，これまでに29回を数え，最近では年代の新しい順に，クチン（マレーシア），モントリオール（カナダ），オスロ（ノルウェー）で開催された。アジア・太平洋地域大会は，これまでに7回開催されており，新しい順に，東京（日本），タヒチ（仏領ポリネシア），チェンナイ（インド）で開催された。また，IASPは，CRISISという学会誌を発行している。

　このほかに，定例的に欧州において大規模に開催されているEuropean Symposium on Suicide and Suicidal Behaviour（ESSSB）という国際学術大会がある。ESSSBも隔年開催で，これまでに17回を数えている[2]。最近では，オヴィエド（スペイン），タリン（エストニア），テルアヴィヴ（イスラエル）で開催された。また，International Academy for Suicide Researchという，より研究に重点を置いた学術組織があり，隔年で集会が開催されている。この組織は，Archives of Suicide Research[3]を発行している。

　いずれの国際学術大会でも，自殺予防対策にかかわる多くの人々が世界中から集まり交流が図られ，互いの活動状況について熱心なディスカッションが行われる。その光景は壮観である。筆者にとっては，これらの大会に参加することは，自分自身をアップデートし，活力を得るため

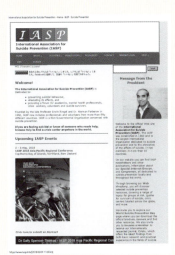

図1　International Association for Suicide Preventionのホームページ

column 18 自殺予防に関する国際学会

に重要な機会となってきた。実際，世界中で実施されている研究や活動，また，その背景をなす世界各国・地域の状況や，対策のバックボーンとなるポリシーメイキングについて俯瞰でき，一度に学ぶことのできる機会として，これらの大会への参加は貴重な経験となる。読者にも，ぜひ参加をお勧めしたい。

1) International Association for Suicide Prevention：https://www.iasp.info/（2018年2月1日閲覧）
2) European Symposium on Suicide and Suicidal Behaviour：http://www.esssb17.org/（学術大会ウェブサイト）（2018年2月1日閲覧）
3) International Academy for Suicide Research：https://suicide-research.org/about/（2018年2月1日閲覧）

（河西　千秋）

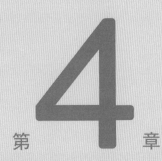

第4章

救急医療から地域へ；
必要とされる社会資源と公的制度

I 社会資源とは

1 はじめに

　第4章では，目の前の患者に対応する際に必要な情報として，自殺未遂者が抱える問題の解決において利用することの多い各種制度や社会資源について，入院直後から検討が必要となるものから順に紹介することを試みた。実際の利用に際しては，総論から順を追って読み進めていくのではなく，必要な項目のみを直接参照しても構わない。また，これら内容は本書作成時点の情報で解説しているが，個別のケース・マネージメントを行う際には，情報の参照先を明記しているので，そこから常に最新の情報を確認することが必要である。必要に応じ，国や自治体が公表している情報や，関連書籍で知識を深め，現場で活きる知識にしてもらいたい。なお，各種制度や社会資源は，国の制度・政策レベルで行われるものだけではない。それらを補う形で各自治体が独自に実施しているもの，社会福祉法人や各種企業，NPOなどの民間団体が実施しているものも存在する。本書ではこれらすべてを網羅することはできていないが，各地域に存在するそれらの社会資源についても情報を得，自身の支援において活用できるよう常にアンテナを張っておく必要がある。

2 社会資源とは

1）自殺未遂者の背景にある要因を把握して解決する手助けをする

　自殺未遂者の多くは，精神疾患のほか，孤立，経済苦，疾病，失業，身近な対人関係の不和といったそれぞれの問題・背景を抱えている。それらは，単一ではなく複数の問題を抱えている場合も多く，彼らの生活を大きく揺るがし，死を決意させるまでに至っている。自殺未遂者のなかには，救命された後もその解決困難感から絶望してしまい，目の前の課題に取り組むことができなくなっている者も少なくない。したがって，自殺未遂者の置かれている問題状況を的確にアセスメントすることと，それに基づき必要な社会資源について適切に検討することがケース・マネージャーに求められる。さらに，患者の抱える問題点や弱みだけでなく，強みも的確にアセスメントし，働きかけていく視点も重要である。

2）社会資源につなげる際の考え方

　患者に社会資源の情報を提供し，その後の支援につなげていくのが重要なのはいうまでもないが，その際の「つなぎ方」[1]にもとくに留意してほしい。自殺未遂者のなかには，絶望感にとらわれ事態はよくならないと思い込んでいる者，過度に悲観的であるなど精神疾患の影響が示唆される者，思考力が低下し問題解決自体が困難な状態の者，そして援助希求性自体が低下している者も多い。このような場合，単に患者本人へ社会資源の情報を提供するだけでは，支援につながらないことも多い。ケース・マネージャーは，なるべく本人自身に相談してもらえるよう動機づけを高め，社会資源を利用・選択していくよう励ますことが必要である。

　また，あいまいで具体的でない情報提供は，患者の「相談しよう」という意思を混乱させ，ケース・マネージャーの信頼を損なう場合もある。正しくない情報を伝えた結果，患者がたらいまわしに遭ってしまうことのないよう日々知識の更新が必要である。支援が一時的なものでなく，継続的になされるか，という点も重要である。そして，確実に支援につながるよう，相談の予約を代理でとる，支援機関への同伴をする，本人に同意を得たうえで事前に情報提供する，または同行者をコーディネートするといったことも時に必要であり，効果的である。

　希死念慮の強い患者に対しては，患者を中長期的に支えるネットワークを構築することがまず必要である。同時に，患者のなかには，その問題状況のなかでいわゆる「生きがい」を喪失している者も少なくないため，それらを共に探していく姿勢も必要である。そのような支援場面においても，本章に収載された社会資源の情報は大いに役立つであろう。

　このように，患者を支援するべく支える仕組みを構築することと，生きがいを実感できる生活を共にみつけていく姿勢が必要である。

3）ケース・マネージャーの役割，自殺未遂者との良好な関係

　自殺未遂者と一定期間かかわりをもつケース・マネージャーの存在は，孤立状態にある患者からすれば，そのつながり自体が大きな自殺予防効果をもつ可能性があり[2]，重要な社会資源となり得る。

　至極当然のことだが，援助場面では患者に対し人としての尊厳を尊重したかかわりをもつことが大切であり，ケース・マネージャーには信頼関係構築のための粘り強い努力が求められる。患者の苦痛や困難感に寄り添い，「困ったときに，一緒に考えてくれる」「理解してくれている」と実感してもらうことが大切である。患者とのコンタクトの都度，語られた困難な状況に対し，共に問題解決に向かうパートナーであってほしい。

一方で,ケース・マネージャーは,定められたスケジュールや枠組みのなかで患者の問題状況を患者と共に解決するマネージメントを行うことが求められ,直接的・個別的支援を永続的に提供する存在ではない。そのため,信頼関係を結びつつ,既存の社会資源のなかで患者の適切な支援者をみつけることや,自身が支援する立場から離れた場合でも患者を十分に支えることができる支援体制をつくる必要がある。ケース・マネージャーは支援の一つの「点」にすぎず,孤軍奮闘しても再発を防ぐことはできないであろう。さまざまな社会資源(点)の協力を得て,それらをつなぎ(線),患者を多くの支援の手で支えること(面)を意識してほしい。

(大髙　靖史)

文　献

1) 山田素朋子:自殺未遂者の実態とソーシャルワークの視点.ソーシャルワーク研究,38:177-184,2012.
2) 山田妃沙子,他:救命救急センターにおける自殺予防;再企図予防に果たすPSWの役割.総合病院精神医学,23:253-259,2011.

II 保健・医療

1 基本的な地域連携の構築

　自殺未遂者に地域の社会資源を紹介・活用しながら地域へ社会復帰へ導いていくためには，支援者同士の連携が必要不可欠となる。そのためには，日ごろから地域の社会資源と良好な関係を築き，連携しやすい体制を構築しておくことが重要となる。具体的には，地域で新たにケース・マネージメントを開始する際に地域の医療に関する社会資源として医師会や精神科病院協会，精神科診療所協会に支援内容の説明を行うことが必要である。さらに，自治体などが企画する精神保健に携わる支援者のネットワーク構築を目的とした会議や各種研修会に積極的に参加しネットワークを広げるなど，顔の見える関係づくりに日ごろから取り組み，外部機関との連携しやすい関係を構築していくことが前提となる。

2 医療に関する社会資源

1）日本医師会

　全国を区域とし，47都道府県医師会の会員をもって組織する学術専門団体であり，都道府県医師会および都市区等医師会との連携のもと，医道の高揚，医学および医術の発達ならびに公衆衛生の向上を図り，もって社会福祉を増進することを目的としている。

　日本医師会 HP：http://www.med.or.jp/

2）日本精神科病院協会

　私立の精神科病院が会員の中心である。精神保健医療福祉に関する調査研究および資料収集，精神保健医療福祉従事者の人材育成および教育研修，精神保健医療福祉に関する普及および啓発の活動を行っている。

　日本精神科病院協会 HP：http://www.nisseikyo.or.jp/

3）日本精神神経科診療所協会

　精神科診療所の資質の向上を図るとともに，精神保健に関する事業を行い，もって精神障害者の福祉の増進および精神医療ならびに国民の精神保健の向上に

表4-Ⅱ-1 ● 保健所の役割

感染症等対策	健康診断，患者発生の報告など，結核の定期外健康診断，予防接種，訪問指導，管理健診などを行っている
エイズ・難病対策	エイズ個別カウンセリング事業，エイズ相談，難病医療相談などを行っている
精神保健対策	精神保健に関する現状把握，精神保健福祉相談，精神保健訪問指導，医療・保護に関する事務など（精神保健福祉法）を行っている
母子保健対策	未熟児に対する訪問指導，養育医療の給付などを行っている

貢献することを目的とする。

日本精神科診療所協会HP：http://www.japc.or.jp/

3 地域の精神保健の社会資源

1）保健所・保健センター

(1) 保健所

各自治体が設置する地域住民の健康を支える中核となる施設である。医師，保健師，栄養士，診療放射線技師，臨床検査技師，獣医師，薬剤師，精神保健福祉相談員，理学療法士，作業療法士，言語聴覚士などが配置されている。精神保健，難病対策，感染症対策など，地域保健の重要な役割を担っている（**表4-Ⅱ-1**）。

(2) 保健センター

健康相談，保健指導，健康診査など，地域保健に関する事業を地域住民に行うための施設である。地域保健法に基づいて多くの市町村に設置されている。

> **利用・相談のポイント**
>
> 保健所・保健センターには，精神保健分野以外にも，母子保健，子育て支援，がん対策と幅広く相談できる。窓口は細分化されているが，まずは電話で相談窓口の問い合わせをし，相談したい内容に主として対応する部署を把握することが重要である。複数の担当窓口の支援者がかかわる際は，保健所・保健センター内の誰がマネジメントを行うのか，中心となる担当者を決めるとスムーズに連携や情報共有が行える場合がある。患者が抱える問題点に対し，どのような支援介入が必要であるか，要点をケース・マネージャーがまとめておくことで，各担当部署がそれぞれどのように介入していくか，など，支援体制の構築が行いやすくなるであろう。

2）精神保健福祉センター

地域の精神保健福祉に関する技術的中核機関であり、各都道府県・政令指定都市ごとに1カ所ずつ設置されている。精神保健福祉センターの業務は多岐にわたり、具体的には、精神保健および精神障害者福祉に関する相談および指導のうち複雑または困難なものを行い、こころの健康に関する面接・電話相談や、社会復帰相談のほか、アルコール、薬物、思春期、認知症などの特定相談を含め、精神保健福祉全般の相談に対応している。

> **利用・相談のポイント** 自殺問題の専門相談窓口や、自死遺族相談など自殺問題に特化した相談窓口を有している精神保健福祉センターも多い。対応状況や具体的な支援内容に関しては、各精神保健福祉センターに問い合わせ、確認が必要となる。

3）夜間休日精神科救急医療機関案内窓口（精神科救急に関する相談）

夜間や休日に、受診できる精神科の救急医療機関を案内する窓口であり、各都道府県に設置されている（案内窓口が未設置の都道府県もある）。

> **利用・相談のポイント** 患者が不調をきたした際や、医師に相談を希望する場合など、基本的にはかかりつけ医に相談することが第一優先であるが、かかりつけ医に相談できない夜間や休日に、相談できる窓口を案内するシステムである。

（松尾真裕子）

column 19 「いのちの電話」の活動

社会のなかには,悩みや不安,あるいは危機に直面しながら身近に相談する人がいなくて絶望し,生きることに希望を失くしている多くの人がいる。「いのちの電話」は,このような人々に対して,そのこころに寄り添い,矛盾や葛藤を乗り越え,自立して生きていけるようにと,訓練を受けた相談員が電話を通して悩みを聞き,相談者を精神的に支えるボランティア活動で,最終的には自殺予防を目的としている。

この運動は,1953年英国聖公会司祭 Chad Varah 師が「ザ・サマリタンズ(良き隣人)」の活動として始めた。この活動の背景には,当時の英国では自殺者法があり,自殺未遂者は半ば犯罪者扱いされていたという歴史的経緯がある。また,1963年にはオーストラリアの Alan Walker 師が「ライフ・ライン」の名称でその活動を開始した。その後,「いのちの電話」は急速に世界各国に普及し,2004年には「IFOTES (International Federation of Telephone Emergency Services) 国際いのちの電話連盟」が設立され,現在70カ国以上,1,000以上の都市で活動がなされている世界的なボランティア組織である。このように,当初はキリスト教を主軸として始まり,キリスト教会が本部になっているセンターも多いが,いかなる宗教にも拘束されないという原則がある。

日本では1971年「いのちの電話」が東京で発足し,次いで東京英語いのちの電話(TELL),関西(大阪),沖縄,北九州に広がり,1977年に「日本いのちの電話連盟 FIND (Federation of Inochi no Denwa)」を結成,現在50センター(相談員約6,500人)となっている。2000年からは,連盟の活動として,厚生労働省の補助事業である毎月10日のフリーダイヤルも全国一斉に実施している。「いのちの電話」は,1日24時間365日電話を受けることを目標にしているが,残念ながら相談員が十分確保できずに,それが実行できていないセンターもある。

本活動には以下のような特徴がある。
(1) 匿名性の重視:広く誰でも自由に電話をかけることが可能であり,自己を傷つけずに自己開示できる。また,受け手の氏名が公表されないので,受け手の安全性も確保できる。
(2) 受け手の個性は尊重されるが,個人プレーは禁止されており,組織として受信していることである。したがって,内容は組織として責任をもつことになる。
(3) 電話をかける人にはいつでも,どこからでもかけることができる利便性があるが,かけ手の自我の強化や自立に必要な枠組みの構成は困難で,受け手にとっては時に無責任な攻撃,非難,無言が避けられない。
(4) 音声(言葉)だけによるコミュニケーションという限界もある。
(5) 電話をかける人と相談員とは,「今,ここで」の関係である。

> column 19　「いのちの電話」の活動

(6) 前もって答えは準備できず，突然，唐突にかかるという課題もある。

　ここで「いのちの電話」の受け手の課題をまとめると，受け手は，対等な人間としての感性に基づく対話が，生きることに困難を覚える人にとっての力になるという信念でボランティア活動を行っている。受け手はおよそ1年半にわたる講義や実地訓練を経て相談員として認定されるが，その後も継続的に研修が義務づけられている。また，繰り返しスーパービジョンを受ける必要がある。

　改めて，「いのちの電話」の主な原則をまとめると，電話内容の秘密は守る。相談員の限界を越える問題には，関係専門機関を紹介する。特定の宗教，思想，信条，国籍，性別に拘束されないなどがある。財政的には個人の賛助会費のほか，法人・団体などによる賛助金，助成金など民間の寄付金によって運営するボランティア相談事業ということになる。

　「いのちの電話」は，よき隣人としての立場で，訓練を受けた市民が，電話を通して相談者の声に真摯に耳を傾けることに意味があると考えているが，電話相談以外にも毎年，自殺予防シンポジウムなどの公開講座を開催して自殺予防の啓発活動も行っている。

1) 日本いのちの電話連盟：自殺予防いのちの電話；理論と実際．第2版，日本いのちの電話連盟編，東京，ほんの森出版，東京，2015．

（中村　純）

III 医療費の負担軽減

1 医療費

1）健康保険

　日本国民（一部基準を満たした外国人を含む）は乳児から高齢者に至るまで皆，何らかの健康保険に加入している。あらかじめ保険料を支払うことで，病気やけがにより医療機関への受診が必要となった場合に，これら健康保険の給付を受けることができる。また，病気やけがの原因によっては，自動車損害賠償責任保険，労働者災害補償保険（労災保険）より給付を受けることになる。患者により加入している健康保険は異なるため，給付内容は個別の判断を要する。健康保険の種類は大まかにいって，国民健康保険，被用者保険，高齢者を対象とした医療制度（主に70歳以上を対象）に大別される。医療費の自己負担額は所得の状況や各種制度の利用状況により異なるが，0歳から義務教育就学前では2割，義務教育就学後から70歳未満では3割，70歳以上の高齢者（65歳以上の一定の障害を有するものを含む）では1～3割である。

　国民健康保険には，経済的・身体的理由で保険料を支払えない場合の保険料の軽減・減免制度がある。具体的には，所得が一定金額以下の者，倒産などにより解雇された者，災害や病気などにより生活が著しく困難になった場合や，前年より大幅に所得が減った場合などが対象となり，前年の世帯所得の水準と世帯内の加入者数（世帯主を除く）によって保険料が段階的に減額（または免除）される（各保険者によって減額方法・減額割合は異なる）。患者の所得状況を確認し，制度の適用を受けられるようであれば必ず説明し利用につなげたい。申請は住所地の市区町村の担当窓口で行う。

　また，国民健康保険の加入者は災害・失業などの特別な事情により一時的に生活が著しく困難になり，医療費の支払いが難しくなった場合に医療費の自己負担額の支払いを猶予，減額，または免除し，医療を受けやすくすることを目的とした一部負担金減免制度が利用できる。対象となる場合には住所地の市区町村の担当窓口に申請する。ただし，本制度はすべての保険者が実施しているわけではないため，制度を利用できるかどうかは加入している保険者に確認が必要である。本制度の認定を受けると，「国民健康保険一部負担金減免（または「免除」「猶予」）証明書」が発行される。医療機関を受診する際，窓口に証明書を提示することで，制度が利用できる。

公益社団法人国民健康保険中央会 HP：https://www.kokuho.or.jp/

> **利用・相談のポイント**
> - 仕事を休んで長期の入院をする場合，医療費の経済的負担のほか，休業中の生活費もしばしば患者や家族にとっては大きな懸念となる。自殺未遂者のなかには，それを理由に治療を拒む者も少なくない。そのため，各種負担軽減の制度や休業中の生活費保障について適宜情報提供し，必要な医療が受けられるよう促す必要がある（p.248参照）。
> - 国民健康保険などで保険料を滞納すると，保険証を返却しなければならず「資格証明書」が交付されることがある。その場合には，医療を受ける際にいったん医療費の総額を自己負担し，後日保険適用部分を申請し，該当の金額について返還を受けるといういわゆる「償還払い」になってしまうという事例もある。そればかりか，高額療養費の限度額認定なども受けられなくなる場合もあり，医療を利用しにくくなる原因にもなってしまうので注意を要する。このような場合には，保険料の減免・免除制度などの利用を検討する。
> - 健康保険関連法では，「故意に給付事由を生じさせた場合は，その給付事由についての保険給付等は行わないこと」と規定されており，自損行為の場合，健康保険が適用とならない事例があった。平成22年厚生労働省通知（「自殺未遂による傷病に係る保険給付等について」）により，自損行為であっても，その傷病の発生が「精神疾患等に起因するものと認められる場合」は「故意」に給付事由を生じさせたことにあたらず，保険給付の対象になることになった。しかし，精神科担当医による診断書の提出を求められる場合もある。自殺未遂の発生という衝撃的な出来事に加え，莫大な医療費の負担を強いられることで被る患者やその家族の精神的，経済的負担は計りしれない。本件について相談を受けた場合，速やかに対応できるよう，それぞれの医療機関でどのように対応するか事前に検討しておく必要があるだろう。

2）自立支援医療（精神通院医療）

自立支援医療制度には「精神通院医療」「更生医療」「育成医療」と3つの対象区分があるが，ここでは，精神障害を有する者を対象とした精神通院医療について解説する。この制度は，精神保健及び精神障害者福祉に関する法律（精神保健福祉法）第5条に規定する精神疾患を有する者で，通院による精神医療を継続的に要する者を対象に，精神科などの医療サービスに係る医療費の自己負担分（保

表 4-Ⅲ-1 ● 所得に応じた自立支援医療（精神通院医療）における月額の負担上限額

生活保護	低所得1	低所得2	中間所得1	中間所得2	一定所得以上
生活保護世帯	市町村民税非課税 本人収入≦80万円	市町村民税非課税 本人収入＞80万円	市町村民税＜3万3,000円 所得割	3万3,000円≦市町村民税＜23万5,000円 所得割	23万5,000円≦市町村民税 所得割
0	2,500円	5,000円	月額上限額の設定なし （医療保険の自己負担限度額）		制度の対象外
			高額治療継続者（重度かつ継続）に該当する場合		
			5,000円	10,000円	20,000円

険適用部分のみ）を軽減することを目的とした公費負担医療制度である（「障害者の日常生活及び社会生活を総合的に支援するための法律」第58条）。さらに，世帯（同じ公的医療保険に加入している家族）の所得に応じた自己負担上限額が設定されている（**表4-Ⅲ-1**）。また，制度上定義されている「重度かつ継続」の状態に該当した場合，申請により，さらに自己負担が軽減される場合がある。

　適用される医療の範囲は，精神障害や，当該精神障害に起因して生じた病態に対する医療が対象となる。具体的には，精神科外来診察にかかわる医療費，薬局で支払う薬代（精神障害の治療と関係する薬剤に限る），精神科訪問看護，精神科デイケアなどが対象であり，病院などに入院して行われる医療は除く。

　申請窓口：市区町村の担当窓口

> **利用・相談のポイント**　本制度は精神科，心療内科に通院している患者の多くが利用している。申請により経済的な負担が軽減されるため，本制度に関しての情報提供が患者や家族との初めの関係づくりに寄与することも多い。また，医療費にかかる経済的負担感を減らすことで受療促進につながる場合もある。患者が制度の存在を知らないようであれば，その利用について適切に選択できるよう丁寧に説明し，必要に応じ窓口へつなげたい。
>
> 厚生労働省（自立支援医療制度）HP：http://www.mhlw.go.jp/stf/seisakunitsuite/bunya/hukushi_kaigo/shougaishahukushi/jiritsu/index.html

3）高額療養費制度

　医療費の自己負担額が高額になった場合の経済的負担を軽減するための健康保

表 4-Ⅲ-2 ● 所得区分別一月当たりの自己負担上限額一覧（70歳未満）

所得区分	自己負担上限額	多数該当
区分ア 標準報酬月額83万円以上	252,600円＋（総医療費－842,000円）×1%	140,100円
区分イ 標準報酬月額53万～79万円	167,400円＋（総医療費－558,000円）×1%	93,000円
区分ウ 標準報酬月額28万～50万円	80,100円＋（総医療費－267,000円）×1%	44,400円
区分エ 標準報酬月額26万円以下	57,600円	44,400円
区分オ 被保険者が市区町村民税非課税者等	35,400円	24,600円

険の制度である。対象者が70歳未満と70歳以上により各種基準額が異なるが，ここでは70歳未満を対象とした制度について解説する。申請により，ひと月当たりの医療費自己負担分について自己負担限度額（**表4-Ⅲ-2**）を超えて支払った金額の払い戻しを受けられる。

　適用される医療の範囲は，医療費のうち保険診療該当部分であり，食事療養費，差額ベッド代，書類作成費，おむつ代など，保険適用外の費用は対象にならない。
申請窓口：各保険者

> **利用・相談のポイント**
>
> 　高額療養費の計算は，「入院・外来の区分」ごと，「医療機関」ごと，「月」ごとに，それぞれ計算され，請求される。例えば，外来で高額な治療を受けた患者が，同じ月に同一の医療機関に入院したとしても，それら医療費の合算はできない。
>
> 　高額療養費の支給までには通常数カ月の期間を要するため，医療機関窓口での支払いに困る場合がある。高額療養費制度においては，保険者に事前に申請することにより，被保険者が保険医療機関で治療を受けた場合の自己負担限度額について保険者からあらかじめ認定を受けることができる。具体的には，申請により高額療養費に関する「限度額認定証」が交付され，医療機関の窓口に提示することにより，ひと月当たりの医療費自己負担は月額自己負担限度額までの負担ですむようになる。
>
> 　厚生労働省（高額療養費制度を利用される皆さまへ）HP：http://www.mhlw.go.jp/stf/seisakunitsuite/bunya/kenkou_iryou/iryouhoken/juuyou/kougakuiryou/index.html

4）貸付制度と高額療養費受領委任払い制度

「貸付制度」とは，自己負担額の支払いに充てるための資金として高額療養費の8～10割相当を無利子で貸し付ける健康保険の制度である。また，「高額療養費受領委任払い制度」とは，高額療養費や限度額認定証を利用できない場合に，高額療養費相当額が保険者から医療機関へ直接支払われる国民健康保険の制度である。いずれも，事前に医療機関の許可が必要であるので注意が必要である。

申請窓口：各保険者

全国健康保険協会（協会けんぽ）HP「高額療養費貸付制度」：https://www.kyoukaikenpo.or.jp/g3/cat320/sb3170/sbb31716/1944-2531

5）高額医療・高額介護合算療養費制度

世帯内の同一の医療保険の加入者について，1年間にかかった医療費と介護保険サービスの自己負担額を合算し，合計額が基準額を超えた場合，その超過分について支給を受けられる制度である。世帯の所得状況や年齢構成，加入の健康保険制度により基準額は異なるため，医療保険，介護保険の各保険者への問い合わせが必要である。

申請窓口：各保険者

全国健康保険協会（協会けんぽ）HP「高額療養費・高額介護合算療養費」：https://www.kyoukaikenpo.or.jp/g3/cat320/sb3170/sbb31709/1945-268

6）入院時食事療養費の自己負担額の軽減

入院中の食事代の自己負担額を軽減することを目的とした制度であり，健康保険に加入している住民税非課税世帯の人が入院したとき，手続きを行うと，入院時食事療養費が軽減される。認定後，「標準負担額減額認定証」が交付されるため，入院する際に医療機関などの窓口で提示する。また，世帯の収入や入院期間，また入院する病院の病床基準によっても負担額が異なる。

申請窓口：保険者

全国健康保険協会（協会けんぽ）HP「入院時食事療養費」：https://www.kyoukaikenpo.or.jp/g3/cat320/sb3170/sbb31702/1951-254

7）その他の制度等

上記のほかにも，医療費の負担軽減に関する複数の公的制度として，特定医療費助成制度（指定難病331疾病），重度心身障害者医療費助成制度，特定疾病療養費（血友病，人工透析を受ける必要のある慢性腎不全，抗ウイルス剤を投与さ

れている後天性免疫不全症候群の長期療養者)，肝炎治療医療費助成制度（B型肝炎，C型肝炎），感染症医療費助成，小児の慢性特定疾病（756疾病）を対象とした公費負担制度，などがあるので必要に応じて利用を検討する。

また，1年間のうち支払った医療費の自己負担額が高額になった場合，申告により一部を課税所得から差し引くことができる（医療費控除）ので，必要に応じて情報提供する。

国税庁HP「No.1120 医療費を支払ったとき（医療費控除）」：https://www.nta.go.jp/taxanswer/shotoku/1120.htm

(大髙　靖史)

Ⅳ 法的問題・多重債務

1 入院後にすぐに必要な手続き

1）鉄道事故を含む損害賠償

　患者や家族は，その自殺企図による生死にかかわらず，自殺企図の手段，場所，周囲への影響の度合いにより多額の損害賠償を求められることがある。例として，鉄道への飛び込み，高所からの飛び降りによる器物損壊，賃貸借契約をしていた住居が心理的瑕疵物件として扱われた場合などがあげられる。これらの事案が発生した場合，早い段階での対処が，患者や家族のその後の安心につながる。

　具体的には，法律家による支援介入を仰ぐことである。弁護士，司法書士には代理権（司法書士は一部のみ）があり，家族や本人の代理人として請求者との示談交渉や訴訟などへの対応が可能である。なお，経済的に困窮していても，法律家に支払う費用は，法テラス（日本司法支援センター）の民事法律扶助を活用することができるため，法律家への相談を諦める必要はない。

> **知っておきたい用語と知識**
>
> 　器物損壊：その物を破損させ，価値を低下させること。物理的な損壊だけでなく，心理的に使用できなくなれば器物損壊となる。刑法上の器物損壊罪か否かは，その行為が故意か過失かによるため，自殺の場合，企図時の本人状態によっては罪に問われる可能性もある。
>
> 　心理的瑕疵物件：不動産用語。物件そのものに瑕疵や欠陥がなくとも，過去に自殺企図や殺人事件などの現場になっているなど，借り手が心理的抵抗を感じやすい条件があること。物件の資産価値が低下するため，原状回復だけでなく将来の損失についても請求されることがある。
>
> 　保証人と連帯保証人：保証人は借り主がどうしても返済できない場合にのみ，連帯保証人は借り主の状況にかかわらず請求をされた場合には必ず返済をしなければならない。保証人と異なり連帯保証人は抗弁権（断ることができる権利）をもたない。

2）日常生活自立支援事業と成年後見・任意後見制度

　判断能力が不十分な状態となった者の権利を擁護，または財産を保護し，サービス等の契約の締結や解除等のサポートを行う制度である（**表4-Ⅳ-1**）。

法務省HP「成年後見制度～成年後見登記制度～」：http://www.moj.go.jp/MINJI/minji17.html
東京都社会福祉協議会「地域福祉権利擁護事業（福祉サービス利用援助事業）」HP：https://www.tcsw.tvac.or.jp/activity/kenriyougo.html

表4-Ⅳ-1 ● 日常生活自立支援事業と成年後見・任意後見制度

	日常生活自立支援事業	成年後見制度	
		法定後見（補助・補佐・成年後見）	任意後見
所管庁	厚生労働省	法務省	法務省
対象者 ・認知症高齢者 ・知的障害者 ・精神障害者 など	精神上の理由により日常生活を営むのに支障がある者 判断能力が一定程度あるが十分でないことにより，自己の能力でさまざまなサービスを適切に利用することが困難な者	精神上の障害により事理弁識する能力 ●補助 　判断能力が不十分な者 ●保佐 　判断能力が著しく不十分な者 ●後見 　判断能力を欠く状況にある者	契約締結時に判断能力がある者
担い手・機関	専門員：相談，支援計画の作成 生活支援員：訪問，福祉サービス利用手続，預貯金の出し入れ	補助人・保佐人・成年後見人 （親族，弁護士，司法書士，社会福祉士等及び法人）	任意後見人・受任者 （家族，友人，弁護士，司法書士等の専門家）
手続	○社会福祉協議会に相談・申込（本人，関係者・機関，家族など） ○本人と社会福祉協議会との契約	○家庭裁判所に申立 （本人，配偶者，4親等内の親族，検察官，市町村長など） ※申立時の本人同意の要否 　補助＝必要 　保佐＝不要 　後見＝不要 ○家裁による成年後見人などの選任	○公証役場にて公正証書による任意後見受任者との任意後見契約 ○家庭裁判所に申立（本人，配偶者，4親等内の親族，任意後見受任者） ○家裁による任意後見監督人の選任
審理期間	約1～2カ月 ※市区町村窓口・審査会開催状況で格差あり	約1～3カ月 ※市町村長申立は手続書類準備に時間を要す	約1～3カ月
意思能力の確認・審査や鑑定・診断	「契約締結判定ガイドライン」により確認困難な場合，契約締結審査会で審査	医師の鑑定書（必要がある場合）・診断書を家裁に提出 ※鑑定費用目安：5～10万円	医師の鑑定書（必要がある場合）・診断書を家裁に提出 ※鑑定費用目安：5～10万円

表4-Ⅳ-1 ● 日常生活自立支援事業と成年後見・任意後見制度(つづき)

	日常生活自立支援事業	成年後見制度	
		法定後見 (補助・補佐・成年後見)	任意後見
所管庁	厚生労働省	法務省	法務省
援助(保護)の方法と種類	〔方法〕 ○本人と社会福祉協議会による援助内容の決定 〔種類〕 ○福祉サービスの情報提供,助言など相談 ・援助による福祉サービスの利用契約手続き援助 ○日常的金銭管理 ・日常的金銭管理に伴う預貯金通帳の払出などの代理,代行 ・福祉サービス利用料支払いの便宜の供与 ○書類などの預かり ・証書などの保管により紛失を防ぎ,福祉サービスの円滑な利用を支える	〔方法〕 ○家裁による援助(保護)内容の決定 〔種類〕 ○財産管理・身上監護に関する法律行為 ・財産管理処分,遺産分割協議,介護保険サービス契約,身上監護等に関する法律行為 ・同意権・取消権 <u>補助は家裁が定める「特定の法律行為」</u> <u>保佐は民法第12条1項各号所定の行為</u> <u>成年後見は日常生活に関する行為以外の行為</u> ・代理権 <u>補助・保佐=申立範囲内で家裁が定める「特定の法律行為」</u> <u>成年後見=財産に関するすべての法律行為</u>	〔方法〕 ○本人との契約による援助内容の決定 〔種類〕 ○任意後見契約で定められた内容 ○財産管理・身上監護に関する法律行為 ・同意権・取消権はなし ・代理権 契約締結時に当事者間で合意した「特定の法律行為」
費用	社会福祉事業として契約締結までの費用は公費補助 契約後の援助は利用者負担 ※生活保護利用者は公費補助	すべて本人の財産から支弁 ・申立手続費用 ・登記手続費用 ・後見事務に関する費用 ・成年後見人,監督人に対する報酬費用など	すべて本人の財産から支弁 ・申立手続費用 ・登記手続費用 ・任意後見の事務に関する費用 ・任意後見人,監督人に対する報酬費用など

> **利用・相談のポイント**
>
> 自殺企図後，意識回復がみられない場合は，長期療養が可能なほかの医療機関へ転院を検討する場合がある。しかし，本人の財産が動かせない場合，医療費の支払いなどの諸々の手続きが進められないことから，療養先の確保ができないことがある。また救命後の心身の変化により判断能力が低下した場合には，金銭管理や在宅での支援サービスの導入など支援契約が即座に必要になる。このような状況を本制度によりサポートすることができる。まずは，各手続窓口もしくは弁護士，司法書士などの法律家に相談をすることから始まる。手続完了までに数カ月を要するが，手続きの導入に着手するだけでも，医療機関や支援機関との連携を速やかに進めることができる。

(山田　素朋子)

2　債務処理，その他の法的支援

　債務処理，その他の法的支援についてはさまざまな社会資源や公的制度が利用可能である。相談者の状態（例：入院中であり外出できない，債務整理に関して不安が高く落ち着かないなど）に合わせて，医療機関と相談機関のスタッフが情報共有を行い，スムーズな支援につながるよう調整を行うことが大切となる。また，法的問題や多重債務問題の対応は複雑である場合も多く，債務の状況などを振り返りながら面談を行う必要があるため，自殺未遂者が精神的に不調になるなど，再企図のリスクが一時的に高まることが考えられる。そのため，相談機関に支援を仰ぐ前に，より安心した環境で相談できるよう環境調整や，ケース・マネージャーが面接に同席し，相談後の振り返りや確認が行うことも大切である。相談の前後では精神症状の増悪に注意し，主治医や担当医とよく相談して対応する。以下に，具体的な社会資源の例を示す。

1）法テラス（日本司法支援センター）

　法テラスは，刑事・民事を問わず，国民が法的なトラブルの解決に必要な情報やサービスの提供を受けられるように，総合法律支援法に基づいて設立された法務省所管の公的な法人である。法テラスでは，「法テラス・サポートダイヤル」や全国の「法テラス地方事務所」において，法的トラブルの解決に役立つ制度や各関係機関の相談窓口を無料で案内している。また，法律家に相談する経済的余裕がない人に向けて，弁護士・司法書士費用などの立て替えを行っている（民事法

律扶助業務)。このほか,犯罪被害にあった人などへの支援(犯罪被害者支援業務)など,公益性の高いサービスを行っている。

法テラス HP:http://www.houterasu.or.jp/

2)弁護士・日本弁護士連合会(日弁連)

弁護士は,法廷活動,紛争予防活動,人権擁護活動,立法や制度の運用改善に関与する活動,企業や地方公共団体などの組織内での活動など,社会生活のあらゆる分野で活動している。社会生活のなかで生じる「事件」や「紛争」について,法律の専門家として適切な予防方法や対処方法,解決策のアドバイスを行う。弁護士が扱う事件には大きく分けて民事事件(金銭の貸借,不動産の賃貸借,売買,交通事故,欠陥住宅や医療過誤など普段の生活のなかで起こる争いごと)と刑事事件(罪を犯した疑いのある人の捜査や裁判に関する事件)がある。各弁護士会では法律相談センターを設け,相談に対応していることも多い。例えば,日弁連では,共通ダイアル「ひまわりお悩み110番」に電話すると最寄りの法律相談センターなどに自動的につながり,相談を予約することができる。ネットでの相談予約も可能であり,日弁連のネット予約システム「ひまわり相談ネット」で予約ができる。

日弁連 HP:https://www.nichibenren.or.jp/
日弁連(ひまわり相談ネット)HP:https://www.soudan-yoyaku.jp/

3)司法書士・日本司法書士会連合会(日司連)

日司連は,全国50の司法書士会によって組織され,司法書士の品位を保持し,その業務の改善進歩を図るため,指導,連絡,司法書士の登録に関する事務を行うことを目的に活動している。日司連は,司法書士による相談窓口「司法書士総合相談センター」を全国各地に設立している。原則として有料相談となっているが,無料相談を行っている相談センターも多数ある。

日本司法書士会連合会 HP「司法書士の業務」:http://www.shiho-shoshi.or.jp/consulting/business.html

> **利用・相談のポイント**
> 司法書士の業務内容について,自殺未遂者の支援で携わることの多いものを下記に述べる。

不動産登記の代理人:司法書士は,不動産の売買,贈与,相続などによる名義変更や,抵当権,借地権に関する登記など,不動産の権利に関する登記についての手続きを代理して行う。わが国における不動産登記申請業務は司法書士が担っており,不動産に関するさまざまな権利関係について,人・

物・意思などの確認を行いながら，市民権利の保全に寄与している。

　成年後見人業務：認知症や知的障害などにより判断能力が十分でなく，自分で自分の財産を管理することが困難な人のために家庭裁判所が「成年後見人」などを選任して，その財産などを守る「成年後見制度」がある。司法書士は成年後見業務に取り組んでいる。

　裁判所での訴訟業務など：法務大臣の認定を受けた司法書士（認定司法書士）は，簡易裁判所での140万円以内の民事訴訟や調停などの代理人として対応している。また，代理人になるだけではなく，広く裁判業務を行うことができる。

4）貸金業相談・紛争解決センター

　貸金業務に関連する「借り入れ」や「返済」の相談，多重債務者救済の一環として貸付自粛制度の受付，貸金業者の業務に対する苦情や紛争解決窓口として，日本貸金業協会が運営している。また，多重債務の原因となった問題を解決するための生活再建支援カウンセリングも行っている。相談や苦情の申し立て，貸付自粛制度の利用については，手数料などの費用はかからない。

　日本貸金業協会 HP「相談窓口の業務（貸金業相談・紛争解決センターのご案内）」：http://www.j-fsa.or.jp/personal/contact/index.php

5）日本クレジットカウンセリング協会

　日本クレジットカウンセリング協会は，クレジットや消費者ローンを利用して多重債務に陥った人について，消費者保護の立場から公正・中立なカウンセリングを行っている。希望により，無料で任意整理と家計管理の改善を手伝っている。同協会は，多重債務ほっとラインを開設しており消費者の債務に関することについて，電話相談と来所でのカウンセリングを行っている。「弁護士カウンセラー」や，消費生活アドバイザーなどの専門資格を有する「アドバイザーカウンセラー」が，必要に応じて家計収支に合った弁済計画の作成，債権者との交渉など，生活の立て直しの手伝いを行っている。

　日本クレジットカウンセリング協会 HP「多重債務ほっとライン」：http://www.jcco.or.jp/debt/hotline/

（松尾真裕子）

Ⅴ 障害者

1 手帳制度

　身体障害者手帳，療育手帳，精神障害者保健福祉手帳の各制度について紹介する。いずれも，障害の程度や要件を満たす場合に利用可能となるが，都道府県により内容が異なることがあるため確認が必要である。また，各手帳には共通のサービス（**表4-Ⅴ-1**）もあるが異なるものも多く，さらに，都道府県によって独自の福祉サービスを設けていることもあるため，居住地の窓口に問い合わせ，あらかじめ手帳制度の詳細を確認しておくことは必須である。また，手帳を所持していることに対し過剰にスティグマを感じる障害者も少なくない。申請した手帳は，申請した窓口に返還することもできる。申請するときや返還したいときは，本人および家族などとよく相談したうえで手続きを行うことが大切になる。

1）身体障害者手帳

　身体障害者手帳は，「身体障害者福祉法」が定める身体上の障害がある者（**表4-Ⅴ-2**）に対して交付される。福祉サービス（補装具費の支給や障害者住宅改造助成など）や税の減免，鉄道運賃の割引など，各種負担軽減を受けることができる。身体障害者福祉法施行規則別表第5号「身体障害者障害程度等級表」において，障害の種類別に重度の側から1級から7級の等級が定められている（7級の障害は，単独では交付とはならないが，7級の障害が2つ以上重複する場合は，対象となる）。

　申請：区市町村の障害福祉担当
　参考：身体障害者手帳制度の概要：http://www.mhlw.go.jp/bunya/shougaihoken/shougaishatechou/dl/gaiyou.pdf

2）療育手帳

　知的障害のある人が療育手帳を交付されると，一貫した指導・相談や各種の福祉サービスを受けることができる。提供される各種サービスは，障害の程度によって異なる。18歳未満の場合は児童相談所で，18歳以上の場合は知的障害者更生相談所で知的障害者かどうかの判定が行われる。

　申請：区市町村の障害福祉担当
　参考：療育手帳制度について（昭和48年9月27日厚生省発児第156号厚生

表 4-Ⅴ-1 ● 身体障害者手帳，療育手帳，精神障害者保健福祉手帳に共通する福祉サービス

公共料金などの割引	・NTT 電話番号案内料の免除 ・郵便料金の減免など ・公共交通機関運賃の割引 ・有料交通道路の利用料金の割引 ・携帯電話基本使用料の割引 ・各種施設利用料金の減免
各種税金の減免	・所得税，住民税の障害者控除や減免 ・一定のバリアフリー改修工事に伴う固定資産税の減額事業税，相続税，贈与税の減免や控除 ・自動車税，自動車取得税，軽自動車税の減免
福祉サービスの利用	・障害者総合支援法の障害福祉サービスの利用（手帳が必要でない場合もあり） ・補装具費の支給
生活保護の障害者加算	・各手帳の該当する等級の場合の障害者加算がつく
就労支援	・障害者雇用枠の活用可能（p.254 参照）

表 4-Ⅴ-2 ● 身体障害者福祉法に定める身体上の障害がある者

・視覚障害
・聴覚または平衡機能の障害
・音声機能，言語機能またはそしゃく機能の障害
・肢体不自由
・心臓，腎臓または呼吸器の機能の障害
・膀胱，直腸，小腸の機能の障害
・ヒト免疫不全ウイルスによる免疫の機能の障害

＊いずれも一定以上の程度で永続することが要件

表 4-Ⅴ-3 ● 精神障害の程度

1 級：日常生活の用を弁ずることを不能ならしめる程度のもの
2 級：日常生活が著しい制限を受けるか，または日常生活に著しい制限を加えることを必要とする程度のもの
3 級：日常生活もしくは社会生活が制限を受けるか，または日常生活もしくは社会生活に制限を加えることを必要とする程度のもの

事務次官通知）

3）精神障害者保健福祉手帳

　精神障害者保健福祉手帳は，何らかの精神疾患により，長期にわたり日常生活または社会生活への制約がある者を対象に，一定程度の精神障害の状態にあることを認定するものである（**表 4-Ⅴ-3**）。精神障害者の自立と社会参加の促進を図るため，手帳所持者に対してさまざまな支援策が講じられている。ただし，知的

障害があり，精神疾患がない場合は療育手帳のみの対象となる（知的障害と精神疾患両方を有する場合は，両方の手帳を申請可能）。

申請：区市町村の担当窓口

参考：精神障害者保健福祉手帳の障害等級の判定基準について（平成7年9月12日　健医発第1133号　厚生省保健医療局長通知）

（松尾　真裕子）

2　障害福祉サービスと障害者ケアマネージメント

ノーマライゼーションの流れを受けて，2003年より措置制度からの転換が図られ，2006年に「障害者自立支援法」が施行された。その後，「地域社会における共生の実現に向けて，障害福祉サービスの充実等障害者の日常生活および社会生活を総合的に支援する」という基本理念のもと，障害児や難病も対象者にするなどの改正を行い，2013年に「障害者の日常生活及び社会生活を総合的に支援するための法律」（障害者総合支援法）が制定された。この法律に基づき，必要と認められた障害福祉サービスや福祉用具の給付などの支援を受けることができる（図4-Ⅴ-1）。

障害者総合支援法による障害福祉サービス

対象者は，身体障害者，知的障害者，精神障害者，難病患者である。障害者手帳を所持している場合はスムーズに利用申請が可能であるが，所持していない場合でも申請可能である。詳細は，市町村の窓口に確認する必要がある。認定調査（80項目）と医師意見書をもとに，各市町村に設置されている審査会において障害支援区分が判定される。必要とされる支援の区分は6段階となっている。区分によってサービスの内容や量が異なる。

> **利用・相談のポイント**
>
> 障害福祉サービスの申請から導入まで時間を要する（地域差があるが2カ月程度かかることがある）（図4-Ⅴ-2）。また，サービス内容が多岐にわたり，手続きが煩雑であることや利用者にとって聞き慣れない専門用語も多く出てくることから，説明に工夫が必要である。そのため，必要に応じて市区町村の窓口に一緒に申請に行く，もしくは市区町村の担当者に病院に申請手続きのために来院を依頼して一緒に説明を聞くなど，利用者の理解度を確認しながら進めていくことができるとよい。サービス利用に関しては，障害者ケアマネージメントの定義や基本的な考え方を確認し，利用者が安心してサービスを活用できるような支援が求められている。

自立支援給付

介護給付
- 居宅介護（ホームヘルプ）
- 重度訪問介護
- 同行援護
- 行動援護
- 重度障害者等包括支援
- 短期入所（ショートステイ）
- 療養介護
- 生活介護
- 施設入所支援

訓練等給付
- 自立訓練（機能訓練，生活訓練）
- 就労移行支援
- 就労継続支援（A型＝雇用型，B型＝非雇用型）
- 就労定着支援
- 共同生活援助（グループホーム）

自立支援医療
・更生医療　・育成医療　・精神通院医療

補装具　計画相談支援　地域相談支援

地域生活支援事業

〈市町村を中心として実施されるサービス〉
移動支援（外出支援），地域活動支援センター（交流の促進のための通所場所の提供），日常生活用具給付（特殊寝台，ネブライザー，吸引器等の貸与や給付）等

図 4-Ⅴ-1 ◆ 障害者総合支援法による障害福祉サービス

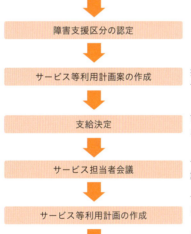

受付・申請	市区町村の窓口に申請
障害支援区分の認定	
サービス等利用計画案の作成	指定特定相談支援事業者等がその人の希望や状況を踏まえて作成
支給決定	市区町村は計画案や勘案すべき事項を踏まえ支給決定
サービス担当者会議	サービス計画の作成を担当する指定特定相談支援事業者はサービス担当者会議を開催
サービス等利用計画の作成	サービス事業者等と連絡調整を行い，実際に利用する「サービス等利用計画」を作成（計画書は本人が作成するセルフプランという形もある）
サービス利用開始	利用料は原則1割負担だが，月ごとの負担上限額が決まっている

図 4-Ⅴ-2 ◆ 障害者総合支援法による障害福祉サービス利用に必要な手続き

◎厚生労働省：http://www.mhlw.go.jp/stf/seisakunitsuite/bunya/shougaihoken/service/naiyo.html

(1) 介護給付
(a) 居宅介護（ホームヘルプサービス）
　ホームヘルパーが居宅（自宅，グループホーム等）を訪問して入浴，排せつおよび食事等の介護，調理，洗濯および掃除等の家事や生活に関する相談と助言，心配事の相談等の日常生活上のケアを行う。
　対象者：障害支援区分1以上の人。
(b) 行動援護
　障害者等が行動する際に生じ得る危険を回避するために必要な援護，外出時における移動中の介護，排せつおよび食事等の介護，その他行動する際に必要な援助を行う。
　対象者：知的障害または精神障害により行動上著しい困難を有する障害者等であって常時介護を要する者で，障害支援区分が区分3以上であり，障害支援区分の認定調査項目のうち行動関連項目（11項目）等の合計点数が8点以上（障害児にあってはこれに相当する心身の状態）である人。
(c) 生活介護
　常に介護を必要とする人に，主に昼間の食事や入浴，排せつなどの介護を行い，創作的活動または生産活動の機会を提供する。
　対象者：以下の①②に該当する人
　①障害支援区分3（障害者支援施設に入所する場合は区分4）以上。
　②50歳以上の場合は障害支援区分2（障害者支援施設に入所する場合は区分3以上）。
(d) 短期入所（ショートステイ）
　居宅で生活している人が生活に疲れる，不安の出現，介護する人の疾病や旅行等，何らかの理由で介護が困難になったとき，障害者支援施設などへの短期間の入所を必要とする障害者等に対して入浴，排せつおよび食事その他の必要な保護を行う。
　対象者：障害支援区分1以上の人。
(2) 訓練等給付
(a) 自立訓練（生活訓練）
　自立した地域生活ができるよう，食事や家事等の日常生活能力を身につけるための支援や日常生活上の相談支援など受けて自立した地域生活ができるように生活能の維持向上のためのサービスのこと。

対象者：生活能力の維持・向上等のため，一定の支援が必要な知的障害者・精神障害者であり，①病院や施設を退院・退所した人または②特別支援学校を卒業した人，継続した通院により症状が安定している人。

(b) 共同生活援助（グループホーム）

　地域で共同生活を営む対象者に対して，共同生活を営むべき住居において日常生活の援助や相談，または対象者のニーズに応じて食事等の介護が提供される。

　対象者：介護の必要のない知的障害者，精神障害者で障害支援区分が1以上であって，就労または自立訓練，就労移行支援などを利用している人。

(c) 就労移行支援（p.254参照）

(d) 就労継続支援（A型・B型）（p.254参照）

(e) 就労定着支援（p.254参照）

(3) 地域生活支援事業

(a) 住宅入居等支援事業

　賃貸契約による一般住宅（公営住宅や民間の賃貸住宅）への入居を希望していても保証人がいないなどの理由で入居が難しい人が，入居に関する調整や家主への相談・助言などのサービスを利用できる。

　対象者：障害者等であって一般住宅への入居を希望していても保証人がいないなどの理由で入居が困難な人。

(b) 地域活動支援センター

　障害者等が創作的活動や生産活動を通して，社会との交流を図るために設置された地域活動支援センターを利用できる。

　対象：就労が困難な身体，知的，精神障害者。

〔平野みぎわ〕

Ⅵ 子育て

1 療育，育児，教育に関する社会資源

1）児童相談所

　児童相談所は，児童福祉法に基づき「子育て」が困難な場合の相談や児童虐待に関する相談などのように，児童（0～18歳未満）に関するあらゆる問題の相談に応じ，援助や指導を児童や保護者に対して行う，都道府県や指定都市が設置している行政機関である。必要に応じ，所内に設置されている一時保護所に一時保護をし，その子ども，家庭に適した支援を検討する。子ども本人の相談にも応じる。相談，一時保護については無料。電話や文書，メールでの相談も実施している。訪問による相談も可能である。子どもをもつ親が自殺企図して救急医療機関へ搬送された場合など，自殺未遂者本人のケアや支援に加えて，子どもの生活を守ることも念頭にケース・マネージメントを実施する必要がある。こうしたケースでは，児童相談所を含めた行政機関に子どもの支援を要請することも選択肢となる。

　相談窓口：住所地管轄の児童相談所
　厚生労働省HP「児童相談所全国共通ダイヤルについて」：http://www.mhlw.go.jp/bunya/koyoukintou/gyakutai/
　厚生労働省HP「平成29年度全国児童相談所一覧」：http://www.mhlw.go.jp/bunya/kodomo/dv30/zisouichiran.html

2）子育て支援センター

　子育て支援センターは，身近な地域で母子保健や児童福祉を担当する機関として，市区町村が設置する機関である。公共施設や保育所，児童館などの地域の身近な場所で，子育て家庭の支援活動の企画，調整，実施を担当する職員を配置し，乳幼児のいる子育て中の親の不安解消，子や親同士の交流を目的に育児相談や遊び場の提供，情報提供などを行っている。取り扱う業務の範囲は，各自治体により違いがあり，個別に確認が必要である。

　相談窓口：各市区町村の窓口

3）ファミリーサポートセンター

　ファミリーサポートセンターは，地域において育児や介護の援助を受けたい人

と行いたい人とがそれぞれ会員となり，育児や介護について助け合う会員組織である。ファミリーサポートセンターが実施する説明会や講習会を受講し，会員登録することが必要である。1時間当たりの利用料金が定められており，援助を受けた人が行った人に支払う。育児の援助として，保育所までの送迎，保育所の開始前や終了後の子どもの預かり，学校の放課後や学童保育終了後の子どもの預かり，学校の夏休み等の子どもの預かり，保護者などの病気や急用などの場合の子どもの預かり，などである。

　相談窓口：各市区町村のファミリーサポートセンター

　厚生労働省HP「子育て援助活動支援事業について」：http://www.mhlw.go.jp/bunya/koyoukintou/ikuji-kaigo01/

4）学校保健・保健室

　学校保健とは，学校において児童生徒などの健康の保持増進を図ること，集団教育としての学校教育活動に必要な健康や安全への配慮を行うこと，自己や他者の健康の保持増進を図ることができるような能力を育成すること，など学校における保健管理と保健教育である。保健室には養護教諭を配置し救急処置や保健指導のほか，身体やこころの相談を行う保健室相談などの業務がある。

5）スクールカウンセラー，メンタルフレンド事業

　スクールカウンセラーとは，児童・生徒への相談や助言，教職員へのコンサルテーション，保護者や関係機関との連携などを業務とした臨床心理に関する専門的な知識・経験を有する者であり，生徒に対して校内で相談対応を行う窓口の一つである。

　メンタルフレンド事業とは，もともと厚生労働省の事業として始められ，ひきこもりや不登校などの児童生徒の家庭などに，児童の兄や姉に相当する年代の大学生などを定期的に派遣するものである。現在では，その実施機関は児童相談所や教育相談センター，大学等研究機関や民間の支援機関など多岐にわたる。

　相談窓口：各学校または市区町村にて確認

　文部科学省HP「スクールカウンセラーについて」：http://www.mext.go.jp/b_menu/shingi/chousa/shotou/066/gaiyou/attach/1369846.htm

6）育児休業制度

　育児休業制度を利用することができるのは，原則として1歳に満たない子を養育する男女労働者である。子は労働者と法律上の親子関係があれば実子，養子を問わない。期間を定めて雇用されているものは，①同一の事業主に引き続き1年

以上雇用されていること，②子が1歳6カ月に達する日までに，労働契約の期間が満了することが明らかでないことに該当すれば育児休業することができる。

厚生労働省HP「育児・介護休業法について」：http://www.mhlw.go.jp/stf/seisakunitsuite/bunya/0000130583.html

> **知っておきたい用語と知識**
>
> 延長保育：保育園などで通常の時間を超過して子を預かるサービスのこと。
>
> 夜間保育：一般的には18～22時までの間，保護者が仕事などの事情で子の保育ができない場合，保護者に代わって保育を行うサービスのこと。
>
> 一時保育：就労や病気，出産，育児疲れなどにより，保護者が子を保育できない場合に一時的に保育園で子を預かるサービスのこと。
>
> 学童保育：日中保護者が家庭にいない学童に対して，放課後などに適切な遊びや生活の場を与えて児童の健全な育成を図る保育事業のこと。

2 医療費，生活費に関する公的制度

1）乳幼児医療費助成

乳幼児が病院・診療所・薬局などで，健康保険証を使って診療や薬剤の支給を受けた際，年齢に応じ，保険診療の自己負担額の全部または一部の助成を受けることができる。都道府県や市区町村によって，利用できる人の範囲，自己負担の金額に差がある。各種医療保険に加入していない乳幼児，生活保護を受けている乳幼児，施設などに措置により入所している乳幼児は対象外であるので注意が必要である。また，入院中の食事療養費，差額ベッド代，薬の容器代，文書料など保険診療の対象とならない費用は対象外である。

申請：市区町村の子育て支援等の担当窓口

2）障害者医療（医療費助成）

健康保険に加入しており，各自治体より受給者証が発行された障害者が，医療機関で，診療を受ける際などの自己負担額の全部または一部について助成を受けることができる。各都道府県や市町村によって，利用できる人の範囲，自己負担の金額に差がある。また本人，扶養義務者の所得制限がある。国の公費負担制度（特定疾病療養受療証，自立支援医療受給者証，特定医療費受給者証など）が利用できる場合はそちらが優先となる。入院中の食事療養費，差額ベッド代，薬の容器代，文書料など保険診療の対象とならない費用は対象外である。

申請：市区町村の障害者福祉などの担当窓口

3）ひとり親家庭等医療費助成

母子・父子家庭などひとり親家庭の父母および児童，父母がいない児童が，医療保険により医療機関で診療を受ける際，医療費の自己負担金額の全部または一部について助成を受けることができる。市区町村によって利用できる範囲や自己負担金額に差がある。

申請：市区町村の子育て支援等の担当窓口

4）未熟児養育医療給付

発育が未熟なまま生まれた乳児（出生体重 2,000 g 以下）の入院医療費の自己負担分について一部助成を受けることができる（世帯の所得に応じて自己負担金が生じる）。指定された養育医療機関で医療費助成を受けることができる。

申請：市区町村の担当窓口

5）出産育児一時金

国民健康保険，または健康保険に加入している者，健康保険に加入している者の扶養家族が妊娠 4 カ月（85 日）以上で出産した際，1 児当たり 42 万円が支給される。ただし，産科医療保障制度に加入していない医療機関などで出産した場合や在胎週数 22 週未満の場合は 40 万 4 千円が支給される。出産日翌日から 2 年以内に請求すれば受け取りが可能である。死産や流産の場合でも受け取ることができる。

申請：健康保険の各保険者の窓口

厚生労働省 HP「出産育児一時金の支給額・支払方法について」：http://www.mhlw.go.jp/stf/seisakunitsuite/bunya/kenkou_iryou/iryouhoken/shussan/index.html

6）出産手当金（健康保険組合，共済組合など）

健康保険の被保険者が出産のために仕事を休み，その間，給与の支払いを受けなかった場合，出産日以前 42 日から出産翌日以後 56 日目までの範囲内で，仕事を休んだ期間を対象に支給される。

申請：健康保険の各保険者

全国健康保険協会 HP「出産で会社を休んだとき」：https://www.kyoukaikenpo.or.jp/g3/cat315/sb3090/r148

7）児童扶養手当

　父母の離婚などで父または母と生計が同じではない子どもを養育する家庭を対象とした手当である。一人で児童を養育している父母やそのほかの養育者が受け取ることができる。

　申請：市区町村の児童福祉担当課

　厚生労働省 HP「児童扶養手当について」：http://www.mhlw.go.jp/bunya/kodomo/osirase/100526-1.html

8）特別児童扶養手当

　20歳未満で，法令により定められた程度の障害の状態（身体障害者手帳1〜3級，療育手帳の最重度・重度または同程度の精神障害，あるいは同程度の状態）にある児童を家庭で養育している者が受け取る手当のこと。児童がその障害を理由とする年金を受給しているときや，児童が施設入所しているときなどは受け取れない。

　申請：市区町村の窓口

　厚生労働省 HP「特別児童扶養手当について」：http://www.mhlw.go.jp/bunya/shougaihoken/jidou/huyou.html

9）母子父子寡婦福祉資金貸付

　20歳未満の児童を扶養している母子家庭の母，父子家庭の父，寡婦などの経済的自立と生活意欲の助長を図り，併せて児童福祉の促進を目的とし，就学資金をはじめとして12種類の資金からなる貸付制度である。

　申請：市区町村の窓口

　内閣府男女共同参画局 HP「母子父子寡婦福祉資金貸付金制度」：http://www.gender.go.jp/policy/no_violence/e-vaw/law/23.html

10）障害児福祉手当

　20歳未満で法令により定められた程度（障害児福祉手当の障害認定基準）の障害の状態にあり，日常的に介護を必要とする児童が受け取る手当のこと。児童を扶養する者の所得制限がある。

　申請：市区町村の担当窓口

　厚生労働省 HP「障害児福祉手当について」：http://www.mhlw.go.jp/bunya/shougaihoken/jidou/hukushi.html

11) 重度心身障害児・者介護手当

重度心身障害児（者）を介護している人が受け取る手当のこと。市区町村により金額は異なる。

申請：市区町村の障害福祉等の担当課

12) 心身障害者扶養共済制度

心身障害者（知的障害者，身体障害者，精神または身体に永続的な障害を有する人）の扶養者が，毎月一定の掛け金を払い，扶養者が亡くなったり重度の障害者になった場合などに，被扶養者である心身障害者へ一定の金額の年金を終身で支給し，扶養者が亡くなった後の心身障害者の生活の安定を図る制度である。対象者一人に対して加入できる保護者は一人まで，65歳未満でかつ特別な疾病または障害を有しないことなどの加入条件がある。

申請：市区町村の障害福祉等の担当課

独立行政法人福祉医療機構 HP「心身障害者扶養保険事業」：http://www.wam.go.jp/hp/guide-fuyou-outline-tabid-245

13) 生活福祉資金貸付制度

金融機関や公的貸付制度からの借り入れが困難な世帯に対する貸付制度で，その世帯の生活の安定と経済的自立を図ることを目的にしている。低所得者や身体障害者手帳，療育手帳，精神障害者保健福祉手帳の交付を受けているものが属する世帯，65歳以上の高齢者の属する世帯が対象となる。具体的な利用目的がある場合に該当の資金種類の貸付を受けることができる。利用にはさまざまな条件があるため，管轄の市区町村社会福祉協議会に問い合わせが必要である。

申請：居住地の市区町村社会福祉協議会

厚生労働省 HP「生活福祉資金貸付制度」：http://www.mhlw.go.jp/stf/seisakunitsuite/bunya/hukushi_kaigo/seikatsuhogo/seikatsu-fukushi-shikin1/index.html

〔下田　重朗〕

column 20

児童の自殺未遂に際して

　児童の自殺は，生涯にわたる成長可能性が奪われる重大な出来事である。加えて，家族や友人，学校関係者などその児童を取り巻く社会に大きな影響を残す。そのため，児童の自殺未遂に際しては，救命された後に，さまざまな社会資源の導入を検討する必要がある。自殺未遂の直前に，学業成績，進学・就職，友人関係や恋愛などの悩みを抱えていたとしても，丁寧に精神医学的な診断を含めたアセスメントを行い，児童の成長を支えることができる社会資源を考える。

　児童の自殺では，入院初期における家族，とくに親への介入が重要である。支援者は，わが子が自殺行為をしたことを認めたくないという親の思いに十分配慮してかかわることが求められる。そして親子関係や家庭環境などへの介入に際しては，それらを問題としてではなく，その家族が地域から孤立していると考え，孤立を和らげられるように社会資源の導入を検討することが望ましい。以下に，関連する社会資源と利用する際のポイントを整理した。

1. 医療機関

　自殺未遂後，身体加療が一段落して救急医療機関からの退院を検討する段階で，自殺念慮，精神病症状，衝動性が治まっていない場合は，再企図の危険性が高いと判断して精神科病棟への入院を検討する。児童思春期病棟よりも急性期病棟のほうが適切な治療環境となることもあり，事前に個別の病棟の特性を把握しておく。未成年の入院形態は医療保護入院となることが多く，原則，両親の同意が望ましい。転院の際には両親が付き添えるよう調整を行う。家族に入院の必要性や精神保健福祉法による入院の説明をしていても，転入院直前となって家族が入院を拒否する場合も少なくない。事前に紹介先の病院のソーシャルワーカーと対応を検討しておく。

　自宅退院が可能な場合には，原則的にかかりつけの精神科医療機関に通院を再開することになる。かかりつけ医がいない場合は，保健所などから情報を得て，地域の児童思春期を専門とする精神科医への紹介を検討する。家族が通院している精神科に子どもも一緒に診てもらいたいと家族から要望があるときは，その精神科医に事情を説明し，家族に精神科医との相談を促す。児童の自殺企図はその前後でしばしば自殺念慮・精神症状が明瞭でないこともある。また，自殺の経緯を覚えていないことも少なくない。一方，退院後経過を見守るなかで，「あのときは言えなかったけれど死にたかった」と初めて自殺念慮を語ることもある。

2. 学校・保健室

　学校との連携を図る際には，必ず児童および家族の同意を得る。また，その児童や家族が自殺企図の原因を学校や先生のせいと考えていることもあるので，情報共有のタイミングには注意が必要である。学校側の児童や家族への認識，教員の役割などを聴取しながら学校がどの程度の役割を担えるかをアセスメントして

児童の自殺未遂に際して

おくことが必要である。連携の際には学校側の窓口を誰にするかも決めてもらう。

児童の成長にとって学校は重要な役割を果たす。しかし一部の児童では，学校という枠組みにどうしても合わせられないこともある。その児童が何を大事（早く日常生活に戻ること，生活リズムを整えること，学業に遅れないこと，友達と会えること，クラス・部活に所属することなど）に学校に行きたいかをアセスメントする。学校がその児童に必要な役割を担えなくなっているときは，対応を再検討するタイミングである。学校に戻る際には，保健室登校になることもあるので，養護教諭と情報共有することも必要である。また，学校側がその児童の不調に気づいたときに，誰に連絡するかも相談しておく。

3. スクールカウンセラー，スクールソーシャルワーカー

スクールカウンセラーやスクールソーシャルワーカーは，学校やその校区ごとに派遣されており，多くは週1回程度の勤務であることが多い。彼らは学校組織のなかで対応でき，教員へのサポート役にもなり得るため，連携の際には情報共有を行い，介入のポイントとその方法，役割分担を検討する。

スクールカウンセラーは，児童個人への心理的なケアや居場所を提供する。とくに児童が学校内での問題（友人関係や部活，学業など）を抱えているときには，教員と連携しながら対応にあたることが可能である。

スクールソーシャルワーカーは，児童を取り巻く関係者・関係機関のつなぎ役であり，周囲の環境に働きかけることで児童とその家族を支える。とくにこれまで家族との良好な関係を築いてきた場合には，自殺企図で明らかになった問題の情報共有を行い，対応を彼らに引き継ぐこともある。

4. 児童相談所

自殺企図の経緯に，児童虐待の関与が疑われた場合（例えば，家族の精神的な不調で児童の衛生管理や食事が困難になっている，家族が内服している向精神薬で児童が自殺を図ったなど），チームで虐待通告を検討する。通告は誰が行い，その後の窓口を誰が担当するのかをチーム内で決めておく。家族には子育てや家族の生活を支援するために児童相談所などに介入してもらうことを伝える。家族が入院中である，あるいは，頼れる親戚がいないなどの理由で，児童が自宅へ退院できない場合にも，一時保護を検討してもらう。

5. 児童のSOS

児童が夜間帯や緊急に思いを伝えたい場合に，SOSを出せる手段として，「24時間子供SOSダイヤル」（文部科学省），民間のNPO法人，社団法人等が運営する相談先などを本人に伝える。誰かに許可をとらなくても，自分の思いを話してよいこと，聞いてくれる場所があることを知ってもらうのが大事である。家族に対しても，無理に相談内容を聞きだすより，児童が自分の思いを言えるかどうか，その見守りが大切であることを理解してもらう。

〔丹羽　篤〕

VII 高齢者

1 介護保険制度

　介護保険制度は高齢化の進展に伴い，介護を必要とする高齢者の増加や介護期の長期化など介護に対するニーズが増える一方，核家族化の進行，介護する家族の高齢化など介護を支えてきた家族をめぐる状況の変化を背景に，高齢者の介護を社会全体で支え合う仕組みとして創設された社会制度である。

　介護保険の加入者は，年齢により第1号被保険者（65歳以上の人）と第2号被保険者（40〜64歳で医療保険に加入している人）に区分されている。第1号被保険者は原因を問わず要介護（要支援）認定を受けたときに介護保険サービスが利用できる。第2号被保険者は加齢による病気（特定疾病）が原因で要介護（要支援）認定を受けた場合にサービスを利用できる。介護申請から給付までの流れを**表4-Ⅶ-1**に示した。

　介護保険で利用できるサービス（介護保険サービス）には，在宅介護の人が利用する「居宅介護サービス」（**表4-Ⅶ-2**）と施設に入居して利用する「施設介護サービス」（**表4-Ⅶ-3**）がある。居宅介護事業所とは，要介護1〜5の認定を受けた人が最適な介護サービスを受けることができるようサポートするケアマネージャーが所属する場所であり，要介護認定申請などの申請代行，介護サービス計画（ケアプラン）作成，サービス利用の連絡調整，介護保険制度に関する相談を行っている。また，住み慣れた地域で安心して暮らせるよう市区町村の指定・監

表4-Ⅶ-1 ● 介護申請から給付までの流れ

①要介護認定の申請 ↓	・介護保険証を添えて居住地の市区町村担当窓口で申請 ・市区町村の調査員による訪問調査
②認定調査 ↓	・主治医による，「主治医意見書」の提出
③審査判定 ↓	・一次判定（コンピューター判定），二次判定（介護認定審査会）により，介護の必要性（要介護状態区分）が判定される
④認　定 ↓	・市区町村より判定内容が通知される。認定は，要支援1・2，要介護1〜5までの7段階および非該当に分けられる
⑤介護サービス計画作成 ↓	・ケアマネージャーに介護サービス計画作成を依頼する（要支援の場合は地域包括支援センター，要介護の場合は居宅介護事業所へ依頼）
⑥介護サービス利用開始	・介護サービス計画に基づいたさまざまなサービスが利用できる

表 4-Ⅶ-2 ● 居宅介護サービス

訪問サービス	訪問介護（ホームヘルプ）・訪問看護・訪問入浴介護・訪問リハビリテーション・居宅療養管理指導
通所サービス	通所介護（デイサービス）・通所リハビリテーション（デイケア）
短期入所サービス	短期入所生活介護・短期入所療養介護
環境整備サービス	福祉用具貸与・特定福祉用具販売・住宅改修

表 4-Ⅶ-3 ● 施設介護サービス

介護保険施設	介護老人保健施設（老健）	在宅復帰を目指す施設（対象：要介護1以上）
	介護老人福祉施設（特養）	日常生活に常時介護が必要で自宅では介護が困難な人が入所できる（対象：要介護3以上）
	介護療養型医療施設	長期の療養ができる病床（対象：要介護1以上）
その他の施設	サービス付き高齢者向け住宅・有料老人ホーム・軽費老人ホーム	

表 4-Ⅶ-4 ● 地域密着型サービス

夜間対応型訪問介護，地域密着型特定施設入居者生活介護，看護小規模多機能型居宅介護，地域密着型通所介護（デイサービス），認知症対応型通所介護，地域密着型介護老人福祉施設入所者生活介護，定期巡回・随時対応型訪問介護看護，認知症対応型共同生活介護（グループホーム），小規模多機能型居宅介護

督により提供される地域密着型サービス（**表 4-Ⅶ-4**）がある。介護保険サービスを利用した場合の利用負担は，介護サービスにかかった費用の1割である。ただし，一定以上の所得がある場合は2割となる。

ケアマネージャーとは，介護認定を受けた要介護者やその家族からの相談に応じ，利用者の希望を聴いたうえで適切な介護保険サービスが受けられるようにケアプラン（サービス計画）を作成し，関係機関との連絡調整を行う専門職である。

申請窓口：居住地の市区町村担当窓口

厚生労働省HP「介護保険制度の概要」：http://www.mhlw.go.jp/stf/seisakunitsuite/bunya/hukushi_kaigo/kaigo_koureisha/gaiyo/index.html

> **利用・相談のポイント**
>
> 介護認定調査時に対象者一人での対応が難しいと考えられるときは，家族やかかわっている支援者に同席を促し，対象者の状況をより詳しく調査員に伝えられるとよい。認定結果が出たら，自宅に近い居宅介護事業所のケアマネージャーに依頼すると地域資源を詳しく説明してくれるなどするので安心できる。

介護保険制度は，制度見直しが頻繁に行われることや，サービス内容も多岐にわたるため，対象者や家族に説明する際は，自治体で提供している冊子などを活用するとわかりやすい。例えば，自宅にこもりがちな対象者が他人と接する機会となるデイサービスなどの利用は，家族にとっても介護から離れて休息がとれるというメリットがあるが，周囲が必要性を感じていても対象者が受け入れられないことがよくある。サービス利用に対して拒否が強い場合は，医師の指示のもとで入る訪問看護などの医療系サービスであれば受け入れられることが多いため，そこを足がかりにし，在宅介護を見守っていくという方法もあろう。

　施設サービスについては，介護が中心なのか，また，医療上のケアがどの程度必要なのかなどにより，利用する施設を選ぶことになる。サービス内容や目的，費用，入居条件，生活スタイルや雰囲気なども施設によってさまざまであるため，施設見学や体験入居等のシステムがあれば試してみることを勧めるとよい。

2　地域包括支援センター

　高齢者の暮らしを地域でサポートするための拠点として，介護だけではなく，福祉，健康，医療などさまざまな分野から総合的に高齢者とその家族を支える機関である。各地域のセンターには，主任介護支援専門員，保健師，社会福祉士が配置されており，地域に暮らす人たちの介護予防や日々の暮らしをさまざまな側面からサポートすることを主な役割としている。主な業務としては，生活・介護などの総合相談，介護予防サービス計画作成（要支援1・2の認定を受けている人）やサービス利用に関する相談，高齢者虐待や権利擁護・介護・生活・金銭管理などの相談がある。

> **利用・相談のポイント**
> 　介護の必要性を感じたときには，まずは地域包括支援センターに相談することが第一歩である。老老介護や認認介護など幅広く介護にまつわる諸問題について対応している。本人はもちろん，家族や地域住民の相談を受け付けており，必要に応じ適切な機関と連携して対応している。ケース・マネージャーは，介護問題で悩んでいる自殺企図者やその家族には積極的に利用を促したい。

3　成年後見制度

　認知症，知的障害，精神障害などにより，判断能力が十分ではない者が，悪徳

商法の被害にあったり，相続，売買，介護サービスの契約などの法律問題に直面したりしたときに，不利益を被らないように諸権利を守るとともに，対象者が自分らしい生活を続けていくことができるように援助することを目的としている（詳細は p.206 を参照）。

> **利用・相談のポイント**　判断能力が十分ではない高齢者が，権利擁護の手段として成年後見制度を活用することは非常に重要である。

4　老齢年金

　老後の生活を送るにあたって生活費の大きな支えとなるのが老齢年金であり，原則 65 歳から受給できる。老齢年金受給にあたって重要なのが，どの年金制度に加入していたかである。現在，わが国には国民年金と厚生年金の 2 つの制度があるが，加入している年金制度の種類や加入期間，報酬額などによって受け取れる年金額は異なる。

　年金は請求しなければ受け取ることはできないため，それぞれの窓口に年金請求書，年金手帳，戸籍謄本，年金を受け取る金融機関の通帳などを提出する必要がある。請求者の状況によって必要書類が異なるため，詳しくは下記の各申請窓口へ問い合わせて対応する。

申請窓口：
老齢基礎年金→市区町村の国民年金担当課
老齢厚生年金→年金事務所
日本年金機構 HP「年金の受給（老齢年金）」：http://www.nenkin.go.jp/service/jukyu/roureinenkin/jukyu-yoken/20150401-01.html

> **利用・相談のポイント**　65 歳になる前から受給したい人のために「繰上げ」，65 歳からの支給を遅らせて額を増やしたい人のための「繰下げ」の制度がある。また，障害年金を受け取っている人は，老齢年金を受け取る年齢になったら金額の多いほうを選んで受け取ることができる。

（岩木　敦子）

認知症高齢者の自殺

　日本における自殺者数は，1998年以降14年連続して3万人を超える状況が続いていたが，2012年以降は減少傾向に転じ，2016年には2万2千人を下回った。年齢階級別にみると，40歳代が3,739人で全体の17.1％を占め，次いで50歳代（3,631人，16.6％），60歳代（3,626人，16.6％），70歳代（2,983人，13.6％）の順となり，初老期から老年期に自殺者数が多い（警察庁自殺統計原票データより厚生労働省が作成した資料より）。心理学的剖検による検討では，高齢者の自殺はうつ病を含む気分障害との関連性が高いことが指摘されているが，上記の自殺者のなかで認知症の人がどれぐらいの割合を占めているかは不明である。

　従来，認知症の人は，遂行機能などの認知機能障害のために自殺は少ないとされてきた。しかし，デンマークの50歳以上約250万人を対象としたコホート研究の結果では，自殺既遂者5,699名中認知症者数は136名であり，生存分析により算出された既遂の相対リスクは，とくに若年（50～69歳）の認知症者において一般人口の8～10倍高いことが判明した[1]。日本では，伊藤ら[2]が，精神科病院に入院したアルツハイマー病の人409例中13例（3.7％）に自殺企図が認められ，手段は縊首がもっとも多く，全例に抑うつ，心気，不安・焦燥，妄想などの行動・心理症状（behavioral and psychological symptoms of dementia；BPSD）が認められたことを報告した。また，Koyamaら[3]は，外来通院の認知症者634名中64名（10.1％）に希死念慮を認め，希死念慮が認められた群は認められなかった群に比べ，妄想，興奮，不安，抑うつなどのBPSDがより重度であったことを報告している。

　認知症における自殺のリスク要因に関するこれまでの報告をまとめると，①認知症と診断されてから3～6カ月以内，②病期が早期，軽度認知障害，洞察の保持，③若年，④うつ病や他の精神疾患の合併，⑤自殺企図の既往，などがあげられる[1,4～6]。認知症に関連する脳の病理変化と自殺との関連性については，60歳以上の既遂者28例と対照56例を比較したところ，アルツハイマー病の特徴的病理変化の一つである神経原線維変化の出現頻度が既遂者の人が有意に高かったという報告がある[7]。一方，2017年の第36回日本認知症学会学術集会において吉田らにより報告された連続法医解剖1,614例の検討では，神経原線維変化と自殺との関連性は認められず，自殺と認知症脳病理との関連性については一致した見解が得られているとはいえない。

　認知症における自殺の実態はいまだ不明な点が多いが，レビー小体型認知症に関する多施設共同観察研究（レビー小体型認知症患者の抑うつ症状および自損行動に関する調査研究）がこれから開始される予定であり，認知症における自殺の病態解明およびその防止などに関する今後の成果が期待される。

column 21　認知症高齢者の自殺

1) Erlangsen A, et al：Hospital-diagnosed dementia and suicide：a longitudinal study using prospective, nationwide register data. Am J Geriatr Psychiatry, 16：220-228, 2008.
2) 伊藤敬雄, 他：アルツハイマー型痴呆の自殺企図例についての検討. 臨床精神医学 27：1455-1462, 1998.
3) Koyama A, et al：Suicidal ideation and related factors among dementia patients. J Affect Disord, 178：66-70, 2015.
4) Haw C, et al：Dementia and suicidal behavior：a review of the literature. Int Psychogeriatr, 21：440-453, 2009.
5) Draper BM：Suicidal behavior and assisted suicide in dementia. Int Psychogeriatr, 27：1601-1611, 2015.
6) Serafini G, et al：Suicide risk in alzheimer's disease：A systematic review. Curr Alzheimer Res, 13：1083-1099, 2016.
7) Rubio A, et al：Suicide and Alzheimer's pathology in the elderly：A case-control study. Biol Psychiatry, 49：137-145, 2001.

（新井　哲明）

VIII 女性

1 配偶者暴力相談支援センター

　わが国では，配偶者からの暴力にかかわる通報，相談，保護，自立支援等の体制を整備し，配偶者からの暴力の防止および被害者の保護を図ることを目的とし，「配偶者からの暴力の防止及び被害者の保護等に関する法律」（DV防止法）が定められている。配偶者とは男性女性を問わない。離婚や事実婚を解消した後も継続されている暴力，生活を共にしている交際相手，その交際相手との関係を解消した後も継続されている暴力も含む。暴力とは，身体的なものだけではなく，精神的なもの，性的なものも含む。医師など医療関係者は，被害者を発見した場合は，被害者本人の意思を尊重したうえで，配偶者暴力相談支援センター，警察に通報できる。しかし，対象者が，通報を拒む場合も少なくない。その際は，専門相談機関への相談を勧める。その後の生活全般にかかる支援が必要なため，医療機関と専門相談機関との連携が重要である。

　配偶者暴力相談支援センターは，暴力に悩む被害者からのさまざまな相談に対応する窓口で，都道府県の婦人相談所や市町村の女性センター，福祉事務所がその役割を担っている。ここでは，被害者相談のほか，カウンセリング，被害者と同伴する子どもなどの安全の確保や一時保護，住宅の確保，就業の促進などに関する支援・相談に応じている。

　内閣府男女共同参画局HP「配偶者暴力相談支援センター」：http://www.gender.go.jp/policy/no_violence/e-vaw/soudankikan/01.html

　配偶者暴力相談支援センターの機能を果たす施設一覧：http://www.gender.go.jp/policy/no_violence/e-vaw/soudankikan/pdf/center.pdf

利用・相談のポイント

　配偶者からの暴力に悩み自殺企図し，救命救急センターに搬送される患者がいる。このような人たちは，身体的にも精神的にも配偶者に支配されている。離れたい思いと離れたくても離れられないという思いの間を行き来する患者の心の揺れに，支援者は根気よく寄り添う必要がある。また，専門的なカウンセリングが必要なケースもあるため，医療機関と配偶者暴力相談支援センターなどとの連携が重要である。

2 婦人相談所

配偶者暴力相談支援センターの機能を担う施設の一つである。売春を行うおそれのある女性の保護も行う行政機関である。各都道府県に1つ以上設置されている。婦人相談員が配偶者からの暴力や離婚，経済問題などに悩む女性からのさまざまな相談に応じている。また必要に応じて，被害者を一時保護し，加害者からの安全を確保する。一時保護については無料である。一時保護中でも，婦人相談員が付き添って，医療機関へ通院することができる。

> **利用・相談のポイント**
>
> 一時保護は，携帯電話の使用や外出などが制限されている。そのため一時保護を躊躇する人もいるが，被害者自身の安全確保のためであるということを十分に説明し，理解してもらうことが重要である。また同伴の子どもは，性別や年齢によって，乳児院や児童養護施設など別の施設へ一時保護される場合がある。

3 女性センター

都道府県，市町村などが自主的に設置している女性のための相談機関で，男女共同参画センター，男女平等推進センターという名称のところもある。暴力に悩む女性からの相談のほか，夫婦関係・子どものこと，家庭のことなど，女性のあらゆる相談に専門の相談員が応じており，専門の電話相談や予約による面接相談を行っている。休日・夜間にも電話相談ができる施設や弁護士による法律相談や精神科医による精神保健相談などを実施している施設もある。

> **利用・相談のポイント**
>
> 女性センターの場合，一時保護については，都道府県の婦人相談所などと連携し，相談者へ情報提供している。
>
> 暴力を受けている人は，日常生活の行動すべてを監視されている場合があり，専門相談機関へ自ら出向いて相談に行くことができないケースもある。その場合は，専門相談機関から医療機関へ出向いて相談してもらうような手配も必要である。また，民間の団体によって運営されているシェルターもあるが，所在地は非公開である。配偶者暴力相談支援センターなどから情報提供してもらえる場合もある。

4　婦人保護施設

　婦人相談所での一時保護ののち，次の安全な生活拠点を確保するまでの間，入所できる施設である。入所しながら，専門の指導員から，自立に向けたさまざまな相談・支援を受けることができる。安全確保のため所在地は非公開となっている。個人の携帯電話は施設で預かるが，代わりに施設の携帯が提供されるところもある。外出は，行き先の申告や門限があるが，概ね自由である。費用は，無料である。所持金がない場合は，被服や日用品も支給される。

> **利用・相談の　ポイント**
> 　日常生活が自立していない人，自殺念慮があり自殺企図のリスクが高い人の入所は難しい。リスクが高い場合は，入院などが優先され，精神的に落ち着いたら，一時保護を経て，入所となる。

5　母子生活支援施設

　配偶者のいない女性とその子ども（18歳未満）が共に入所し，自立のための生活支援を受ける施設である。保育サービスを行っている施設もある。母子支援員，少年指導員，保育士などが，母子の家庭生活や稼動の状況に応じ，就労，家庭生活，子どもの教育，保育に関する相談や支援に応じている。独立した居室で家事・育児を行うことができ，ここから母親は職場に通ったり，子どもは学校に通ったりする。食事の提供はない。施設によって，また所得によって，光熱水費などの利用料を支払う必要がある。また施設を退所した後も支援・相談を受けることができる。

> **利用・相談の　ポイント**
> 　県内に数カ所しかない地域もある。居住地の市町村の福祉事務所を通じ，実際に入所を検討している母子生活支援施設を設置している市町村の福祉事務所に相談が必要となるため，入所までかなりの時間を要する。

（近藤　昭恵）

妊産婦・産褥期の自殺

1990年台後半に英国で行われた調査によると,出産関連死の実に28%が自殺であった[1]。自殺に至る症例は必ずといっていいほど希死念慮を抱いていることが多いことから,近年発表された系統的レビューでは,妊産婦の希死念慮について検討している。その結果,妊産婦が希死念慮を抱く割合は,一般人口のそれよりも高いこと,さらに,希死念慮を抱くリスクファクターとしては,パートナーからの暴力(intimate partner violence;IPV)があること,教育歴が12年未満であること,そしてうつ病に罹患していることが明らかとなった[2]。うつ病合併妊婦は,うつ病と妊娠が合併するという時点で,自殺のリスクが高いことを念頭に置く必要がある。さらにパートナーとの関係や教育歴にも留意することが重要である。

これまで,わが国での周産期の自殺についての統計は明らかではなかったが,2016年に,2005〜2014年の10年間に東京都23区内で認められた妊産婦の異常死の統計が発表された(過去10年間の東京都23区妊産褥婦の異状死調査)。10年間での妊産婦の異状死は89例であったが,そのうち,自殺は63例であり,異状死の7割を占めていた。自殺率は出生10万当たり8.7であり,英国(出生10万当たり2.3)やノルウェー(出生10万当たり3.7)に比べて突出していた。63名のうち,23名は妊娠中の自殺であり,そのうち35%(8名)がうつ病と診断されていた。40名は産褥期に自殺しており,そのうち10%(4名)がうつ病と診断され,33%(13名)は産後うつと診断されていた。妊娠中の自殺のピークは妊娠後2カ月であり,産後の自殺のピークは産後3〜4カ月であった。

この統計だけでは,周産期にうつ病を合併することが自殺率をあげるかどうかは明らかではない。しかし,周産期のうつ病の診療に携わる際には,通常のうつ病の診療と同様に,自殺があり得ることを念頭に置くことが重要である。とくに産後の自殺は産後3〜4カ月にピークがきていることを考えると,産後うつの症例は半年はフォローすることが自殺予防につながる可能性があることが考えられる。また,周産期の自殺は致死的な方法をとる傾向にあることに注意が必要である。通常,自殺企図の手段には性差があり,女性の自殺は致死率が高くない過量服薬によるものが多いと報告されている[3]。しかし,Oates[1]は英国での1997〜1999年において周産期に自殺既遂に至った28例を検討した結果,過量服薬による既遂はわずか3例にとどまり,残りの86%が縊首や飛び降りなど,「暴力的な」方法を選んでいたと報告している。そして,既遂例のうち4分の1は適切なケアがなされていなければ自殺が回避できたかもしれないとも報告している。

周産期の自殺が周囲にもたらす影響は計りしれない。周産期においては常に自殺のリスクを念頭に置きながら妊産婦にかかわっていくことが重要である。

妊産婦・産褥期の自殺

1) Oates M：Perinatal psychiatric disorders；A leading cause of maternal morbidity and mortality. Br Med Bull, 67：219-229, 2003.
2) Gelaye B, et al：Suicidal ideation in pregnancy；An epidemiologic review. Arch Womens Ment Health, 19：741-751, 2016.
3) Hawton K, et al：Suicide in Oxford University students, 1976-1990. Br J Psychiatry, 166：44-50, 1995.

（根本　清貴）

IX 性の多様性

　性嗜好に関するレズビアン（lesbian）やゲイ（gay），バイセクシュアル（bisexual）と，性自認に関するトランスジェンダー（Transgender）を総称してLGBTと呼び，最近ではセクシュアルマイノリティの代わりに用いられることが多い。

　近年，LGBT当事者の存在や活動が新聞やメディアなどで多く報道されるようになり，社会の認識も少しずつ変化を遂げ，「性の多様性」を受け入れ支援する動きがみられるようになった。しかし，いまだ偏見や差別，いじめに苦しみ，性の悩みが根底にあるがゆえに家族や仕事，恋愛などの悩みを相談できず，生きにくさから孤立感を抱き，自殺を考える当事者は少なくない。一方，インターネットやSNSの普及により情報が氾濫しているがゆえに，誤った情報に翻弄されている当事者も存在する。支援者は正しい知識を身につけ，当事者に正しい情報を伝えるとともに，抱えている苦悩が少しでも軽減され自分らしい生活を送ることができるように個別性の高い支援が望まれる。

1 利用可能な社会資源

1）自助グループ

　LGBT当事者であれば誰でも参加可能なオープンな会から，参加者をある程度限定したクローズな会など多種多様な自助グループが存在している。「悩んでいるのは自分だけではない」という孤立感から解放され，他者の経験談は今後の生き方をみつけるヒントとなる情報が得られる場でもある。自助グループに関する情報は，インターネット上かジェンダークリニックを有する医療機関で得ることができる。

2）NPO

　関西GICネットワークは，性別違和に対する診療を行っている医師が集結したNPO法人である。ガイドラインに準じた身体治療判定会議や医療従事者養成講座を通した専門職養成，市民フォーラムを通した啓発活動を行っている。

　当事者が設立したNPO法人は，当事者への居場所提供や相談支援，講演会や教育用教材の作成を通した啓発活動などを行っている。

　関西GICネットワークHP：http://www.kgn.or.jp/

3）養護教諭，スクールカウンセラー，スクールソーシャルワーカーなど

 児童生徒の場合，制服やトイレ，更衣，水泳の授業，宿泊学習など学校生活上の悩みを生じやすい。2010年以降，文部科学省は教職員に対して，性嗜好や性自認にかかわる児童生徒がいる場合，その心情などに十分配慮し，きめ細かな対応を実施するよう通知している。本人や家族の同意を得たうえで，養護教諭やスクールカウンセラー，スクールソーシャルワーカーなどと連携し，本人の意向を確認しながら可能な範囲で悩みが軽減されるよう一緒に検討していくことが大切である。

4）性同一性障害医療（精神科，婦人科，泌尿器科，形成外科）

 米国精神医学会（American Psychiatric Association；APA）は，2013年にDSM-5（精神疾患の診断・統計マニュアル，第5版）を刊行した。これまで使用されてきた性同一性障害（Gender Identity Disorder；GID）という疾患名は，性別違和（Gender Dysphoria；GD）となり，診断基準も変更された。

 わが国における性別違和に対する標準治療は，日本精神神経学会のホームページ上に公開されている『性同一性障害に関する診断と治療のガイドライン（第4版一部改訂）』に示されている。診断およびホルモン療法，乳房切除術，性別適合手術を包括的に提供できる医療機関は少なく，初診までに数カ月を要することもある。また，医療機関が偏在しているため，遠方から長時間かけて通院している当事者も少なくない。認定医については，GID（性同一性障害）学会のホームページで公開されている。

 GID（性同一性障害）学会 HP：http://www.okayama-u.ac.jp/user/jsgid/

2　関連する公的制度

1）戸籍の性別変更

 「性同一性障害者の性別の取扱いの特例に関する法律」（特例法，2003年7月成立，2004年7月施行）により，戸籍の性別の取り扱いの変更の審判が可能となった。戸籍の性別変更に際しては，性別の取り扱いの変更を求める本人が，居住地を管轄する家庭裁判所に申し立てを行う。詳細な手続き方法については，裁判所ホームページに公開されている。

 裁判所（性別の取り扱いの変更）HP：http://www.courts.go.jp/saiban/syurui_kazi/kazi_06_23/index.html

表 4-Ⅸ-1 ● 同性パートナーシップ制度を導入している自治体例

東京都渋谷区（渋谷区男女平等及び多様性を尊重する社会を推進する条例）
東京都世田谷区（世田谷区パートナーシップの宣誓の取扱いに関する要綱）
三重県伊賀市（伊賀市パートナーシップの宣誓の取扱いに関する要綱）
兵庫県宝塚市（宝塚市パートナーシップの宣誓の取扱いに関する要綱）
沖縄県那覇市（那覇市パートナーシップ登録の取扱いに関する要綱）
札幌市（札幌市パートナーシップの宣誓の取扱いに関する要綱）

2）同性パートナーシップ制度

わが国において同性婚は認められないが，LGBT の理解促進，性の多様性，人権の尊重の理念から同性パートナーシップ制度を導入している自治体がある（**表 4-Ⅸ-1**）。

（山田妃沙子）

column 23

性的指向・性自認と自殺

　セクシュアルマイノリティという言葉は「性的少数者」と訳され，かつて使用されていた時期があった。しかし，性の領域において「少数者」という言葉はそもそも根拠にかけ，差別的意味合いが否めず，現在ほとんど用いられることがなくなった。

　また，精神医学用語であったホモセクシュアル（homosexual）という言葉に代わり，レズビアン（lesbian），ゲイ（gay）が用いられるようになり，性転換症や性同一性障害という言葉も，脱精神病理化のなかでトランスジェンダー（transgender）が用いられるようになった。これらの言葉にバイセクシュアル（bisexual）を加え，それぞれの頭文字によって作られたLGBT（lesbian, gay, bisexual, transgender）が用いられるようになり，最近では性的指向（sexual orientation）と性自認（gender identity）を含めたSOGI（sexual orientation and gender identity）という言葉が用いられつつある。

　過去の，いわゆるLGBTに関する研究から，自殺企図や自殺念慮出現のリスクが高いことは広く知られている[1]。しかし，これらの研究結果を誤解してはならない。LGBTは精神疾患ではなく[2]，自殺に関する直接的な原因にはならない。男性であることが自殺企図に至る要因であるといえたとしても原因とはいえないことと同様に，LGBTも自殺企図の直接的な原因とはいえない。LGBTについて理解が得られず周囲の環境から孤立した場合に，二次的に不安，抑うつ気分が生じ，自殺企図や自殺念慮の出現に関係しているものと考えられる。2017年に改訂された自殺総合対策大綱の冒頭に，「『個人の問題』と認識されがちであった自殺は広く『社会の問題』と認識されるようになり，国を挙げて自殺対策が総合的に推進された結果，自殺者数の年次推移は減少傾向にあるなど，着実に成果を上げてきた」とある。LGBTに関する自殺は，まさに「個人の問題」ではなく「社会の問題」の顕著な現れといえる。また，この自殺総合対策大綱には，「第4　自殺総合対策における当面の重点施策」の「7．社会全体の自殺リスクを低下させる」のなかで，「(16) 性的マイノリティへの支援の充実」として取り上げられている（**表1**）。

　LGBTのなかでもトランスジェンダーに対しては，本人が望むならホルモン療法，乳房切除術，性別適合手術などの身体的治療の提供が検討される[3,4]。身体的違和感の軽減や外見の変化が社会生活を容易にし，メンタルヘルスの改善が期待されている[5]。しかし，日本では諸事情から1998年までの約30年間これらの医療がほとんど行われず，その結果，現在でも専門的な医療を提供できる施設はきわめて限られている。そのため，これらの医療施設を受診しようにも，以前は受診まで1年待ちといった状況が生じていた。最近でも数カ月を要することが多く，必ずしも希望する時期に受診できる環境にはない。医療に限ったことではない

column 23　性的指向・性自認と自殺

表1　性的マイノリティへの支援の充実

第4　自殺総合対策における当面の重点施策
7．社会全体の自殺リスクを低下させる
（16）性的マイノリティへの支援の充実
法務局・地方法務局又はその支局や特設の人権相談所において相談に応じる。人権相談等で，性的指向や性同一性障害に関する嫌がらせ等の人権侵害の疑いのある事案を認知した場合は，人権侵犯事件として調査を行い，事案に応じた適切な措置を講じる。【法務省】
性的マイノリティは，社会や地域の無理解や偏見等の社会的要因によって自殺念慮を抱えることもあることから，性的マイノリティに対する教職員の理解を促進するとともに，学校における適切な教育相談の実施等を促す。【文部科学省】
性的指向・性自認を理由としたものも含め，社会的なつながりが希薄な方々の相談先として，24時間365日無料の電話相談窓口（よりそいホットライン）を設置するとともに，必要に応じて面接相談や同行支援を実施して具体的な解決につなげる寄り添い支援を行う。【厚生労働省】
性的指向や性自認についての不理解を背景としてパワーハラスメントが行われ得ることを都道府県労働局に配布するパワーハラスメント対策導入マニュアルにより周知を図るほか，公正な採用選考についての事業主向けパンフレットに「性的マイノリティの方など特定の人を排除しない」旨を記載し周知する。また，職場におけるセクシュアルハラスメントは，相手の性的指向又は性自認にかかわらず，該当することがあり得ることについて，引き続き，周知を行う。【厚生労働省】

自殺総合対策大綱（平成29年7月25日閣議決定）から抜粋

が，LGBTに対する支援の充実が自殺対策の視点からも切に望まれている。

1) 松本洋輔：トランスジェンダーと自傷・自殺．精神科治療学，31：1021-1026，2016．
2) 針間克己：LGBTと精神医学．精神科治療学，31：967-971，2016．
3) WPATH (The World Professional Association for Transgender Health)：Standards of Care for the Health of Transsexual, Transgender, and Gender Nonconforming People. 2012.（中塚幹也，他監訳：SOC-7 トランスセクシュアル，トランスジェンダー，ジェンダーに非同調な人々のためのケア基準．2014．）
4) 日本精神神経学会・性同一性障害に関する委員会：性同一性障害に関する診断と治療のガイドライン（第4版）．精神誌，114：1250-1266，2012．
5) Costa R, et al：The effect of cross-sex hormonal treatment on gender dysphoria individuals' mental health；A systematic review. Neuropsychiatr Dis Treat, 12：1953-1966, 2016.

〔織田　裕行〕

X 住まい

1 入居先・転居先の決定に利用可能な社会資源と公的制度

　自殺企図で救急搬送された患者のなかには，入院前までの住まいに戻れないケースが少なくない。新しい住まいを探すとき，ほとんどは，不動産会社で賃貸物件を探すことになる。賃貸物件を契約する際は保証人がほぼ必須であり，親族などが保証人になればとくに問題はない。しかし，親族がまったくいない，支援を拒否されている人の場合の保証人確保には多少の困難が生じる。さらに，入院期間が比較的短期間である場合も少なくなく，時間的余裕があまりないこと，誰が主体となって新居を探すのか（支援者確保），新居契約に伴う費用面などの課題があげられる。ここでは入居先・転居先の決定に利用可能な社会資源と公的制度について紹介する。

1）公営住宅

　ひとり親，高齢者，障害者，原爆被害者などに対して公的住宅の入居が有利になる場合がある。都道府県または市区町村の住宅担当窓口へ申請するが，都道府県，市区町村により対象者が異なるので注意が必要である。また，申請時期が決まっている場合があるため，早期に住宅を探す必要がある場合には不向きである。一方で，救命救急センターから精神科病院へ転院した場合など，時間的に余裕がある場合は選択肢として考慮する。

2）民間賃貸住宅

　一般的に不動産会社で扱う賃貸住宅のこと。契約時に保証人が必要となることが多く，保証人がいない場合は家賃保証会社を通して契約することになる。家賃保証会社を利用すると入居審査に通りやすいといった利点もあるが，物件契約時に敷金・礼金のほかに保証料や更新料が発生する，借主側が家賃保証会社を選ぶことができない，家賃滞納時の家賃回収対応が厳しい，などのポイントにも注意を要する。

2 入居後・転居後に利用可能な社会資源と公的制度

　自殺企図再発防止の観点から，さまざまな制度を活用し生活の安定化を図る必

要がある。はじめに,「障害者の日常生活及び社会生活を総合的に支援するための法律」(障害者総合支援法)に基づく在宅で受けることができるサービスの利用を検討する。詳細は「Ⅴ　障害者」(p.212)を参照すること。

(下田　重朗)

XI 経済的な支援

1 年金制度

1）国民年金（基礎年金）

　国民年金（基礎年金）は，高齢者や障害者となり働くことができなくなった場合や稼働者が亡くなった場合に遺族が受け取ることができる。20歳以上の国民すべてが被保険者となるが，受け取るためには，毎月の保険料を納付しなければならない。ただし，学生なども含め，経済的な理由で国民年金保険料を納めることが難しい場合は，保険料の納付免除や猶予制度を利用することができる。

　民間サラリーマンや公務員などは，国民年金（基礎年金）に加え，厚生年金保険に加入し，基礎年金の上乗せとして厚生年金を受け取ることができる。

　国民年金機構HP「国民年金」：http://www.nenkin.go.jp/service/kokunen/

2）老齢年金

　「Ⅶ　高齢者 4. 老齢年金」（p.229）を参照のこと。

3）障害年金

　障害年金を受給する場合は，①支給要件（表4-XI-1）を満たしていること，②障害認定日（表4-XI-2）が過ぎていることが必要である。障害年金の申請を支援する際は，受診歴の整理などを本人や家族と一緒に行い，適切な窓口を案内する。また，必要に応じて，書類作成の支援も行うことがある。20歳前傷病における年金申請，事後重症による請求，遡及請求などの方法もとることができる場合があるため，諦めずに年金申請の可能性を探っていく。申請方法は図4-XI-1に示したとおりである。障害等級については表4-XI-3に示した。

　日本年金機構HP「障害年金」：http://www.nenkin.go.jp/service/jukyu/shougainenkin/jukyu-yoken/20150401-01.html

4）遺族年金

　遺族基礎年金は住所地の市区町村役場に，遺族厚生年金は管轄の年金事務所に，年金請求書や年金手帳など必要な書類を提出する。受け取ることができる年金額は，子どもの数や収入によって計算方法が異なるため，確認が必要となる。

　日本年金機構HP「遺族年金」：http://www.nenkin.go.jp/service/jukyu/izokunenkin/jukyu-yoken/20150401-03.html

表 4-XI-1 ● 支給要件

公的年金加入中に初診日がある
初診日のある月の前々月までの公的年金の加入期間の 2/3 以上の期間について，保険料が納付または免除されている
初診日において 65 歳未満であり，初診日のある月の前々月までの 1 年間に保険料の未納がない

表 4-XI-2 ● 障害認定日

初診日から 1 年 6 カ月を経過した日
傷病によっては，障害や症状が固定された日 例：人工透析開始 3 カ月経過後，ペースメーカー装着日，下肢や上肢を切断した日など

※ 20 歳前に初診日がある場合でも，障害基礎年金の請求は可能

申請書類の取得・作成
申請書類は，市区町村役場の年金係（第 1 号被保険者）や年金事務所（第 2 号・第 3 号被保険者）の窓口で相談のうえ，受け取ることができる。
障害給付裁定請求書，病歴・就労状況等申立書を本人または家族が作成する。また，主治医の診断書，受信状況等証明書を病院が作成する。
戸籍謄本（1 カ月以内のもの），年金手帳，通帳，認印なども同時に準備が必要となる。

↓

書類を提出→審査（結果まで 90 日程度）
※初診日の時点に加入していた年金の種類によって提出先が異なるため，市区町村役場や年金事務所で確認したほうがよい。
例）・障害基礎年金→住所地の市区町村役場の年金係
　　・障害厚生年金→最後の勤務先の管轄の年金事務所
　　・共済年金被保険者→共済組合　など

受理
後日，年金決定通知書・年金証書が届き，初回は 50 日程度で年金を受け取ることができる。以降は，偶数月の 15 日が年金支給日となる。

不受理
不支給決定通知書が届く。通知後 60 日以内に不服申し立てを行うことができる。

図 4-XI-1 ◆ 申請方法

表 4-XI-3 ● 障害等級

等級/ 障害の程度	1 級 日常生活が自分だけではまったくできない程度	2 級 日常生活に著しい不自由をきたす程度	3 級 労働に著しい制限を受ける程度
障害基礎年金	779,300 円×1.25/年 ＋子の加算	779,300 円/年 ＋子の加算	なし
障害厚生年金	報酬比例※の年金額×1.25＋配属者の加給年金額	報酬比例の年金額＋配属者の加給年金額	報酬比例の年金額 最低保障額 584,500 円/年

※報酬比例は，年金額が厚生年金などの加入期間中の報酬および加入期間によって決まる

表 4-XI-4 ● 生活保護制度

生活扶助	食費,被服費,日用品,光熱費などの日常生活に必要な費用
住宅扶助	アパートなどの家賃
医療扶助	医療費(費用は生活保護から直接医療機関へ支払われる)
介護扶助	介護サービス利用費(費用は生活保護から直接事業者へ支払われる)
教育扶助	義務教育を受けるために必要な学用品費
出産扶助	出産費用
生業扶助	就労に必要な技能の修得等にかかる費用
葬祭扶助	葬祭費用

2 生活保護制度

　生活保護法を根拠法とする公的扶助の柱になる制度であり,最後のセーフティネットとも呼ばれている。生活保護法第1条には,「日本国憲法第25条に規定する理念に基き,国が生活に困窮するすべての国民に対し,その困窮の程度に応じ,必要な保護を行い,その最低限の生活を保障するとともに,その自立を助長することを目的とする」と記されている。生活保護制度においては**表 4-XI-4** に示す8種類の扶助があり,それぞれ定められた基準額が支給される。

　管轄の福祉事務所の生活保護担当窓口で申請する。申請から保護の決定までは原則14日以内の日時を要し,生活状況や資産などの調査が行われる。生活保護が決定した場合,申請日から生活保護費が支給となる。原則は本人による申請が必要だが,扶養義務者や親族などからの申請も認められている。また,医療機関に入院して本人が申請できない場合には,医療機関から申請をすることができるため,支援者に早急な対応が求められることが多い。

　窓口：福祉事務所

　厚生労働省（生活保護制度）HP：http://www.mhlw.go.jp/stf/seisakunitsuite/bunya/hukushi_kaigo/seikatsuhogo/seikatuhogo/index.html

3 生活福祉資金

　生活福祉資金は,低所得者世帯,障害者世帯,高齢者世帯の在宅生活を経済的に支援するための貸付制度である。実施主体は都道府県社会福祉協議会であり,申請窓口は市区町村社会福祉協議会になる。貸付条件があるため,詳しくは全国社会福祉協議会のホームページを参照,または市区町村社会福祉協議会への問い

合わせが必要となる。

窓口：市町村社会福祉協議会

厚生労働省HP「生活福祉資金貸付制度」：http://www.mhlw.go.jp/stf/seisakunitsuite/bunya/hukushi_kaigo/seikatsuhogo/seikatsu-fukushi-shikin1/index.html

4 特別障害者手当

精神または身体に著しく重度の障害を有するため，日常生活において常時特別の介護を必要とする状態にある在宅の20歳以上の人に支給される。対象者は障害者手帳1級所持などの条件や，所得制限が設けられているため，詳細については事前の問い合わせが必要となる。

窓口：市区町村の担当窓口

厚生労働省HP「特別障害者手当について」：http://www.mhlw.go.jp/bunya/shougaihoken/jidou/tokubetsu.html

(平野みぎわ)

XII 就労，復職，離職，失業

1　離職，失業に関する経済的支援

1）介護休業制度

　家族介護は，介護疲れや収入減少など，精神的な負担に加え，経済的な負担も生じやすくなる。そこで，介護休業給付を受給することで，経済的な負担の軽減につながるだけでなく，支給期間が最長93日あるため，その間に介護保険などの在宅サービスや施設サービスを調整することができる。

　雇用保険の被保険者が家族の介護のために休業する場合，介護休業給付を受給することができる。受給要件として，介護休業開始日前2年間に，賃金支払基礎日数が11日以上ある月が12カ月以上ある者と定められている。対象家族は，2週間以上にわたり常時介護を必要とする状態にある「配偶者（事実上婚姻関係にある者を含む）」「父母（養父母を含む）」「子（養子を含む）」「配偶者の父母（養父母を含む）」「同居しかつ扶養している祖父母・兄弟姉妹・孫」である。支給額は，原則として，休業開始時賃金日額×支給日数×67％である。事業主を経由して事業所を管轄する公共職業安定所（ハローワーク）に申請する。

　厚生労働省HP「育児・介護休業法」：http://www.mhlw.go.jp/stf/seisakunitsuite/bunya/0000130583.html

2）雇用保険失業給付

　雇用保険の被保険者が離職した際に失業中の生活費として，再就職活動を支援するために基本手当（失業給付）が支給される。受給要件は以下のすべてに該当する者である。①ハローワークにて求職の申し込みを行い，就労する意思や能力があるにもかかわらず職業に就くことができない状態にあること。②離職の日以前2年間に被保険者期間（賃金支払基礎日数が11日以上ある月）が通算して12カ月以上あること。ただし，特定受給資格者（倒産，解雇など）または特定理由離職者（期間の定めのある労働契約が更新されなかった）については，離職の日以前1年間に，被保険者期間が通算して6カ月以上あること。なお，病気やけがのためすぐには就職できないとき，妊娠・出産・育児のためすぐには就職できないときなどは，受給できないので注意する。

　所定給付日数（基本手当を受給できる日数）は，年齢，被保険者期間および離職理由などによって，90～360日の範囲で決まる。また，受給期間（所定給付

表 4-XII-1 ● 基本手当日額の上限額

年齢（離職時）	上限額
30 歳未満	6,710 円
30 歳以上 45 歳未満	7,455 円
45 歳以上 60 歳未満	8,205 円
60 歳以上 65 歳未満	7,042 円

（2017 年 8 月 1 日現在）

日数の有効期限）は，原則として，離職した日の翌日から 1 年間である。ただし，1 年間の受給期間中に病気やけがなどで働くことができない状態が 30 日以上続いた場合，受給開始時期を最長 3 年間延長できる（本来の受給期間と合わせて最長 4 年以内に受給すればよい）。支給額は，**表 4-XII-1** に示した基本手当日額（1 日当たりの金額）の上限額となる。

窓口：住所地を管轄するハローワーク

ハローワークインターネットサービス HP「基本手当について」：https://www.hellowork.go.jp/insurance/insurance_basicbenefit.html

> **利用・相談のポイント**　障害者は就職困難者に該当するため，所定給付日数が他の離職者よりも長くなる。傷病手当金（健康保険）の受給者が退職した場合について，傷病手当金は退職した後も支給開始日から 1 年 6 カ月までは受給できるが（「3）傷病手当金」参照），基本手当は病気によって就職できないため受給できない。そのため，受給期間の延長制度についてハローワークに相談することを勧める。

3）傷病手当金（健康保険）

業務外の原因で病気やけがをしたために休業し，給与が減額されたまたは無給となったときに支給される。受給要件は以下のすべてに該当する者である。①業務外での病気やけがにより療養中であること，②仕事に就けないこと（労務不能），③3 日間連続して仕事を休み，4 日目以降も休んでいること，④給与の支払いがないこと。ただし，給与額が支給額よりも少ない場合は，差額が支給される。支給期間は，支給開始日から 1 年 6 カ月（実際に受給する期間ではなく，復職した場合はその期間も含まれる）である。1 日当たりの支給額は，支給開始日以前の継続した 12 カ月間の各月の標準報酬月額の平均をもとに，定められた計算式により計算される。実際の手続きには，勤務先の担当部署に連絡し，傷病手当金

表 4-XII-2 ● 保険給付の内容

どのようなとき？	種類
病気やけがで治療を受けたとき	療養（補償）給付
治療のため仕事を休んだとき	休業（補償）給付
療養開始後 1 年 6 カ月が経過しても治癒していないとき	傷病（補償）年金
障害が残ったとき	障害（補償）給付
常時または随時介護が必要になったとき	介護（補償）給付
死亡したとき	遺族（補償）給付
死亡したときの葬祭を行うとき	葬祭料（葬祭給付）
血圧検査，血中脂質検査，血糖検査，腹囲または BMI の測定のすべての検査に異常があるとき	二次健康診断等給付

支給申請書を記入する必要がある。また，事業主の証明と医師の意見書があるので，それぞれに記入を依頼する必要がある。請求は 1 カ月単位で行う。
　窓口：保険者（住所地を管轄する全国健康保険協会支部，健康保険組合）
　全国健康保険協会 HP「病気やケガで会社を休んだとき」：https://www.kyoukaikenpo.or.jp/g3/cat310/sb3040/r139

> **利用・相談のポイント**　病状にかかわらず傷病手当金の受給期間は終了する。そのため，障害年金の障害認定日を経過していれば，傷病手当金の受給期間が満了する前に障害年金の請求を検討する。また，傷病手当金の受給期間終了前に退職した場合でも，傷病手当金を受給することができる。ただし次の 2 点を満たしている必要がある。①被保険者の資格を喪失した日の前日（退職日）までに被保険者期間が継続して 1 年以上あること，②資格喪失時に傷病手当金を受けているか，または受ける条件を満たしていること。なお，退職日当日に出勤すると傷病手当金が受給できないので注意すること。

4）労働者災害補償保険（労災保険）

　労災保険については，労働者が仕事中や通勤中に病気，けが，障害，死亡等した場合に保険給付を受けられる。原則として，一人でも労働者を雇用している事業所に適用される。労働者個人が加入するのではなく，事業所が加入し，事業主が保険料を全額負担する。保険給付の内容は**表 4-XII-2** に示した。
　療養の給付請求書は，医療機関を経て勤務先の所在地を管轄する労働基準監督署へ提出する。療養の費用請求書（休業［補償］給付，障害［補償］給付，介護

[補償] 給付，遺族 [補償] 給付，葬祭料 [葬祭給付]) は，勤務先の所在地を管轄する労働基準監督署へ提出する。二次健康診断等給付については，医療機関を経て都道府県労働局に提出する。

　窓口：勤務先の所在地を管轄する労働基準監督署，都道府県労働局
　厚生労働省HP「労災補償」：http://www.mhlw.go.jp/stf/seisakunitsuite/bunya/koyou_roudou/roudoukijun/rousai/index.html

> **利用・相談のポイント**
> 　労働者が，故意に負傷，疾病，障害もしくは死亡またはその直接の原因となった事故を生じさせたときは，政府は，保険給付を行わない（労働者災害補償保険法第12条の2の2第1項）と定められているが，業務による強い心理的負荷が原因で精神疾患を発症し，それによって自殺した場合は，労災認定される可能性が高い。
> 　2016年度の精神障害の請求件数は1,586件，認定件数は498件。そのうち自殺の請求件数は198件，認定件数は84件であった（厚生労働省）。

2　就労支援，復職支援

1）公共職業安定所（ハローワーク）

　ハローワークでは，雇用保険の給付のほかに，職業紹介に関する事務や各種雇用対策などの業務を行っている。一般的な職業紹介，相談対応のほか，障害者の相談に対応する専門の窓口も設置されており，障害者への専門的な支援を行っている。

(1) 職業紹介

　障害者雇用枠の求人に応募する場合，①障害者手帳を所持していること（「V 障害者」p.212参照），②ハローワークにて求職登録をすることが必要である。求職登録していなくてもハローワークやハローワークインターネットサービスにて求人情報は検索可能である（事業所名などは閲覧不可）。

(2) 職業訓練

　基本手当（失業給付）の受給対象者は「公共職業訓練」，非対象者は「求職者支援訓練」を選ぶことになる。各都道府県労働局のホームページにて募集している訓練コースを閲覧できる。また，障害者職業能力開発校（全国19校）の入校の申し込みを行っている。職業訓練の期間中は，手当てとして月額10万円（職業訓練受講給付金）が支給される。

　ハローワークインターネットサービス (基本手当について) HP：https://www.

hellowork.go.jp/insurance/insurance_basicbenefit.html
　厚生労働省（求職者支援制度のご案内）HP：http://www.mhlw.go.jp/stf/seisakunitsuite/bunya/koyou_roudou/koyou/kyushokusha_shien/index.html

> **利用・相談のポイント**　求職登録の手続きでは，主治医の意見書（所定の様式）が必要であるが，作業可能な時間などについては，事前に主治医と相談してから求職登録の手続きを進める。ハローワークには，精神障害者雇用トータルサポーター（精神保健福祉士，社会福祉士など）が配置されている場合がある。対象者が求職登録を行う前に，相談内容や症状を情報提供しておくと窓口でスムーズに対応してもらえる。
>
> 　障害者雇用枠で就職する場合，障害であることや通院，服薬していることを気にせずに働くことができる。また，障害の特性，得意・不得意分野を理解し，仕事内容や量，時間外労働についての配慮が得られる。しかし，障害者雇用枠による求人数は一般枠と比べて少ない。また，仕事内容や職種が限られている，1カ月の平均賃金が一般労働者と比べて低い傾向にある，などの特徴もある。

2）障害者就業・生活支援センター

　障害者就業・生活支援センターは，雇用・保健・福祉・企業等の関係機関とのネットワークを形成し，障害者の就業面および生活面の一体的な支援を実施している。就業面のサービスとして，職業準備訓練，職場実習のあっせん，就職活動の支援，職場定着に向けた支援，などを実施している。また，生活面のサービスとして，生活習慣，健康管理，金銭管理等に関する助言，住居，年金，余暇活動に関する助言，などを実施している。

　厚生労働省（障害者就業・生活支援センター概要）HP：http://www.mhlw.go.jp/file/06-Seisakujouhou-11600000-Shokugyouanteikyoku/0000146182.pdf

3）地域障害者職業センター

　地域障害者職業センターは，障害者職業カウンセラーなどを配置し，ハローワークとの密接な連携のもと，障害者に対する専門的な職業リハビリテーションの提供や，事業主に対する障害者の雇用管理に関する相談・援助，地域の関係機関に対する助言・援助を実施している。作業体験や各種検査などを通じて，利用

表 4-Ⅻ-3 ● 地域障害者職業センターの支援内容

職業相談・職業評価	職業相談や作業体験，各種検査などを通して職業適性を評価し，それらをもとに就職して職場に適応するために必要な支援内容・方法を検討。
職業準備支援	基本的な労働習慣の体得，作業遂行能力の向上，コミュニケーション能力・対人対応力の向上を支援。
ジョブコーチ（職場適応援助者）支援	雇用の促進および職業適応を図るため，事業所にジョブコーチを派遣し，障害者および事業主に対して，雇用の前後を通じて障害特性を踏まえた直接的，専門的な援助を実施。
リワーク支援	主としてうつ病で休職中の者がスムーズに職場復帰するための支援を実施。
事業主に対する相談・援助	障害者の雇用や職場適応の相談や，雇用の進め方や職場定着に向けてのアドバイスを実施。
地域の関係機関に対する助言・援助	障害者就業・生活支援センターや就労支援機関などに対して，職業リハビリテーションに関する技術的事項の助言・援助を行う。関係機関の職員の知識・技術等の向上のための研修などを実施。

者自らの得意・不得意分野を再認識できる。また，障害者職業カウンセラーが病院に出向き，対象者へ支援内容の説明を直接行うこともある。障害者手帳を所持していなくても利用可能であるが，職業紹介はしていない。支援内容は**表 4-Ⅻ-3**のとおりである

厚生労働省（地域障害者職業センター）HP：http://www.mhlw.go.jp/file/06-Seisakujouhou-11600000-Shokugyouanteikyoku/0000126375.pdf

(1) ジョブコーチ支援

職場定着に向けて，ジョブコーチが職場に出向き支援を行う制度である。ジョブコーチの所属先により，配置型ジョブコーチ（地域障害者職業センターに所属するジョブコーチ），訪問型ジョブコーチ（障害者の就労支援を行う社会福祉法人などに雇用されるジョブコーチ），企業在籍型ジョブコーチ（障害者を雇用する企業に雇用されるジョブコーチ）の3種類がある。支援期間は，1～7カ月の範囲で個別に設定する（標準は2～4カ月）。障害者本人への支援内容は，仕事を覚えるための支援，職場でのマナーやルールを理解するための支援，職場の人とコミュニケーションが円滑にできるための支援である。また，事業主への支援内容は，障害特性に配慮した雇用管理に関する助言，配置・職務内容についての助言，働きやすい職場環境の提案である。

厚生労働省（職場適応援助者支援事業）HP：http://www.mhlw.go.jp/stf/seisakunitsuite/bunya/koyou_roudou/koyou/shougaishakoyou/06a.html

(2) 職場復帰支援（リワーク支援）

　地域障害者職業センターにて，雇用保険の加入者を対象に，うつ病などで休職中の者が円滑に職場復帰できるよう，主治医や会社と連携をとりながら支援している。利用料は無料である。標準的な支援期間は 12〜16 週間程度で，支援内容は，規則正しい生活リズムづくりや，体調管理，業務遂行能力の回復，ストレスへの対処方法の習得，会社と仕事内容や勤務条件等についての調整である。

> **利用・相談のポイント**　復職する意向があり，リワーク支援を希望している患者に対しては，説明会が定期的に行われているので，まずは説明会への参加を促す。リワーク支援を実施している地域障害者職業センターは各都道府県に 1 カ所しかなく（東京都を除く），居住地によっては通所に時間がかかるため注意する。

4）就労系障害福祉サービス

　その他の就労支援，復職支援に関する制度として，就労移行支援，就労継続支援 A 型・B 型，就労定着支援があげられる。住所地の市区町村役場の担当窓口にて，障害福祉サービス受給者証の申請を行う。サービス内容は以下のとおりである。

(1) 就労移行支援
- 一般企業などへの就労に向けて，事業所内や企業における作業や実習，適性に合った職場探しを実施。
- 利用期間は 24 カ月以内（最大 1 年間の更新可能）。

(2) 就労継続支援 A 型
- 一般企業などに就労することが困難な者に，生産活動の機会の提供，就労に必要な知識および能力の向上のために必要な訓練を行う。雇用契約を結ぶ必要があるため，週 20 時間以上作業できる体力や持続力が必要となる。最低賃金が保障されているものの，収入を得るために早く就職しなければならないという焦りや，経済的な不安の軽減に結びつくことがある。ハローワークからの紹介が必要か，あらかじめ希望する事業所に確認が必要である。
- 利用期間に制限なし。
- 全国の平均賃金：67,795 円/月（2015 年度）

(3) 就労継続支援 B 型
- 一般企業等に就労することが困難な者に，生産活動の機会の提供，就労に必要な知識および能力の向上のために必要な訓練を行う。雇用契約を結ばな

い。工賃は安いが，週1回の利用や半日のみの利用ができるため，利用者のペースに合わせて，ゆっくりとスタートできる。
- 利用期間に制限なし。
- 全国の平均賃金：15,033円/月（2015年度）
　窓口：市区町村の担当窓口

（4）就労定着支援
- 生活介護，自立訓練，就労移行支援または就労継続支援を利用して一般就労した障害者で，就労を伴う環境の変化により生活面の課題が生じている者に対し，その課題解決に向けた必要な支援を行う。
- 利用期間は最長3年（1年ごとに更新が必要）。

厚生労働省HP「2015年度工賃（賃金）の実績について」：http://www.mhlw.go.jp/file/06-Seisakujouhou-12200000-Shakaiengokyokushougaihokenfukushibu/0000151206.pdf

〔末永　卓也〕

あ と が き

　今回，日本自殺予防学会による監修のもと，本書を出版することができました。本書の企画を開始したころ，すぐに「HOPE」という言葉が頭に浮かびました。図らずも，この4つの文字は Hospital-Oriented Suicide Prevention after Emergency Care の中からすぐに見つけることができました。HOPE には，出口の見えない暗闇に希望の灯りを点したいという私たちの願いが込められています。

　希望の灯りは，私たちの中にも点されています。最初の灯りは，搬送される自殺未遂者の力になりたいと救急医療の現場で努力されてきた先人たちによって点されました。次の灯りは，ケース・マネージメントが自殺再企図を強力に抑止することを報告した ACTION-J 研究です。今や，ACTION-J 研究は医薬品や医療機器の開発に加えて国が主導するべき重要な健康科学研究の好例となっています。そして，3番目のひときわ明るい灯りは，厚生労働省が点してくれました。2016年4月の診療報酬改定で自殺企図後の患者に対する継続的な指導の評価「救急患者精神科継続支援料」が新設されたのです。現在，ACTION-J 研究の成果は医療従事者の標準的な業務の中に位置づけられています。今後，救急医療と精神保健との連携強化により，実効性の高い自殺未遂者ケアが，全国の，そして世界中の医療機関で本格的に始動していくものと期待しています。日本臨床救急医学会による PEEC（Psychiatric Evaluation in Emergency Care）研修コースの成功は，私たちにとっても大きな励みとなっています。日々の自殺未遂者ケアは，必ず将来の自殺再企図予防につながるのです。

　次の灯りを点し続けるためには，つまり，すべての自殺未遂者に対して適切なケアを提供できるようにするためには，ケース・マネージメントを実施することのできる専門性をもった人材をたくさん育てていくことが必要です。診療報酬評価「救急患者精神科継続支援料」では，施設要件の中で適切な研修の受講を求めています。具体的には，

日本自殺予防学会によって開催される「自殺再企図防止のための救急患者精神科継続支援研修会」の受講がこれに当たります。本書は，単独でもその役割を十分に果たせるよう準備されていますが，この継続支援研修会の内容を補うことができるようにも工夫されています。本書が，研修受講者の事前事後学習の一助として必携の書となるものと期待しています。なお，本書に書かれているすべての文章は，実際に救急患者のケアに携わっている方々によって執筆されました。読者の皆様に，私たちの熱い思いも一緒に伝えることができたのであれば望外の喜びです。

　最後に，私たちに貴重な機会を与えていただきました，黒川清先生，髙橋清久先生，樋口輝彦先生，国立研究開発法人日本医療研究開発機構（Japan Agency for Medical Research and Development；AMED）障害者対策総合研究開発事業（精神障害分野）関係各位に感謝するとともに，同事業により実施された研究課題「精神疾患に起因した自殺の予防法に関する研究」研究班諸氏の献身的な努力に敬意を表します。また，短い準備期間の中で真摯に編集校閲作業に取り組んでいただいた生源寺啓三氏，佐久間研人氏をはじめ，へるす出版の皆様に感謝いたします。どうもありがとうございました。

山田　光彦
国立研究開発法人日本医療研究開発機構
障害者対策総合研究開発事業（精神障害分野）
「精神疾患に起因した自殺の予防法に関する研究」研究班　代表研究者

| JCOPY |〈(社)出版者著作権管理機構 委託出版物〉

　本書の無断複写は著作権法上での例外を除き禁じられています。
複写される場合は，そのつど事前に，下記の許諾を得てください。
(社)出版者著作権管理機構
TEL. 03-5244-5088　FAX. 03-5244-5089　e-mail：info@jcopy.or.jp

救急医療から地域へとつなげる自殺未遂者支援のエッセンス
HOPEガイドブック

定価（本体価格 2,600円+税）

2018年5月18日　　第1版第1刷発行
2024年2月1日　　第1版第2刷発行

監　　修　日本自殺予防学会
編　　集　国立研究開発法人日本医療研究開発機構障害者
　　　　　対策総合研究開発事業(精神障害分野)「精神疾
　　　　　患に起因した自殺の予防法に関する研究」研究班
発 行 者　長谷川　潤

発 行 所　株式会社 へるす出版
　　　　　〒164-0001　東京都中野区中野2-2-3
　　　　　Tel. 03-3384-8035（販売）03-3384-8155（編集）
　　　　　振替 00180-7-175971
　　　　　http://www.herusu-shuppan.co.jp
印 刷 所　三報社印刷株式会社

©2018, Printed in Japan　　　　　　　　　　　　〈検印省略〉
落丁本，乱丁本はお取り替えいたします
ISBN 978-4-89269-951-1